主编 王汝新
刘新波

脾胃病勾玄

山东科学技术出版社

主　编　王汝新　威海市中医院

刘新波　威海市卫生局

副主编　（按姓氏笔画排序）

王晓丰　威海市立医院

牛华珍　威海市中医院

牛树真　东营市东营区牛庄镇卫生院

石宝营　滨州市医疗保险事业处

苏艳美　滨州市疾病预防控制中心

杜爱玲　滨州市中医院

李文娟　威海市中医院

李同兰　滨州市中医院

李福民　滨州市中医院

沈玉宝　济宁市中医院

陈宝和　威海市中医院

姜义明　威海市中医院

郭刚恒　威海市中医院

谢延新　滨州市中医院

序

《内经》奠定了中医脾胃学说的理论基础,《伤寒论》阐发了脾胃疾病临床的辨证论治,《脾胃论》则进一步拓展了脾胃学说的临床治法。历代医家对于脾胃非常重视,就是因为脾胃为后天之本、气血生化之源、气机升降之枢。脾与胃同居中焦,但脾属阴,胃属阳;脾主升,胃主降;脾性湿,胃性燥。如此一脏一腑、一阴一阳、一升一降、一湿一燥、即相互对立,又相互为用,共同维持饮食物的受纳、腐熟、消化、吸收、传导的生理功能。总而言之,脾胃对于人体生命与健康起着无比重要的作用。

随着生活水平的提高,近年来,“吃”出来的疾病剧增,呈现愈演愈烈的趋势,如高血脂、高胆固醇、高血压、糖尿病、脂肪肝、代谢综合征等;除此以外,暴饮暴食也可直接损伤脾胃,因此,脾胃疾病也相应地逐年增多,成为多发病、常见病。诚如《内经》所云:“饮食自倍,肠胃乃伤”。

随着中医学的深入发展以及中西医结合的研究,近年来,脾胃病的临床进展很快,如胃镜的应用,使中医的辨证论治更加细化,中药的运用更加具有针对性,因而疗效也更加显著。中西医结合诊治脾胃病,已成为当代中医临床研究的重要课题之一。

同窗好友王汝新主任医师,为山东省优秀中医临床人才学科带头人、威海市名中医,亦为同学中之佼佼者。多年来潜心研究历代医家的脾胃学说,长期从事脾胃病的临床工作,具有深厚的中医理论基础和丰富的临床经验,尤其善于中西医结合辨治脾胃病。西医技术运用娴熟,中医药物运用精准,并将几十年的脾胃病诊治经验和体会进行总结提炼，著成《脾胃病勾玄》一书。本书以西医病名为纲，以辨病、鉴别诊断、方证论治、临床心得、中西勾玄为目，详尽介绍了脾胃病的中西医诊疗方法和特点，旨在从中西医结合的角度，思考中西医消化方面的生理病理特点，探索其辨证论治的结合点，为临床诊治脾胃病提供参考。

本书视角新颖，中西医结合颇具心得，对脾胃学说的发展、脾胃病的临床均具有较大的学术价值和指导意义。有幸先期拜读书稿，深为叹服。汝新学弟嘱余作序，故不揣浅陋，序之如上。

姜建国

2009 年 7 月于济南

前　言

脾胃病所涉及的病种，覆盖消化系统疾病的方方面面，是临床上的常见病、多发病，严重危害人类健康。中医认为，脾胃为水谷之海、气血生化之源、脏腑经络之根，为人体赖以生存的重要脏腑，有“后天之本”之称。由于脾胃在五脏生理方面的重要性，调理脾胃成为中医治疗体系中独特而且非常重要的部分。本书集中医学与现代医学于一体，融古今医家治疗脾胃病的经验于一炉，从中医角度系统地阐述了脾胃的生理功能、脾胃病的病因病机、脾胃病的病名、脾胃病的诊断与辨证方法，以及常见脾胃病的各类中医特色疗法等。同时，从现代医学角度介绍了消化系统的解剖生理知识、脾胃病的病因病理、临床特点及诊疗方法。力求衷中参西，融古通今，既保持中医的特色和优势，又反映脾胃疾病的现代研究进展，融系统性、实用性、时代性于一体。

临床治疗部分主要选择具有代表性的常见病、多发病。为便于中、西医工作者阅读，本书以西医病名为纲，以辨病、鉴别诊断、方证论治、临床心得、中西勾玄为目，详尽地介绍了脾胃病的中、西医诊疗方法和特点，旨在从中西医结合的角度，思考中、西医消化方面的生理病理特点，探索其辨证论治的规律，寻求中西结合点，为临床诊疗脾胃病提供参考。

追溯脾胃病的诊疗，古今中外，浩瀚繁杂，良莠不齐，尤其是对一些慢性、反复发作性脾胃病以及脾胃病的疑难杂症，尚缺乏系统的辨证思路和行之有效的方药。为进一步丰富中西医诊疗方法，提高临床诊疗水平，本书在中医特色治疗及中西医结合诊疗方面论述较为详尽，且每病之后附有中西勾玄，主要叙述笔者多年来的中西医结合诊治脾胃病的临床经验，尤其是电子内镜下的胃、肠黏膜表现与中医望、闻、问、切四诊及辨证论治相参的体会，以求丰富与发展中医望诊内容，提高诊疗的针对性。

本书是一部汇集现代医学与中医脾胃病诊治的临床专著。内容源于临床，又可验证于临床，既可直接指导中医脾胃病专业人员临床实践，又可帮助西医学习中医、中医学习西医之用。本书的写作，期盼能够为丰富中医脾胃病文献、推进中医药的学术传播尽微薄之力。

由于学识浅陋，个人经验有限，难免有不妥之处，希望读者批评指正。

王汝新

2009 年 7 月于威海

目　录

第一章　消化系统解剖

消化系统由消化管和消化腺两部分组成。

消化管由自口腔至肛门的粗细不等的弯曲管道组成，长约9m，包括口腔、咽、食管、胃、小肠（又分为十二指肠、空肠及回肠）和大肠等部分。在临床上，通常将自口腔至十二指肠称为上消化道；空肠至肛门称为下消化道。

消化腺是具有分泌消化液功能的腺体，包括大、小两种。大消化腺包括大唾液腺、肝脏与胰腺；小消化腺则位于消化管壁内，如食管腺、胃腺和肠腺等。

消化系统具有摄取食物并进行机械性和化学性消化，吸收其中的营养物质，将剩余的糟粕排出体外的功能，以保证人体新陈代谢的正常进行。

消化管的一般结构因各段的形态和功能不同，具有各自的特点，但从整体而言，有类似之处。如自咽至肛门之间的消化管壁，都可分为4层，即由内向外分为黏膜、黏膜下组织、肌织膜和外膜（图1－1）。黏膜是消化管壁最内层结构，由上皮、固有膜和黏膜肌层构成。黏膜具有保护、吸收、分泌等功能。黏膜下组织位于黏膜与肌织膜之间，由疏松结缔组织构成，内含丰富的血管、淋巴管和神经等。肌织膜即肌层，多由平滑肌组成，一般可分为内环肌、外纵肌两层。环肌、纵肌交替收缩，可推动食物逐渐下移。外膜是消化管的最外层。腹腔内大部分消化管外膜主要为一层间皮，称为浆膜。浆膜能分泌浆液，减少器官之间的互相摩擦。

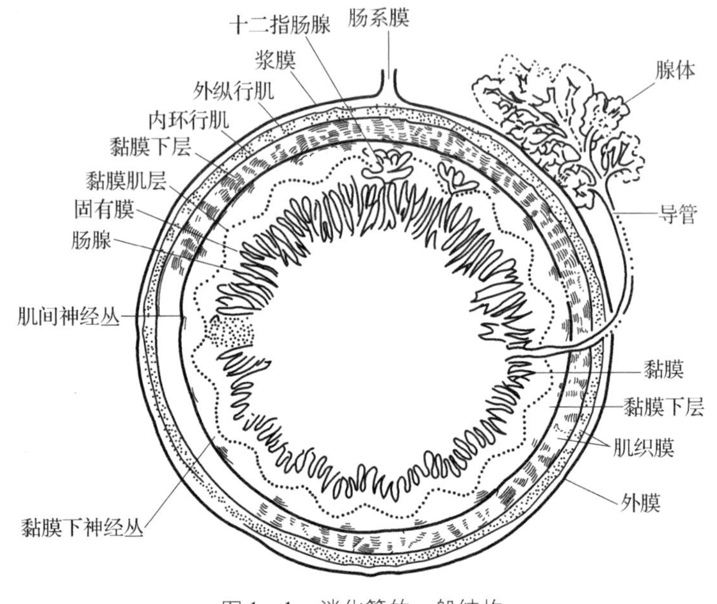

图 1－1　消化管的一般结构

胸、腹部标志线和腹部分区：为了从体表确定内脏各器官的正常位置，通常在胸腹部体表，画出若干标志线和分区，这对于描述内脏的正常位置、临床诊断及病理检查等都有重要的实用价值（图 1－2）。

（一）胸部标志线

1. 前正中线　沿身体前面中线所作的垂线。

2. 锁骨中线　通过锁骨中点所作的垂线。由于此线正通过男性乳头，故也可称此线为乳头线。

3. 腋前线　沿腋窝前缘（腋前襞）向下所作的垂线。

4. 腋中线　沿腋窝中点向下所作的垂线。

5. 腋后线　沿腋窝后缘（腋后襞）向下所作的垂线。

6. 肩胛线　通过肩胛骨下角所作的垂线。

7. 后正中线　沿身体后面中线（通过椎骨棘突）所作的垂线。

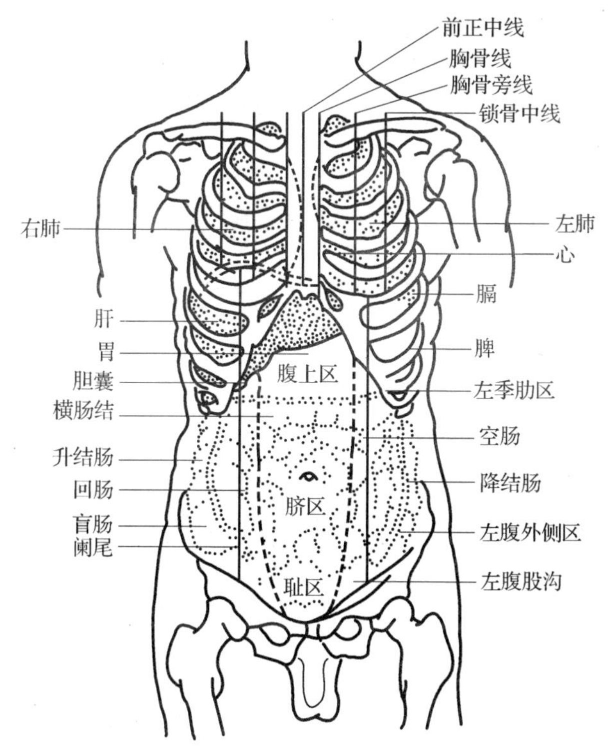

图 1－2　胸、腹部标志线和腹部分区

（二）腹部标志线和腹部分区

1. 腹部标志线

（1）上横线　通过左、右肋弓最低点（第 10 肋的最低点）所作的水平线。

（2）下横线　通过两侧髂结节所作的水平线。

（3）垂线　由左、右腹股沟韧带中点向上所作的垂线。

2. 腹部分区　由以上四条线将腹部分成三部九区。其中两条水平线将腹部分为腹上、中、下三部，再由两条垂线与上述两条水平线相交，就把腹部分成九区。即腹上部分成中间的腹上区和左、右季肋区；腹中部分成中间的脐区和左、右腹外侧区（侧腹）；腹下部分成中间的耻区（腹下区）和左、右腹股沟（髂区）。

第一节　消化管

一、口腔

（一）口腔的构造及分部

1. 口腔的构造　口腔为消化管的起始部分，以上、下颌骨和肌肉为基础，外面覆以皮肤，内面衬以黏膜构成。口腔前壁及侧壁为口唇和颊；下壁为口腔底；上壁以腭与鼻腔相隔。口腔向前借口裂通往体外，向后经咽峡通往咽腔。

2. 口腔的分部　口腔由上、下牙弓分为口腔前庭（牙弓与口唇及颊之间的腔隙）和固有口腔（牙弓以内的部分）。当上、下牙咬合时，口腔前庭和固有口腔仍借上、下牙弓后方的间隙相通。临床上当患者牙关紧闭时，可通过此间隙将导管送入固有口腔及咽腔，注入营养物质。

（二）口腔的形态结构

口唇、腭、咽峡、牙、舌、大唾液腺有各自的形态结构。

1. 口唇　由皮肤、口轮匝肌和黏膜构成。上、下唇的游离缘共同围成口裂，口裂的两端称为口角。上唇表面正中线上有一浅沟称为人中，其上、中 1/3 交界处中医称为人中穴，在临床上常针刺该穴以抢救昏迷患者。从鼻翼两旁至口角两侧各有一浅沟，称为鼻唇沟，是唇与颊的分界线。面神经麻痹或脑血管疾病的患者，鼻唇沟变浅或消失。

2. 腭　为口腔上壁，可分硬腭和软腭两部分。硬腭是以骨质作为基础，表面覆以黏膜而成，占前 2/3。软腭连于硬腭之后，由肌肉和黏膜组成，在其后缘中央有一垂向下的突起，称为腭垂，自腭垂向两侧各有两条弓形黏膜皱襞，前方的一条向下连于舌根部，称为腭舌弓；后方的一条向下连于咽侧壁，称为腭咽弓。两弓之间的窝内有腭扁桃体,是淋巴组织,具有防御功能。

3.咽峡 是口腔通咽腔的门户。由下列结构组成:腭垂,左、右腭舌弓,舌根。

4.牙 是人体最坚硬的器官,嵌入上、下颌骨牙槽内,分别排列成上牙弓和下牙弓。可咬切和磨碎食物,并对发音有辅助作用。

(1)牙的形态 每个牙都分为牙冠、牙根、牙颈。牙冠是露于口腔的部分,洁白而有光泽;牙根嵌入牙槽内,借牙周膜与骨质结合,牙根尖部有一孔,称为牙根尖孔,有血管、神经出入;牙颈为牙冠和牙根之间稍细部分,外包以牙龈。

(2)牙的构造 主要由牙质构成,在牙根部和牙颈部牙质的外面包有一层黏合质(牙骨质),而在牙冠部表面有白色、光亮、坚硬的釉质。釉质是人体中钙化程度最高的组织。口腔内的乳酸杆菌能使糖类酵解产生酸性物质,导致釉质脱落,从而产生空洞,临床称为龋齿。牙内部的腔隙称为牙腔,包括牙冠腔和牙根管,其内容纳牙髓。牙髓由神经、血管、淋巴管和结缔组织组成。若龋洞不断加深,波及牙髓的神经,则可引起剧痛。

(3)牙的分类 根据牙的形态和功能不同,可分为切牙、尖牙、前磨牙、磨牙(图1-3)。切牙为单根牙,其牙冠扁平,呈凿形,主要用以咬切食物;尖牙亦为单根牙,其牙冠呈锥形,用以咬紧和撕扯食物;前磨牙一般也为单根牙,其牙冠近似方形,用以辅助磨牙磨碎食物;磨牙一般上颌者有3个根,下颌者有2个根,其牙冠呈方形,用以磨碎食物。

(4)出牙和牙式 人一生有两套牙齿,即乳牙和恒牙。

乳牙自出生6个月开始萌出,2~3岁出齐。乳牙共20个。上、下颌左右各5个,由前向后为切牙2个、尖牙1个、磨牙2个(图1-4)。

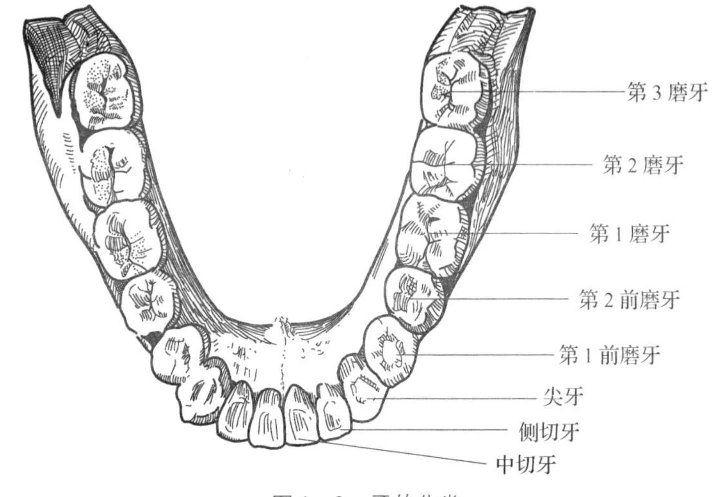

图1-3　牙的分类

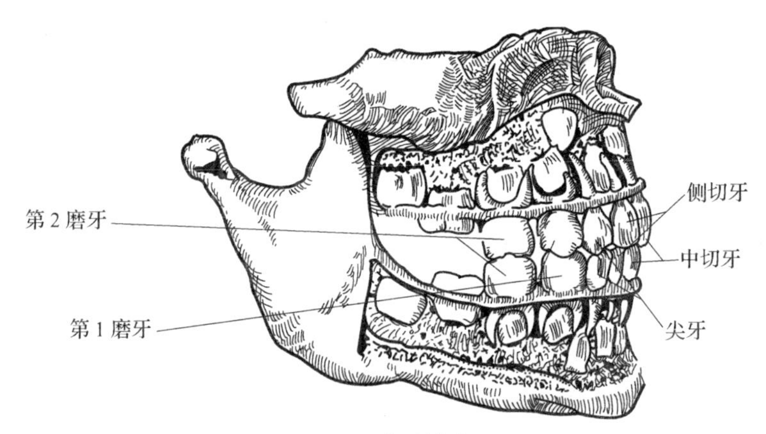

图1-4　乳牙模式图

恒牙自6~7岁开始替换乳牙,至12岁左右除第3磨牙外,全部出齐。第3磨牙一般在18~30岁萌出,也可终生不出,因此恒牙为28~32个均属正常。恒牙在上、下颌左右各8个,由前向后为切牙2个、尖牙1个、前磨牙2个、磨牙3个,共32个(图1-5)。

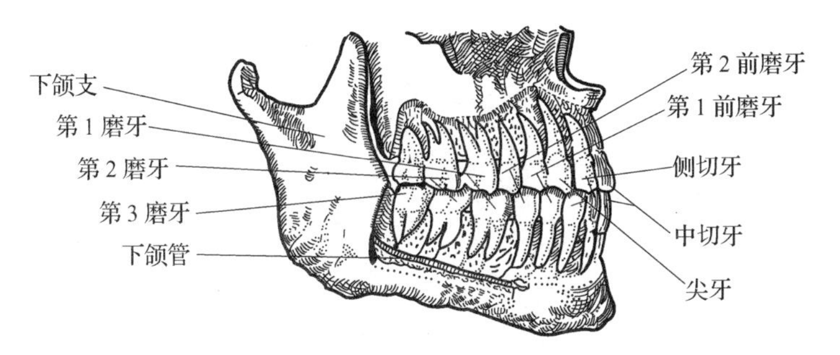

图 1－5　恒牙模式图

乳牙和恒牙的牙式排列见图 1－6、图 1－7。

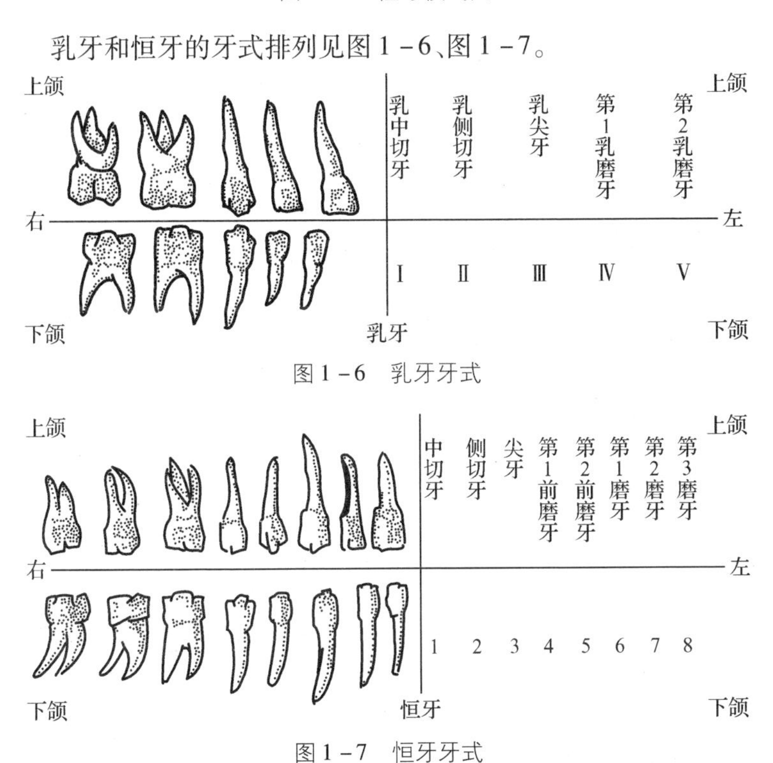

图 1－6　乳牙牙式

图 1－7　恒牙牙式

5. 舌　是口腔中随意运动的器官，位于口腔底部，以骨骼肌为基础表面覆以黏膜而构成，具有感受味觉、协助咀嚼、吞咽食物和辅助发音等功能(图1－8)。

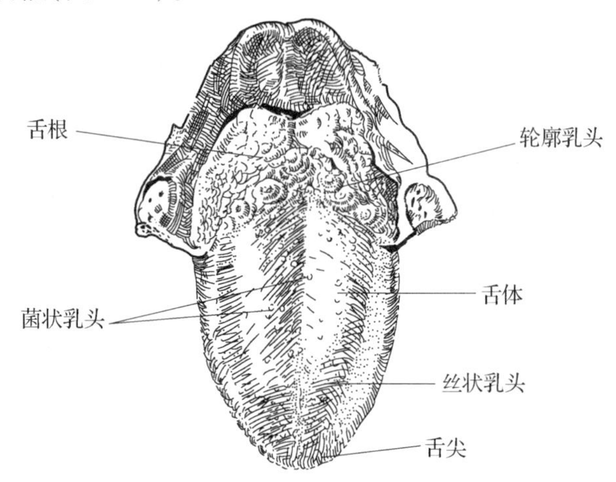

图1－8　舌的形态结构

(1)舌的形态　舌的上面有一条“V”形的界沟,将舌分成后1/3的舌根和前2/3的舌体。舌体的前端称为舌尖。舌的下面正中有一黏膜皱襞,称为舌系带。在舌系带根部的两侧有一对小的隆起,称为舌下阜,阜顶上有下颌下腺管和舌下腺管的共同开口。由舌下阜向后外侧延伸的黏膜隆起,称为舌下襞,此襞深面藏有舌下腺。

(2)舌黏膜　淡红湿润。舌上面的黏膜表面有许多小的突起,称为舌乳头。按其形状又分为:丝状乳头、菌状乳头、轮廓乳头。丝状乳头数量最多,呈白色丝绒状,具有一般感觉的功能。菌状乳头数量较少,为红色钝圆形的小突起,散在丝状乳头之间,内含有味蕾司味觉。轮廓乳头最大,有7～11个,排列在界沟的前方,乳头中央隆起,周围有环状沟,沟壁内含有味蕾司味觉。

6.大唾液腺　共3对,即腮腺、下颌下腺和舌下腺。它们的分泌液有湿润口腔黏膜、调和食物及分解淀粉等作用(图1－9)。

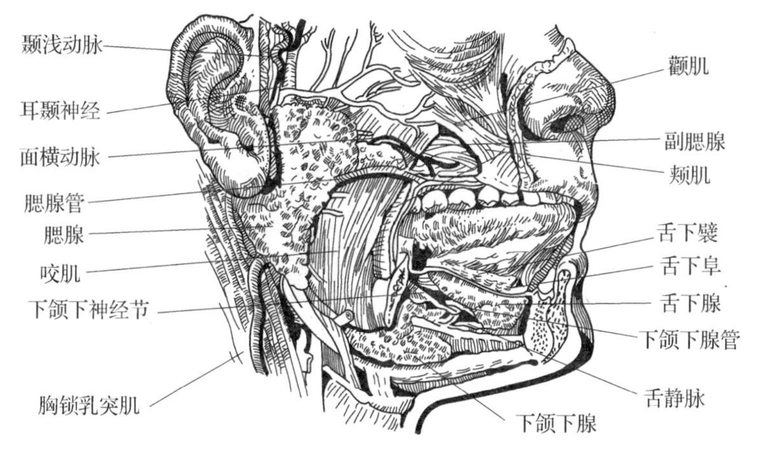

图 1－9 大唾液腺的解剖位置

(1)腮腺 ①形态位置:是唾液腺中最大的一对,略呈三角形,位于耳郭前下方。②导管开口:从腮腺前缘发出的腮腺管,向前横过咬肌的表面,至咬肌前缘再变成直角向内穿过颊肌,开口于平对上颌第 2 磨牙的颊黏膜上。临床小儿麻疹早期可在腺管开口周围出现灰白色的斑点。

(2)下颌下腺 ①形态位置:呈卵圆形,位于下颌骨体的内侧。②导管开口:其腺管开口于舌下阜。

(3)舌下腺 ①形态位置:呈杏核状,位于口腔底舌下襞的深面。②导管开口:腺管常与下颌下腺管汇合,开口于舌下阜。

二、咽

(一) 咽的形态和位置

咽呈漏斗形。上起自颅底,下至第 6 颈椎体下缘高度(平环状软骨弓)续于食管,全长 12cm。位于上 6 个颈椎之前,在鼻、口和喉腔之后,因此咽的前壁不完整,而后壁是完整的。

咽是消化管,是自口腔至食管的必经之路,也是呼吸道中联系鼻腔与喉腔的重要通道,故咽是消化系统与呼吸系统共用的器官。

(二)咽腔的分部与结构

咽腔可分为咽腔鼻部、咽腔口部和咽腔喉部(图1-10)。

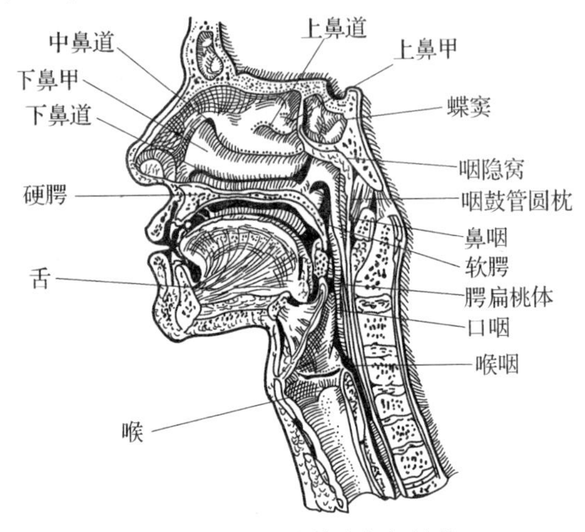

图1-10 咽腔的分部与结构

1. 咽腔鼻部(鼻咽部) 位于鼻腔后方,向前借鼻后孔与鼻相通。在侧壁约下鼻甲的后方有咽鼓管咽口,空气由此口经咽鼓管进入中耳的鼓室,以维持鼓膜内、外压力的平衡。咽鼓管咽口的后方有一个凹陷,称为咽隐窝,为鼻咽癌的好发部位。

2. 咽腔口部(口咽部) 位于口腔的后方,向前借咽峡与口腔相通。

3. 咽腔喉部(喉咽部) 位于喉的后方,向前借喉口与喉腔相通,向下与食管相续。

(三)咽的交通

咽向前直接和鼻腔、口腔和喉腔相通,向下直接和食管相通,鼻咽部向两侧通过咽鼓管和中耳鼓室相通。

三、食管

食管是输送食物的管道。

(一)食管的位置

上端平环状软骨弓水平连于咽,向下沿脊柱的前方、气管的后方入胸腔,通过左主支气管的后方,再沿主动脉胸部的右侧下行。下段斜跨过主动脉胸部的前方至左侧,穿过膈的食管裂孔至腹腔,续于胃的贲门(图1-11)。

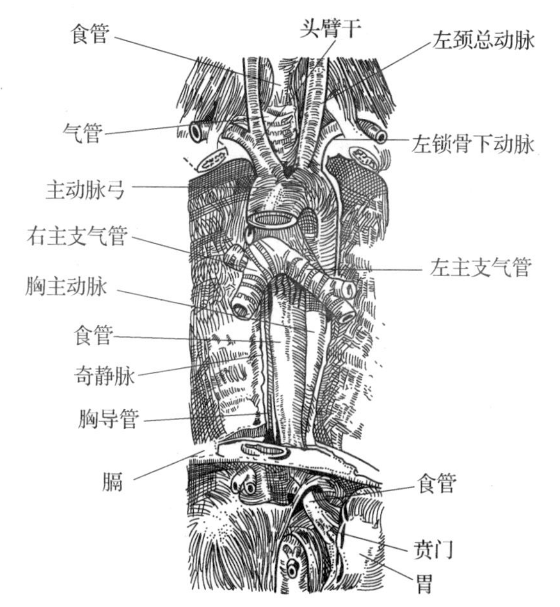

图1－11　食管的位置

食管根据其行程分为颈段、胸段和腹段。

（二）食管的形态及狭窄

食管为消化管最扁窄的部分，长约25cm，从鼻前至食管末端的长度为42～45cm。食管有3个生理性狭窄区（图1－12）。

1. 第一狭窄　位于咽与食管相续处，正对第6颈椎体下缘，距中切牙15cm左右。

2. 第二狭窄　位于食管与左主支气管交叉处，相当第4、5胸椎之间的平面，距中切牙约25cm左右。

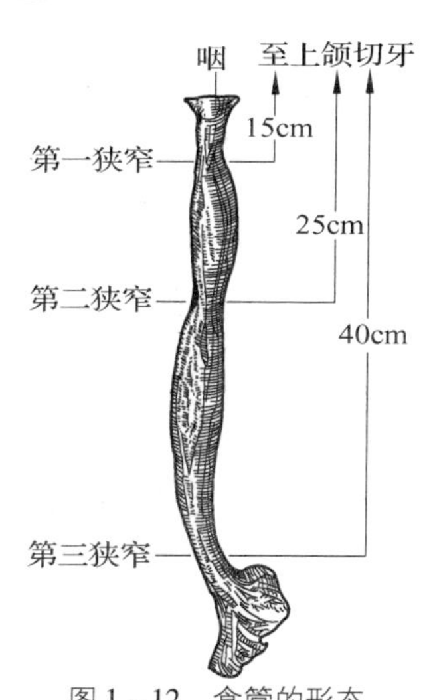

图1－12　食管的形态及生理狭窄

3. 第三狭窄　位于食管穿过膈的食管裂孔处，相当第10胸椎平面，距中切牙约40cm左右。

这些狭窄处是异物容易停留的部位，也是食管癌好发的部位。临床进行食管内插进管时，要注意食管的狭窄区，根据食管镜插入的距离可推知到达的部位。

四、胃

是消化管中最膨大的部分。食物由食管入胃，混以胃液经初步消化后，再逐渐输送至十二指肠。

(一) 胃的形态及分部

胃的形状和大小随内容物多少而有不同。胃特别充满时，其容量约有3 000ml，但在极度收缩时(如饥饿)，又可缩成管状。胃有两口、两壁、两缘和三部(图1－13)。

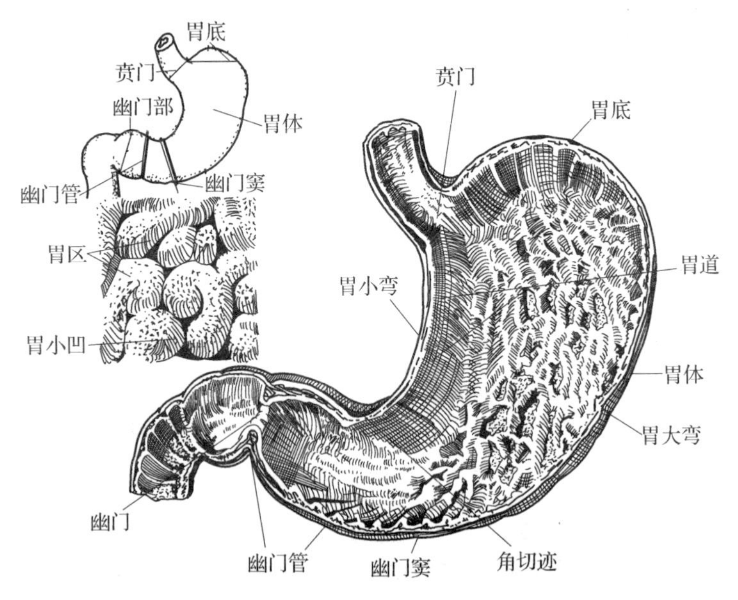

图1－13　胃的形态及分部

1. 两口　入口为食管与胃相续处,称为贲门;出口为胃与十二指肠相续处,称为幽门。

2. 两壁　胃前壁朝向前上方;胃后壁朝向后下方。

3. 两缘　上缘称为胃小弯,下缘称为胃大弯。

4. 三部　自贲门向左上方膨起的部分称为胃底;胃的中间广大部分称为胃体;近于幽门的部分称为幽门部。幽门部中紧接幽门而呈管状的部分,称为幽门管;幽门管左侧稍膨大的部分,称为幽门窦。

(二)胃的位置

胃充满到中等程度时,约 3/4 位于左季肋区,1/4 位于腹上区。其贲门较为固定,约在第 11 胸椎的左侧,幽门约在第 1 腰椎的右侧。胃前壁只有一小部分直接贴于腹前壁,其余被肝、膈和左肋弓所覆盖。

(三)胃壁的构造

胃黏膜呈淡红色,在胃空虚时黏膜有许多皱襞,充盈时,则皱襞减少或展平。胃的肌层发达,由外纵、中环和内斜共三层平滑肌构成。在幽门处,胃的环行肌特别增厚,形成幽门括约肌,黏膜在此处形成环形皱襞称为幽门瓣,具有防止肠内容物逆流入胃的作用。

五、小肠

为消化管中最长而弯曲的一段,全长为 5 ~ 7m,是消化食物和吸收营养的最重要部位。小肠由上至下可分为十二指肠、空肠及回肠三部分。

(一)十二指肠

为小肠的起始段,全长 25 ~ 30cm,相当于十二个横指并列的距离。上端起于幽门,下端至十二指肠空肠曲与空肠连续。十二指肠呈“C”字形包绕胰头,可分为四部:上部、降部、水平部和升部(图 1 - 14)。

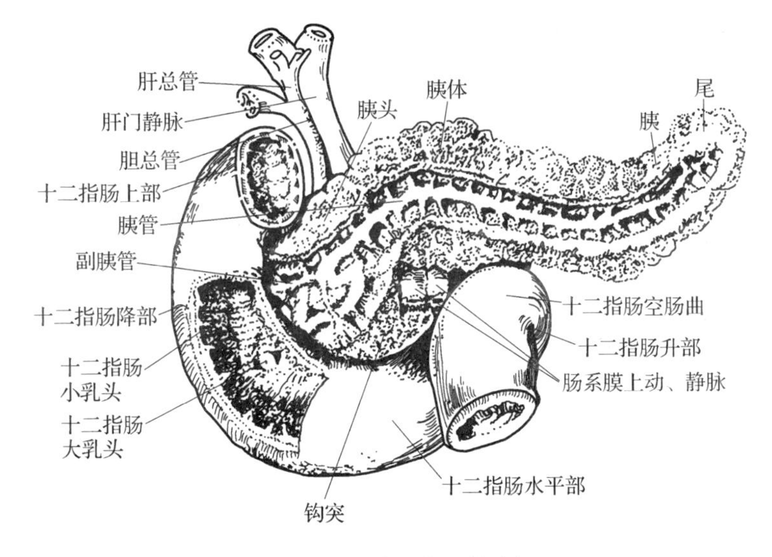

图 1－14　十二指肠的分部

1. 上部　约在第 1 腰椎的右侧起于幽门,行向右后方,至胆囊处急转向下移行于降部。上部甚短,活动性较大,黏膜光滑无环形皱襞,又称为球部,临床上十二指肠溃疡多发生于此部。

2. 降部　沿第 1～3 腰椎右侧下行,至第 3 腰椎的下缘又急转向左移行于水平部。在降部肠腔的左后壁上有一纵行的黏膜皱襞,下端为十二指肠大乳头,有胆总管和胰管的共同开口,胆汁和胰液由此流入十二指肠内。从中切牙至十二指肠大乳头的距离,约为 75cm,可作插放十二指肠引流管深度的参考。

3. 水平部　起于十二指肠降部,自右向左横过脊柱的前方,移行于升部。

4. 升部　自水平部斜向左上方升至第 2 腰椎的左侧,然后向前弯曲形成十二指肠空肠曲,而连续空肠。十二指肠空肠曲由十二指肠悬韧带(Treitz 韧带)固定在腹后壁,这是确认空肠起点的重要标志。

（二）空肠和回肠

1. 空肠和回肠的位置　空肠和回肠迂曲回旋，盘绕在腹腔中部和下部，其周围被结肠包围。空肠上端起于十二指肠空肠曲，回肠下端与大肠的盲肠连续。空肠与回肠之间无明显界限。空肠约占空、回肠的上2/5，主要位于左腰区和脐区；回肠约占空、回肠的下3/5，主要位于脐区和右腹股沟区。空、回肠的表面都被有腹膜，并借腹膜形成的小肠系膜将其固定于腹后壁，故活动范围较大。

2. 空肠和回肠的形态特点　空肠和回肠的黏膜具有许多环状皱襞和绒毛，以增加小肠黏膜的面积，有利于营养物的吸收。黏膜内的淋巴滤泡可分为孤立淋巴滤泡和集合淋巴滤泡。空肠有孤立淋巴滤泡，而回肠除有孤立淋巴滤泡外，还有集合淋巴滤泡（图1－15）。集合淋巴滤泡是由孤立淋巴滤泡汇集而成。这些淋巴组织在小肠壁内

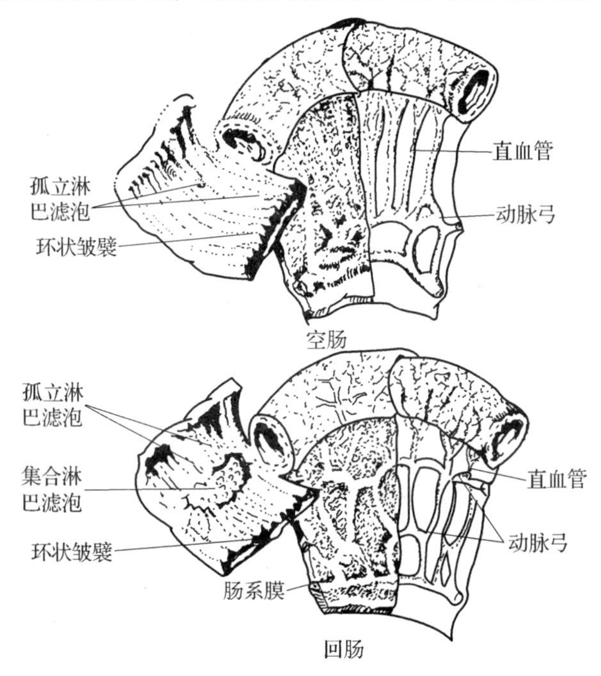

图1－15　空、回肠的形态特点

是防御装置,肠伤寒时细菌常侵犯回肠集合淋巴滤泡,发生黏膜溃疡、坏死,有时可引起肠出血或肠穿孔。

六、结肠

结肠为介于盲肠和直肠之间的部分,按其所在位置和形态,又分为升结肠、横结肠、降结肠和乙状结肠四部分(图1-16)。

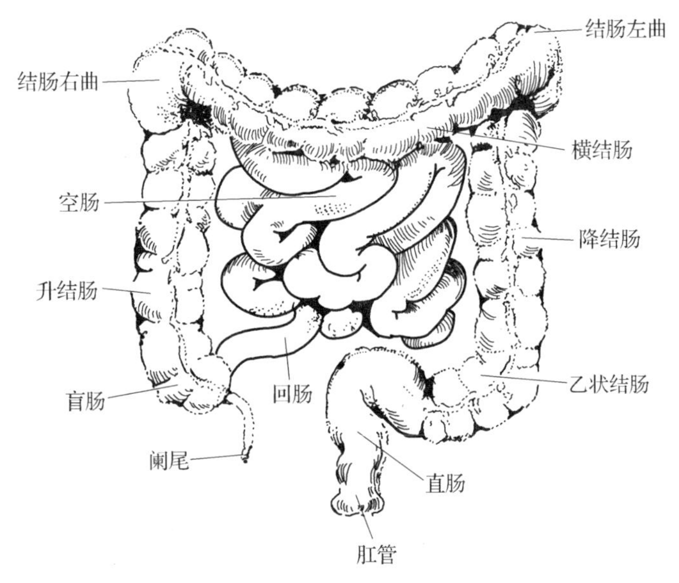

图1-16　结肠的分部

(一)盲肠

为大肠起始的膨大盲端,长6~8cm,位于右髂窝内,向上通升结肠,向左连回肠。回、盲肠的连通口称为回盲口。口处的黏膜折成上、下两个半月形的皱襞,称为回盲瓣,此瓣具有括约肌的作用,可防止大肠内容物逆流入小肠。在回盲瓣的下方约2cm处,有阑尾的开口(图1-17)。

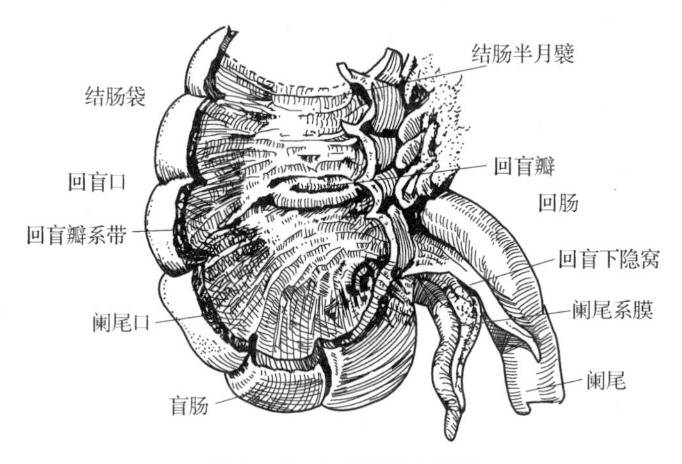

图 1－17　盲肠的形态结构

（二）阑尾

1. 阑尾的形态　形如蚯蚓，又称蚓突。上端连通盲肠的后内壁，下端游离，一般长 7～9cm。阑尾有系膜，其活动性较大。其伸展的位置较不恒定，以盆位者多见，其次为盲肠后位及盲肠下位，回肠前位和后位较为罕见（图 1－18）。因为三条结肠带最后都汇集于阑尾根部，故沿结肠带向下追踪，是寻找阑尾的可靠方法。

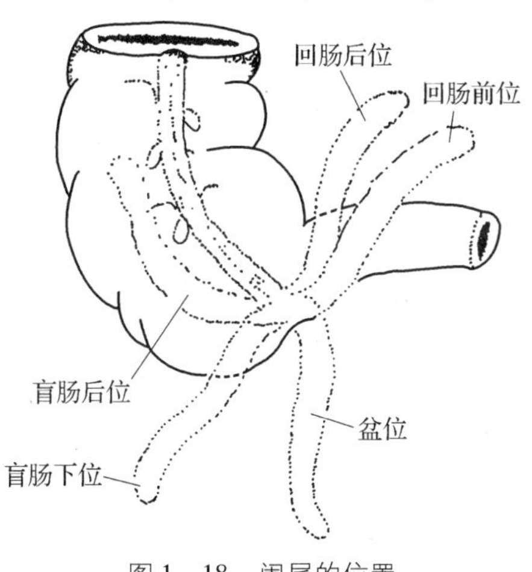

图 1－18　阑尾的位置

2. 阑尾根部在体表的投影位置　通常以脐和右髂前上棘连线的中、外 1/3 交界处作为标志。临床上称麦氏（McBurney）点（图 1-19），急性阑尾炎时该处可有压痛。

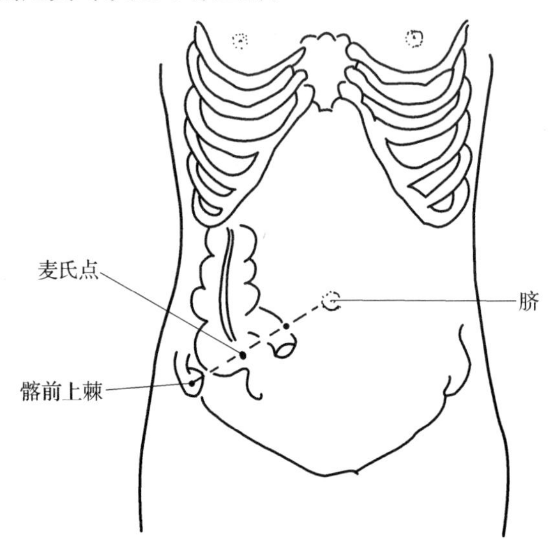

图 1-19　麦氏点的位置

（三）升结肠

长约 15cm，是盲肠向上延续，自右髂窝沿腹后壁的右侧上升，至肝下方向左弯成结肠右曲，移行于横结肠。升结肠后面借结缔组织附贴于腹后壁，故活动性较小。

（四）横结肠

长约 50cm，起自结肠右曲，向左横行至脾处再向下弯成结肠左曲，移行于降结肠。横结肠全部被腹膜包被，并借横结肠系膜连于腹后壁，其中部下垂，活动性较大。

（五）降结肠

长约 20cm，从结肠左曲开始，沿腹后壁的左侧下降，至左髂嵴处移行于乙状结肠。降结肠后面借结缔组织附贴于腹后壁，所以活动性也小。

（六）乙状结肠

长 40 ~ 50cm，平左髂嵴处接续降结肠，呈乙字形弯曲，至第 3 骶椎前面移行于直肠。空虚时，其前面常被小肠襻遮盖，当充盈扩张时，在左髂窝可触及。乙状结肠全部被腹膜包被，并借乙状结肠系膜连于左髂窝和小骨盆后壁，其活动性也大。

七、直肠

（一）直肠的位置及毗邻

直肠为大肠的末端，长 15 ~ 16cm，位于小骨盆内。上端平第 3 骶椎处接续乙状结肠，沿骶骨和尾骨的前面下行，穿过盆膈，下端以肛门而终。直肠与小骨盆腔脏器的毗邻关系男女不同：男性直肠的前面有膀胱、前列腺和精囊腺；在女性则有子宫和阴道（图 1 – 20）。因此，临床指诊时，经肛门在男性可触及前列腺，女性可触及子宫和阴道。

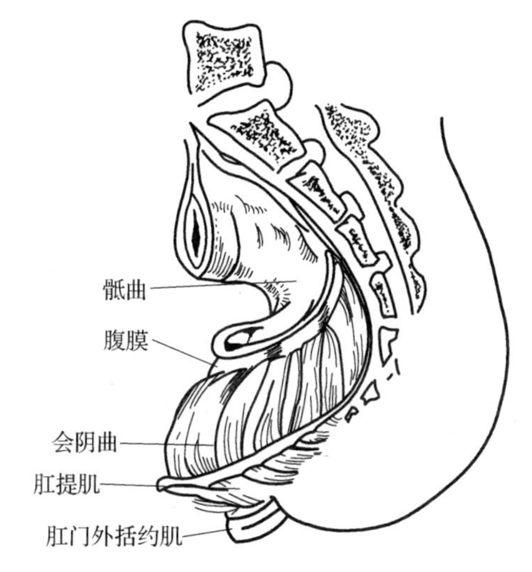

图 1 – 20　直肠的位置

(二)直肠的形态

1. 直肠的分部　直肠在盆膈以上的部分称为直肠盆部,盆部的下段肠腔膨大,称为直肠壶腹,盆膈以下的部分缩窄称为肛管或直肠肛门部。

2. 直肠的两个弯曲　上段凸向后,与骶骨前面的曲度一致,形成骶曲;下段向后下绕过尾骨尖,形成凸向前的会阴曲。临床上当进行乙状结肠镜检查时,应顺着直肠两个弯曲的方向将镜插入,以免伤肠壁。

3. 直肠的构造　直肠壶腹内面的黏膜,形成2~3条半月状的直肠横襞,其中位于前右侧壁的一条,大而恒定,距肛门约7cm,相当腹膜返折的水平。在通过乙状结肠镜检查确定直肠肿瘤与腹膜腔的位置关系时,常以此横襞作为标志。这些横襞有支持粪便的作用。

4. 肛管　肛管为大肠的末段,上端于盆膈处连于直肠,下端开口于肛门,长3~4cm。①肛柱:肛管上段的黏膜形成6~10条纵行皱襞,称肛柱。②肛瓣:各肛柱下端间有半月形黏膜皱襞相连,称肛瓣。③肛窦:两个相邻肛柱下端与肛瓣围成袋状小陷窝,称为肛窦。窦内易积存粪屑,引起感染,甚至可发展为肛瘘等。④齿状线:各肛瓣和肛柱的下端共同连成一锯齿状的环形线,称齿状线或肛皮线,是皮肤和黏膜的分界线。⑤肛梳:齿状线以下有一宽约1cm的环状带,表面光滑而略有光泽,称为肛梳。在齿状线以上的黏膜下和肛梳的皮下有丰富的静脉丛,病理情况下静脉丛淤血曲张则形成痔,在齿状线以上者称内痔,以下者称外痔。⑥白线:肛梳下缘有一环状线,称白线,此线恰为肛门内、外括约肌的交界处,活体指诊时可触知一环状沟,即上述二肌的分界沟。白线以下的皮肤颜色较深,下方不远即终于肛门(图1-21)。

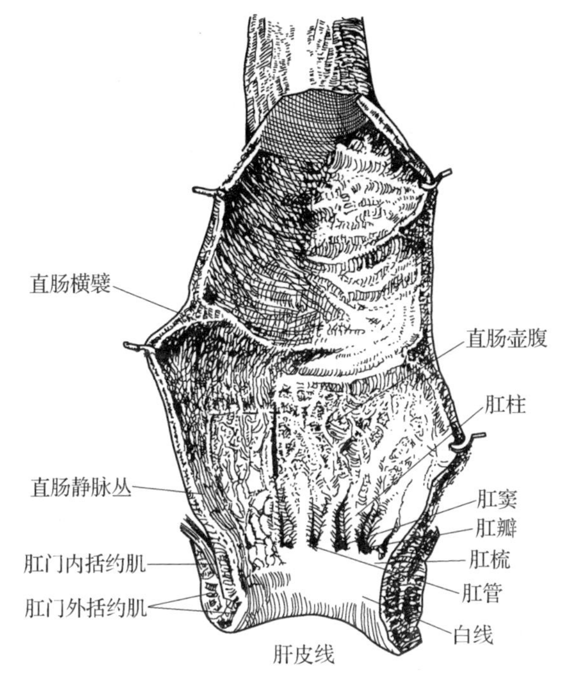

图 1－21　肛管的结构

肛管的平滑肌层和其他部分的肠壁一样，都是由内环、外纵两层肌构成。但此处的环形肌层特别增厚，形成肛门内括约肌，此肌可协助排便；环绕在肛门内括约肌周围的骨骼肌则构成肛门外括约肌，主司括约肛门，控制排便。

第二节　消化腺

消化腺是分泌消化液的腺体，包括大、小两种。大消化腺有大唾液腺、肝和胰；小消化腺则位于消化管壁内，如食管腺、胃腺和肠腺等。

消化腺包括唾液腺、胰腺、肝脏、胃腺和肠腺。均可分泌消化液，消化液中含有消化酶。

一、唾液腺

有3对,分别是腮上腺、颌下腺、舌下腺,均有导管将所分泌的唾液输入口腔。成人每天分泌1~1.5L,唾液中含有的淀粉酶,能使淀粉分解成为麦芽糖。另外,唾液中还含有溶菌酶,有杀菌作用。

二、胃腺

胃腺是胃壁黏膜内陷形成的,可以分泌胃液(主要由盐酸和胃蛋白酶构成),能初步消化蛋白质。

三、胰腺

位于胃的后方,是一条狭长而扁平的腺体,靠近胃与十二指肠。分泌的胰液,经胰管注入十二指肠。胰液呈碱性,含消化蛋白质、淀粉和脂肪的酶。

四、肝脏

肝脏是人体最大的消化腺,位于膈肌之下,腹腔的上方偏右,成人肝脏重1.5kg。肝脏能分泌胆汁,呈碱性,虽然不含消化酶,但可帮助脂肪的乳化,使脂肪变成脂肪微粒。肝细胞分泌的胆汁,均先运到胆囊中暂存,待有食物进入十二指肠,引起胆囊的收缩,把胆汁挤压出来,经胆总管注入十二指肠胆总管的末端与胰管合并而共同开口于十二指肠,该处也有括约肌的控制,平时紧缩,在进食时才会舒张而打开,使胆汁和胰液经此流入小肠。

五、肠腺

肠腺是小肠黏膜中的微小腺体,分泌肠液,呈碱性,含有消化淀粉、蛋白质、脂肪的酶,成年人每日分泌肠液约1~3L。

另外,肝脏还能在蛋白质、糖类、脂肪代谢中起到重要作用,并能解毒等等。

消化腺是分泌消化液的器官,属外分泌腺。所有消化腺均由消化管黏膜上皮向黏膜内凹陷形成。胃腺和肠腺存在于消化管壁内,为管内腺。唾液腺、肝和胰则移位于消化管之外,为管外腺,其分泌物均通过导管排入消化管腔内。此外,在大部分胃肠的黏膜表面,存在着相当多的杯状细胞,分泌黏液。人每天由各种消化腺分泌的消化液总量达6～8L。消化液(digestive/juice)主要由消化酶、电解质和水组成。消化液的主要功能是:①改变消化腔内的pH值,适应消化酶活性的需要;②分解复杂的食物成分为结构简单、可被吸收的小分子物质;③稀释食物,使之与血浆渗透压相等,有利于吸收;④通过分泌黏液、抗体和大量液体,保护消化道黏膜,防止物理性和化学性的损伤。

消化腺细胞分泌消化液的过程是主动活动过程,包括三个主要步骤:①腺细胞从其周围的血液中摄取原料;②在腺细胞内合成分泌物并贮存起来;③当腺细胞受到适宜刺激时,则将分泌物排出。消化液的各种消化酶的分泌过程、胃液中盐酸的分泌过程(见后文)均是这种主动活动过程。整个分泌过程需要消耗能量,能量主要来自腺细胞内的ATP。

第二章　消化与吸收

第一节　概　述

食物在消化道内被分解成为小分子物质的过程称为消化（digestion）。消化后的小分子物质以及水、无机盐和维生素通过消化管黏膜，进入血液和淋巴循环的过程称为吸收（absorption）。

一、消化的方式

消化方式有两种：①机械性消化：即通过消化道的运动，将食物磨碎，并使其与消化液充分混合，同时将其向消化道远端推送的过程。②化学性消化：即通过消化酶的各种化学作用，将食物中大分子营养物质分解为可被吸收的小分子物质。

二、消化腺的分泌和消化液的功能

消化腺包括存在于消化道黏膜内的许多散在的腺体和附属于消化道的唾液腺、肝脏和胰腺。每日向消化道内分泌的各种消化液总量达6～8L。

消化液的功能主要有：①分解食物中的各种成分；②为各种消化酶提供适宜的pH环境；③稀释食物，使其渗透压与血浆的渗透压接近，以利于营养物质的吸收；④保护消化道黏膜免受理化因素的损伤。

三、消化道平滑肌的特性

除口腔、咽、食管上段的肌肉和肛门外括约肌为骨骼肌外，消化道其余部分的肌肉都是平滑肌。

消化道平滑肌具有肌组织的共同特性，如兴奋性、自律性、传导性和收缩性，但这些特性的表现，均有其自己的特点：

1. 消化道平滑肌的兴奋较骨骼肌为低。收缩的潜伏期、收缩期和舒张期所占的时间比骨骼肌的长得多，而且变异很大。

2. 消化道平滑肌在离体后，置于适宜的环境内，仍能进行良好的节律性运动，但其收缩很缓慢，节律性远不如心肌规则。

3. 消化道平滑肌经常保持在一种微弱的持续收缩状态，即具有一定的紧张性。消化道各部分，如胃、肠等之所以能保持一定的形状和位置，同平滑肌的紧张性在重要的关系；紧张性还使消化道的管腔内经常保持着一定的基础压力；平滑肌的各种收缩活动也就是在紧张性基础上发生的。

4. 消化道平滑肌能适应实际的需要而做很大的伸展。作为中空的容纳器官来说，这一特性具有重要生理意义。它的消化道有可能容纳好几倍于自己原初体积的食物。

5. 消化道平滑肌对电刺激较不敏感，但对于牵张、温度和化学刺激则特别敏感，轻微的刺激常可引起强烈的收缩。消化道平滑肌的这一特性是与它所处的生理环境分不开的，消化道内容物对平滑肌的牵张、温度和化学刺激是引起内容物推进或排空的自然刺激因素。

消化道平滑肌的生物电活动也有自己的特点：

1. 静息电位　消化道平滑肌的静息膜电位很不稳定，波动较大，实测值为 $-60 \sim -50$Mv，静息电位主要由 K^+ 的平衡电位形成，但 Na^+、CI^-、Ca^{2+} 及生电性钠泵活动也参与了静息膜电位的产生。

2. 慢波电位　消化道的平滑肌细胞可产生节律性的自发性去极化；以静息膜电位为基础的这种周期性波动，由于其发生频率较慢而被称为慢波电位，又称基本电节律（basalelectricrhythm，BER）。消化道部位的慢波频率不同,在人类胃的慢波频率为3次/min,十二指肠为12次/min,回肠末端为8~9次/min。慢波的波幅为10~15Mv,持续时间由数秒至十几秒。

用细胞内微电极记录时,慢波多表现为单向波,包括初期的快速去极化和缓慢的复极化平台。关于慢波产生的离子基础尚未完全清楚。目前认为,它的产生可能与细胞膜上生电性钠泵的活动具有波动性有关,当钠泵的活动暂时受抑制时,膜便发生去极化;当钠泵活动恢复时,膜的极化加强,膜电位便又回到原来的水平。实验证明,用抑制钠泵的药物毒毛花苷后,胃肠平滑肌的慢波电位消失。

在通常情况下,慢波起源于消化道的纵行肌,以电紧张形式扩布到环行肌。由于切断支配胃肠的神经或用药物阻断神经冲动后,慢波电位仍然存在,表明它的产生可能是肌源性的。慢波本身不引起肌肉收缩,便它可以反映平滑肌兴奋性的周期变化。慢波可使静息膜电位接近于产生动作电位的阈电位,一旦达到阈电位,膜上的电压依从性离子通道便开放而产生动作电位。

3.动作电位　平滑肌的动作电位与神经和骨骼肌的动作电位的区别在于:①锋电位上升慢,持续时间长;②平滑肌的动作电位不受钠通道阻断剂的影响,但可被Ca^{2+}通道阻断剂所阻断,这表明它的产生主要依赖Ca^{2+}的内流;③平滑肌动作电位的复极化与骨骼肌相同,都是通过K^+的外流,所不同的是,平滑肌K^+的外向电流与Ca^{2+}的内向电流在时间过程上几乎相同,因此,锋电位的幅度低,而且大小不等。

由于平滑肌动作电位发生时Ca^{2+}内流的速度已足以引起平滑肌的收缩,因此,锋电位与收缩之间存在很好的相关性,每个慢波上所出现锋电位的数目,可作为收缩力大小的指标。

慢波、动作电位和肌肉收缩的关系可简要归纳为:平滑肌的收缩是继动作电位之后产生的,而动作电位则是在慢波去极化的基础上发生的。因此,慢波电位本身虽不能引起平滑肌的收缩,但却被认为是平滑肌的起步电位,是平滑肌收缩节律的控制波,它决定蠕动的方向、节律和速度。

四、消化道的神经支配及其作用

消化道的神经支配包括内在神经系统和外来神经系统两大部分。两者相互协调,共同调节胃肠功能。

(一)内在神经系统

胃肠内在神经系统又称肠神经系统,是由存在于消化管壁内的神经元和神经纤维组成的复杂的神经网络。其中有感觉神经元,感受胃肠道内化学、机械和温度等刺激;有运动神经元,支配胃肠道平滑肌、腺体和血管;还有大量的中间神经元。各种神经元之间通过短的神经纤维形成网络联系。内在神经系统释放的神经递质和调质种类很多,几乎所有中枢神经系统中的递质和调质(如 NO、ACh 及脑腓肽等)均存在于内在神经元。因此,内在神经构成了一个完整的、可以独立完成反射活动的系统,但在完整的机体内,内在神经受外来神经的调节。

内在神经包括两大神经丛,即黏膜下神经丛和肌间神经丛,分布于食管中段至肛门的绝大部分消化道壁内。黏膜下神经丛位于环行肌与黏膜层之间,主要参与消化道腺体和内分泌细胞的分泌,肠内物质的吸收以及对局部血流的控制。肌间神经丛位于纵行肌与环行肌之间,其中有兴奋性神经元,也有抑制性神经元。肌间神经丛主要调节消化道的运动。两神经丛之间有中间神经元相互联系,同时都有感觉神经元传入感觉信号,并接受外来神经纤维支配。

(二)外来神经系统

支配消化道的外来神经包括交感神经和副交感神经,其中副交感神经对消化功能的影响更大。交感神经发自脊髓胸 5 至腰 2 段的侧角,在腹腔神经节、肠系膜神经节或腹下神经节更换神经元后,发出节后纤维,主要分布在内在神经元上,抑制其兴奋性,或直接支配胃肠道平滑肌、血管平滑肌及胃肠道腺细胞。交感神经兴奋时,节后纤维末梢释放去甲肾上腺素,引起胃肠道运动减弱,腺体分泌减少;

但对胃肠括约肌则引起它们的收缩,对某些唾液腺(如颌下腺)也起到刺激分泌的作用。

副交感神经主要来自迷走神经和盆神经,其节前纤维直接进入胃肠组织,与内在神经元形成突触,发出节后纤维支配腺细胞、上皮细胞和平滑肌细胞。胃肠副交感神经兴奋时,节后纤维末梢主要释放乙酰胆碱,引起胃肠道运动增强,腺体分泌增加;但对胃肠括约肌则引起它们的舒张。少数胃肠副交感神经的节后纤维末梢释放嘌呤类和肽类,它们的作用视具体部位而异。

五、胃肠激素

(一)胃肠激素的概念

在胃肠道的黏膜内存在有数十种内分泌细胞,由胃肠黏膜层及胰岛的内分泌细胞和旁分泌细胞合成并分泌的肽类物质,统称为胃肠激素。胃肠激素的化学成分为多肽,可作为循环激素起作用,也可作为旁分泌物在局部起作用或者分泌入肠腔发挥作用。由于胃肠道黏膜面积大,所含内分泌细胞数量大,故胃肠道是体内最大的内分泌器官。一些最初在胃肠道发现的激素或肽类,也存在于中枢神经系统中;而原来认为只存在于中枢神经系统的肽类,也在消化道中被发现。这些双重分布的肽类被统称为脑—肠肽(brain - gut peptides)。

(二)胃肠激素的作用

1. 调节消化腺的分泌和消化道的运动。

2. 调节其他激素分泌。

3. 营养作用。一些胃肠道激素具有消化道组织代谢和促进其生长的作用,称为营养作用。

第二节　口腔内消化

消化过程是从口腔内开始的。食物在口腔内停留的时间很短,一般是15～20s。食物在口腔内被咀嚼,被唾液湿润而便于吞咽。

由于唾液的作用,食物中的某些成分还在口腔内发生化学变化。

一、唾液

人的口腔内有3对大的唾液腺:腮腺、颌下腺和舌下腺,还有无数散在的小唾液腺。唾液就是这些大小唾液腺分泌的混合液。腮腺是由浆液细胞组成的,分泌稀的唾液;颌下腺和舌下腺是混合腺,即腺泡由浆液细胞和黏液细胞组成。

(一)唾液的性质和成分

唾液为无色无味近于中性(pH 6.6~7.1)的低渗液体。唾液中水分约占99%。有机物主要为黏蛋白,还有球蛋白、氨基酸、尿素、尿酸、唾液淀粉酶和溶菌酶等。唾液中的无机物有 Na^+、K^+、HCO_3^-、Cl^- 等。此外,唾液中还有一定量的气体,如氧、氮和二氧化碳。

(二)唾液的作用

1. 湿润和溶解食物,以引起味觉并易于吞咽。

2. 可以清除口腔中食物的残渣,冲淡和中和进入口腔的有害物质,并将它们从口腔黏膜上洗掉,对口腔起清洁和保护作用。

3. 唾液中的溶菌酶和免疫球蛋白有杀灭细菌和病毒的作用。

4. 唾液中含有唾液淀粉酶,可将淀粉分解为麦芽糖。

(三)唾液分泌的调节

唾液分泌的调节完全是神经反射性的,包括非条件反射和条件反射两种。引起非条件反射性唾液分泌的正常刺激是食物对口腔机械的、化学的和温度的刺激。在这些刺激的影响下,口腔黏膜和舌的神经末梢(感受器)发生兴奋,冲动沿传入神经纤维(在舌神经、鼓索神经支、舌咽神经和迷走神经中)到达中枢,再由传出神经到唾液腺,引起唾液分泌。唾液分泌的初级中枢在延髓,其高级中枢分布于下丘脑和大脑皮层等处。支配唾液腺的传出神经以副交感神经为主,如第Ⅷ 对脑神经到腮腺,第Ⅶ对脑神经的鼓索支到颌下腺和舌下腺。刺激这些神经可引起量多而固体少的唾液分泌。副交感神经对唾液腺的作用是通过其末梢释放乙酰胆碱而实现的,因此,用对抗乙酰胆碱的药物(如阿托品),能抑制唾液分泌,而用乙酰胆碱或其类似药物时,可引起大量的唾液分泌。副交感神经兴奋时,还可使唾液腺的血管舒张,进一步促进唾液的分泌。目前认为,副交感神经引起唾液腺附近血管舒张的神经纤维是肽能神经纤维,其末梢释放血管活性肠肽。

支配唾液腺的交感神经是从胸部脊髓发出的,在颈上神经节换神经元后,发出节后纤维分布到唾液腺的血管和分泌细胞上。刺激这些神经引起血管收缩,也可引起唾液分泌,但其分泌作用则随不同的唾液腺而有不同,例如,刺激人的颈交感神经,只引起颌下腺分泌,却不引起腮腺分泌。

人在进食时,食物的形状、颜色、气味,以及进食的环境,都能形成条件反射,引起唾液分泌。"望梅止渴"就是日常生活中条件反射性唾液分泌的一个例子。成年人的唾液分泌,通常都包括条件反射和非条件反射两种成分在内。

二、咀嚼和吞咽

咀嚼(mastication)是由各咀嚼肌按一定的顺序收缩而实现的,是随意运动,但通常是一种反射活动,受口腔感受器和咀嚼肌本体感受器传入冲动的制约。

(一)咀嚼的作用

口腔通过咀嚼运动对食物进行机械性加工。咀嚼是由各咀嚼肌有顺序地收缩所组成的复杂的反射性动作。咀嚼肌包括咬肌、翼内肌、翼外肌和颞肌等,它们的收缩可使下颌向上、向下、向左右及向前方运动,这时,上牙列与下牙列相互接触,可以产生很大的压力以磨碎食物。咀嚼还使食物与唾液充分混合,以形成食团,便于吞咽。

咀嚼肌是骨骼肌,可作随意运动,但在正常情况下,它的运动还受口腔感受器和咀嚼肌内的本体感受器传来的冲动的制约。在咀嚼运动中,颊肌和舌肌的收缩具有重要作用,它们的收缩可将食物置于上、下牙列之间,以便于咀嚼。

吮吮也是一个反射动作,吮吮时,口腔壁肌肉和舌肌收缩,使口腔内空气稀薄,压力降低到比大气压力低 0.98 ~ 1.47kPa(10 ~ 15cmH_2O)。凭着口腔内的这个低压条件,液体便可进入口腔。

应当指出,口腔内消化过程不仅完成口腔内食物的机械性和化学性加工,它还能反射性地引起胃、胰、肝、胆囊等的活动,以及引起胰岛素的分泌等等变化,为以后的消化过程及紧随着消化过程的代谢过程,准备有利条件。

（二）吞咽过程

吞咽(deglutition)虽然可以随意发动,但整个过程是一个复杂的反射活动。根据食团所经过的部位,可将吞咽过程分为三期。

第一期:由口腔到咽。这是在来自大脑皮层的冲动的影响下随意开始的。开始时舌尖上举触及硬腭,然后主要由下颌舌骨肌的收缩,把食团推向软腭后方而至咽部。舌的运动对于这一期的吞咽动作是非常重要的。

第二期:由咽到食管上端。这是通过一系列急速的反射动作而实现的。由于食团刺激了软腭部的感受器,引起一系列肌肉的反射性收缩,结果使软腭上升,咽后壁向前突出,封闭鼻咽通路;声带内收,喉头升高并向前紧贴会厌,封闭了咽与气管的通路,呼吸暂时停止;由于喉头前移,食管上口张开,食团就从咽被挤入食管。这一期进行得极快,通常约需 0.1s。

第三期:食团沿食管下行至胃。当食团通过食管上括约肌后,该括约肌即反射性收缩,食管随即产生由上而下的蠕动,将食团向下推送。

吞咽是由一连串依一定顺序发生的反射动作实现的,统称为吞咽反射。吞咽反射的传入神经包括第Ⅴ、Ⅸ对(来自软腭和咽后壁)和第Ⅹ对(来自会咽和食管)脑神经的传入神经;反射的基本中枢位于延髓内;而传出神经则在第Ⅴ、Ⅸ、Ⅻ对脑神经(支配舌、喉、咽部肌肉)和迷走神经(支配食管)中。

第三节　胃内消化

胃是消化道中最膨大的部分，食物入胃后暂时贮存，成人胃的容量1～2L，在此期间受到胃液的化学性消化和胃壁肌肉的机械性消化。胃液是胃腺各种细胞分泌的混合物。幽门部的胃腺由黏液细胞组成，能分泌碱性黏液，其中不含消化酶。胃底和胃体部又称泌酸腺区，其面积占全胃的2/3或4/5，此区胃腺主要由3种细胞组成：主细胞，又称胃酶细胞，能分泌胃蛋白酶原；壁细胞，又称盐酸细胞，主要分泌盐酸，还能产生"内因子"——一种与维生素B_{12}吸收有关的物质；颈黏液细胞，能分泌黏液。

一、胃液的性质、成分和作用

纯净的胃液是一种无色透明的酸性液体，pH值为0.9～1.5。正常成人每日胃液分泌量为1.5～2.5L。胃液所含的固体物中的重要成分有盐酸、胃蛋白酶原、黏液和"内因子"。

（一）盐酸

由泌酸腺中的壁细胞分泌。正常人空腹时盐酸排出量（基础酸排出量）为每小时0～5mmol。在食物或某些药物刺激下，盐酸排出量可明显增加。正常人的盐酸最大排出量每小时可达20～25mmol。胃液中H^+的最高浓度可达150mmol/L，比壁细胞胞浆的H^+浓度高约300万倍。因此，壁细胞分泌H^+是逆巨大浓度梯度进行的主动过程。

壁细胞胞浆内的水解离生成H^+和OH^-，H^+在位于壁细胞内的分泌小管膜上H^+-K^+依赖式ATP酶（又称质子泵）的作用下，主动分泌到小管内，OH^-留在细胞内有待被中和。由于壁细胞内含有丰富的碳酸酐酶，它能将从血浆中摄取的和细胞代谢产生的CO_2与水化合，形成H_2CO_3。H_2CO_3随即解离成H^+和HCO_3^-。H^+和OH^-中和生成水，HCO_3^-则与血浆中的Cl^-进行交换而进入血液，与Na^+形

成 $NaHCO_3$。而血浆中的 Cl^- 则进入壁细胞,再通过分泌小管膜上特异性的 Cl^- 通道进入小管腔,在小管内与 H^+ 形成 HCl。当需要时再由壁细胞分泌入胃腔。

胃酸的作用:①可杀灭随食物进入胃内的细菌;②激活胃蛋白酶原,使其转变为有活性的胃蛋白酶,并为其作用提供适宜的酸性环境;③盐酸进入小肠内可引起促胰液素的释放,从而有促进胰液、胆汁和小肠液分泌的作用;④盐酸所造成的酸性环境还有利于铁和钙在小肠内吸收。

(二)胃蛋白酶原

胃蛋白酶原(pepsinogen)主要是由泌酸腺的主细胞分泌的。主细胞中的胃蛋白酶原贮存在细胞顶部的分泌颗粒中,当细胞受到刺激时,通过胞吐作用释放入腺腔。

无活性的胃蛋白酶原在盐酸作用下,或在酸性条件下,通过自身催化,转变为有活性的胃蛋白酶。胃蛋白酶可分解蛋白质为 和胨,以及少量的多肽或氨基酸。胃蛋白酶作用的最适 pH 值为 2.0 ~ 3.5,当 pH >5 时便失活。

(三)黏液和 HCO_3^-

胃的黏液是由表面上皮细胞、胃底腺的颈黏液细胞、贲门腺和幽门腺共同分泌的,其主要成分为糖蛋白。黏液具有较高的黏滞性和形成凝胶的特性。它在正常人胃黏膜表面形成一个厚约 500mm 的凝胶层,可减少粗糙食物对胃黏膜的机械性损伤。

胃内 HCO_3^- 主要是由胃黏膜的非泌酸细胞分泌的,仅有少量的 HCO_3^- 是从组织间液渗入胃内的。

单独的黏液和 HCO_3^- 的分泌都不能有效地保护胃黏膜不受胃腔内盐酸和胃蛋白酶的损伤,但两者联合作用则可形成一个屏障,称为"黏液 - HCO_3^- 屏障",可有效地保护胃黏膜。

(四)内因子

内因子是由壁细胞分泌的一种糖蛋白。内因子与食入的维生素 B_{12} 结合,形成一种复合物,可保护维生素 B_{12} 不被小肠内水解酶破坏。当复合物移行至回肠,使与回肠黏膜的特殊受体结合,从而促进回肠上皮吸收维生素 B_{12}。若机体缺乏内因子,维生素 B_{12}吸收不良,影响红细胞的生成,造成巨幼红细胞性贫血。

二、胃的运动

胃运动主要完成以下三方面的功能:①容纳进食时摄入的大量食物;②对食物进行机械消化;③以适当的速率向十二指肠排出食糜。

(一)胃运动的主要形式

1. 容受性舒张　当咀嚼和吞咽时,食物对咽、食管等处感受器的刺激可反射性地引起胃头区平滑肌紧张性降低和舒张,使胃腔容量由空腹时的约 50ml 增加到进食后的 1.5L。胃壁肌肉的这种活动称为容受性舒张(receptive relaxation),它适应于大量食物的涌入,而胃内压变化不大。

胃的容受性舒张是通过迷走—迷走反射实现的。在这个反射中,迷走传出通路是抑制性的,其末梢释放的递质可能是某种肽类物质或一氧化氮(NO)。

2. 蠕动　胃蠕动出现于食物入胃后 5min 左右。蠕动起始于胃的中部,约每分钟 3 次,每个蠕动波约需 1min 到达幽门。因此,进食后胃的蠕动通常是一波未平,一波又起。

蠕动波初起时较小,在向幽门传播过程中,波的幅度和速度逐渐增加,当接近幽门时明显增强,可将一部分食糜(约 1 ~ 2ml)排入十二指肠。当收缩波超越胃内容物到达胃窦终末时,由于胃窦终末部的有力收缩,可将一部分食糜反向推回到近侧胃窦或胃体。食糜的这种后退有利于块状食物在胃内进一步被磨碎。

(二)胃的排空

食糜由胃排入十二指肠的过程称为胃排空(gastric emptying)。

食糜的理化性状和化学组成不同,胃排空的速度也不同。一般来说,稀的、流体食物比稠的、固体食物排空快;颗粒小的食物比大块的食物排空快;等渗溶液比非等渗溶液快。在三种主要食物中,糖类排空最快,蛋白质次之,脂肪类排空最慢。混合食物由胃完全排空通常需4~6h。

(三)消化间期的胃运动

人在空腹时,胃运动呈现以间歇性强力收缩伴有较长的静息期为特征的周期性运动,并向肠道方向扩布。胃肠道在消化间期的这种运动称为移行性复合运动(migrating motor complex,MMC)。其意义是可将上次进食后遗留的食物残渣和积累的黏液推送到十二指肠,为下次进食做好准备。进食后这种运动消失。

三、胃内消化的调节

(一)胃液分泌的调节

胃液分泌的调节包括刺激胃液分泌的因素和抑制胃液分泌的因素。正常胃液分泌是兴奋和抑制两方面因素相互作用的结果。

1.刺激胃液分泌的因素　食物是引起胃液分泌的生理性刺激物,一般按感受食物刺激的部位,分为三个时期:头期、胃期和肠期。各期的胃液分泌在质和量上有一些差异。但在时间上各期分泌是重叠的,在调节机制上,都包括神经和体液两方面的因素。

(1)头期　引起胃液分泌的传入冲动主要来自位于头部的感受器,故称头期。用具有胃瘘的狗可观察到,当它看到和嗅到食物时,就有胃液流出,此为条件反射性分泌,需要大脑皮层参与。利用假饲法证明,咀嚼和吞咽食物时,食物虽未能入胃,仍引起胃液分泌。这是食物刺激了口腔、咽、食管的化学和机械感受器而引起的非条件反射性分泌。基本中枢位于延髓,但受脑高级部位的影响。迷走副交感纤维是这些反射的传出神经,当迷走传出神经兴奋后,除了直接引起腺体细胞分泌外,又能引起幽门部黏膜的"G"细胞释放胃泌素,后者经过血液循环刺激胃腺分泌。因此,头期的胃液分泌包括神经和神经—体液两种调节机制。头期分泌的胃液特点:分泌的量多,酸度高,胃蛋白酶的含量高,因而消化力强。

(2)胃期　食物入胃后,继续刺激胃液分泌,其机制主要是:①食物对胃的扩张刺激可作用于胃壁内的感受器,通过迷走—迷走神经长反射,壁内神经丛的短反射,以及通过壁内神经丛引起胃幽门部的“G”细胞释放胃泌素等途径引起胃腺分泌;②食物的化学成分(主要是蛋白质的消化产物)直接作用于“G”细胞,引起胃泌素释放。胃期分泌胃液的特点:酸度高,但消化力比头期的弱。

(3)肠期　食物在胃内部分消化而成为食糜进入小肠后,还能引起少量的胃液分泌,这是由于食糜的机械性和化学性刺激作用于小肠的结果。其作用机制不如头期和胃期的明确。已知十二指肠黏膜中也有产生胃泌素的“G”细胞,食糜入肠后可能刺激胃泌素的释放,而引起酸性胃液的分泌。十二指肠黏膜产生的胆囊收缩素也有刺激胃液分泌的功能,但较胃泌素的作用弱。肠期分泌的胃液特点:分泌量少,约占进食后胃液分泌总量的10%,酶原含量也少。

2. 抑制胃液分泌的因素　精神、情绪以及与进食有关的条件的恶劣刺激,都可通过中枢神经系统反射性减少胃酸的分泌。盐酸、脂肪和高渗溶液则是胃肠道内抑制胃液分泌的三个重要因素。盐酸是胃腺分泌的,但当胃肠内的盐酸达到一定浓度(如胃幽门部的pH值为1.2~1.5,十二指肠内的pH值为2.5)时,胃腺的分泌活动受到抑制,这是胃腺分泌的一种负反馈调节机制,对调节胃酸水平有重要意义。脂肪及其代谢产物抑制胃腺分秘的作用发生在脂肪通过幽门进入十二指肠后。早在20世纪30年代,我国生理学家林可胜等就发现,从小肠黏膜中可提取出一种使胃分泌和胃运动减弱的物质。这种物质被认为是脂肪作用于小肠黏膜产生的一种激素,被命名为肠抑胃素,但这一物质至今尚未被提纯,近年来认为,肠抑胃素不一定是一种单一的激素,它可能是一类激素的总称。如抑胃肽可在脂肪刺激下由小肠释放,但它是否就是肠抑胃素的组成部分,尚待进一步研究。

十二指肠内高渗溶液对胃分泌也有抑制作用,其作用机制尚不清楚。

胃黏膜内还存在大量的前列腺素(PGs)。刺激迷走神经或注射胃泌素均可引起前列腺素释放增加,前列腺素释放后又进而抑制胃酸分泌,因此,它可能是胃分泌的负反馈抑制物。

3. 某些药物对胃液分泌的影响　组织胺是一种很强的胃酸分泌刺激物。正常情况下,胃黏膜恒定地释放少量组织胺,通过局部弥散到达邻近的壁细胞发挥作用。临床上常用以检查胃腺的分泌机能。近年来认为,组织胺不仅本身具有刺激胃酸分泌的作用,它还可以提高壁细胞对胃泌素和乙酰胆碱的敏感性。拟副交感神经药物如乙酰胆碱、醋甲胆碱和毛果芸香碱,都是促进胃液分泌的药物。阿托品类胆碱能神经阻断药,则抑制胃液分泌。肾上腺皮质激素可增强胃腺对迷走神经冲动和胃泌素等刺激的反应,但它也有抑制胃黏液分泌的作用。因此,对消化性溃疡患者使用这类激素时,要慎重。

(二)胃的运动形式及其调节

1. 紧张性收缩　胃壁平滑肌经常保持着一定程度的收缩状态,称紧张性收缩,其意义在于维持胃内一定的压力和胃的形状、位置。当胃内充满食物时,紧张性收缩加强,所产生的压力有助于胃液渗入食物和促进食糜向十二指肠移行。

2. 容受性舒张　当咀嚼和吞咽食物时,食物刺激咽、食管等处感受器,反射性地引起胃底和胃体部肌肉舒张,这种舒张使胃能适应大量食物的涌入,而胃内压上升不多,以完成贮存食物的功能,故称容受性舒张。

3. 蠕动　食物进入胃后约5min,胃即开始蠕动,蠕动波从胃体中部开始,逐渐推向幽门。蠕动开始时不很明显,越近幽门,收缩越强,速度越快。蠕动波的频率每分钟3次,到达幽门约需1min。因此,通常是一波未平,一波又起。胃反复蠕动可使胃液与食物充分混合,并推送胃内容物分批通过幽门入十二指肠。因此,胃的运动对食物消化起着三种作用:①贮存食物;②使食物和胃液充分混合变成半流体的食糜;③将食糜分批排入十二指肠。

胃运动也受神经和某些体液因素调节。神经调节与胃液分泌的调节基本相同，只是迷走神经对胃运动具有兴奋和抑制两种影响。胃的容受性舒张是通过迷走神经的抑制性传出纤维实现的，其末梢释放的递质可能是某种肽类物质。胃的其他运动则是通过迷走神经的兴奋性传出纤维实现的，兴奋性传出纤维兴奋时，胃的收缩频率和强度增加。交感神经兴奋，其作用相反。胃肠激素对胃运动的影响也包括两方面：胃泌素和胃动素促进胃的运动；促胰液素和抑胃肽则抑制胃的运动。

（三）胃的排空及其控制

胃的排空是指胃的内容物被排放到十二指肠的过程。一般在食物入胃后5min就开始有部分排入十二指肠。胃对不同食物的排空速度是不同的，这同食物的物理状态和化学组成有关。流体食物比固体食物排空快，颗粒小的食物比颗粒大的食物排空快。在三种主要食物成分中，糖类较蛋白质的排空快，蛋白质又比脂肪类排空快。人们日常的食物都是混合性的，一次用餐的食物由胃完全排空一般需4～6h。

胃的排空主要取决于胃和十二指肠之间的压力差，压力差的大小直接随胃内压而变化。胃的运动是产生胃内压的根源，因而也是促进胃排空的原动力。任何促进胃运动加强的因素均加速排空。另一方面，当一部分胃内容物进入十二指肠后，由于食糜刺激肠壁感受器，通过肠胃反射以及刺激小肠黏膜释放促胰液素、抑胃肽抑制胃运动，则延缓胃排空。随着肠内盐酸被中和，食物的消化产物被吸收，上述抑制胃运动的因素也逐渐消除，胃的运动又逐渐加强，又推送一部分食糜入十二指肠，如此反复进行，直到胃内食糜完全排空为止。十二指肠内容物对胃运动的抑制作用，具有自动控制的性质，是实现胃排空的重要机制。正常时胃的排空是间断的，这是由促进胃运动和抑制胃运动两种作用相互消长的结果。

（四）呕吐

呕吐是指胃和肠内容物被强力挤压，通过食管，从口腔驱出的动作。呕吐动作包括以下过程：呕吐前常伴有恶心、流涎、出汗、呼吸急促和心跳加快等自主神经兴奋的症状。呕吐时，深吸气，声门紧闭；胃体和食管舒张；腹肌和膈肌猛烈收缩，急剧增加的腹内压和胸膜腔内压挤压胃内容物，通过食管而从口腔吐出。有时，十二指肠和空肠上段的运动也急剧增强，由于胃舒张而十二指肠收缩，于是十二指肠内容物（如胆汁、小肠液）倒流入胃一起吐出。上述呕吐动作是复杂的反射活动。机械的和化学的刺激作用于舌根、咽、胃、大小肠、胆总管等处的感受器可引起呕吐。胃肠道以外的器官，如泌尿生殖器官、视觉、味觉、嗅觉和内耳前庭位置觉等感受器受到异常刺激时也可引起呕吐。当上述感受器受到胃窦和十二指肠痉挛；胃体、食管、下食管括约肌和上食管括约肌舒张；声门关闭，胸膜腔内压升高；腹肌强烈收缩，腹内压升高，挤压胃内容物通过食管而从口腔吐出。刺激时，传入冲动由迷走神经和交感神经内的传入纤维、舌咽神经以及其他神经传至延髓的呕吐中枢。由中枢发出的冲动，则沿迷走神经、交感神经、膈神经和脊神经等的传出纤维传至胃、肠、膈肌和腹壁肌肉等处。呕吐中枢位于延髓外侧网状结构的背外侧缘，脑积水和脑瘤等引起颅内压增高，可直接刺激该中枢而引起呕吐。呕吐中枢与其他植物性机能中枢有密切联系。因此，呕吐时常出现出汗、脸色苍白、心动过速等。在延髓呕吐中枢附近，存在一个特殊的化学感受区，血液和脑脊液中的某些催吐物（例如中枢性催吐药阿扑吗啡）就是刺激了该化学感受区，通过它再兴奋呕吐中枢。呕吐可将胃内有害的物质排出。因此，它是一种具有保护意义的防御反射。但呕吐对人体也有不利的一面，若长期剧烈的呕吐，不仅影响正常进食和消化活动，而且使大量消化液丢失，造成体内水、电解质和酸碱平衡紊乱。

第四节　小肠内消化

小肠内消化是整个消化过程中最重要的阶段。

一、胰液

胰液由胰腺腺泡和小导管上皮细胞分泌,经胰腺导管排入十二指肠。

(一)胰液的性质和成分

胰液是无色、无臭的碱性液体;pH 值为 7.8 ~ 8.4,正常成人每日分泌量为 1 ~ 2L,渗透压与血浆相等。

胰液中除含有大量水分外,还含有无机物和有机物。无机物主要是碳酸氢盐,它们主要由胰腺小导管上皮细胞分泌。有机物主要由各种消化酶组成。消化酶是由腺泡细胞分泌的,如胰淀粉酶、胰脂肪酶、蛋白水解酶等。

(二)胰液的作用

1. HCO_3^-　主要作用是中和进入十二指肠的胃酸,保护肠黏膜免受强酸的侵蚀;此外,HCO_3^- 造成的弱碱性环境也为小肠内多种消化酶的活动提供了适宜的 pH 环境。

2. 胰淀粉酶(pancreatic amylase)　淀粉经消化后的产物为糊精、麦芽糖及麦芽寡糖。胰淀粉酶作用的最适 pH 值为 6.7 ~ 7.0。

3. 胰脂肪酶(pancreatic lipase)　是消化脂肪的主要消化酶。它的最适 pH 值为 7.5 ~ 8.5。可将甘油三酯分解为脂肪酸、甘油一酯和甘油。

胰脂肪酶只有在胰腺分泌的另一种小分子蛋白质——辅脂酶存在的条件下才能发挥作用。

胰液中还含有胆固醇酯水解酶及磷脂酶 A2,分别水解胆固醇酯和卵磷脂,前者生成胆固醇和脂肪酸,后者生成溶血卵磷脂和脂肪酸。

4. 蛋白水解酶　主要有胰蛋白酶(trypsin)、糜蛋白酶(chymotrypsin)、羧基肽酶和弹性蛋白酶等,它们都是以不具有活性的酶原形式存在于胰液中的。

肠液中的肠激酶可以激活胰蛋白酶原,使之变为具有活性的胰蛋白酶。此外，胃酸、胰蛋白酶本身，以及组织液也能使胰蛋白酶原激活。糜蛋白酶原、羧基肽酶原和弹性蛋白酶原在胰蛋白酶作用下分别转化为相对应的酶。胰蛋白酶和糜蛋白酶的作用相似，都能分解蛋白质为　和胨。当两者共同作用于蛋白质时，则可消化蛋白质为小分子的多肽和氨基酸，前者可被羧基肽酶和弹性蛋白酶进一步分解。

此外，胰液中还含有核糖核酸酶和脱氧核糖核酸酶，可使相应的核酸水解为单核苷酸。

胰液中含有三种主要营养物质的消化酶，因此，胰液是最重要的一种消化液。

二、胆汁

胆汁是由肝细胞分泌的。在非消化间期，肝胆汁大部分流入胆囊贮存。在消化期，胆汁可直接由肝脏以及胆囊大量排出至十二指肠。

(一)胆汁的性质和成分

正常成年人每日分泌胆汁约600～1 200ml。由肝细胞直接分泌的胆汁(肝胆汁)呈金黄色或桔棕色，pH 值约为7.4；在胆囊中贮存过的胆汁(胆囊胆汁)因被浓缩而颜色变深，并因碳酸氢盐被胆囊吸收而呈弱酸性(pH 值为6.8)。

胆汁的成分很复杂，除水和钠、钾、钙、碳酸氢盐等无机成分外，其有机成分有胆汁酸、胆色素、脂肪酸、胆固醇、卵磷脂和黏蛋白等。

胆汁中无消化酶。胆汁酸与甘氨酸或牛磺酸结合形成的钠盐或钾盐称为胆盐，它是胆汁参与消化的主要成分。

(二)胆汁的消化作用

胆汁对于脂肪的消化和吸收具有重要意义。

1.乳化脂肪　胆汁中的胆盐、胆固醇和卵磷脂等都可作为乳化剂，减小脂肪的表面张力，使脂肪乳化成为脂肪微滴，分散在肠腔内，从而增加了胰脂肪酶的作用面积，使其分解脂肪的作用加速。

2. 促进脂肪吸收　当胆盐达到一定浓度后，可聚合而形成微胶粒，肠腔中脂肪的分解产物，如脂肪酸、甘油一酯等均可掺入到微胶粒中，形成水溶性复合物（混合微胶粒），有利于脂肪消化产物的吸收。

3. 胆汁通过促进脂肪分解产物的吸收，对脂溶性维生素（维生素 A、D、E、K）的吸收也有促进作用。

此外，胆汁在十二指肠中还可以中和一部分胃酸；胆盐在小肠内被吸收后还是促进胆汁自身分泌的一个体液因素。

三、小肠液

小肠内有两种腺体：十二指肠腺和小肠腺。十二指肠腺主要分泌黏稠的碱性液体，小肠腺又称李氏腺，分布于全部小肠的黏膜层内，其分泌液中主要是水和无机盐，还有肠激酶和黏蛋白等，是小肠液的主要部分。

（一）小肠液的性质和成分

小肠液是一种弱碱性液体，pH 值约为 7.6，渗透压与血浆相等。小肠液的分泌量变动范围很大，正常成年人每日分泌量为 1 ~3L。

由小肠腺分泌入肠腔内的消化酶可能只有肠激酶一种。小肠液中还常混有脱落的肠上皮细胞、白细胞以及由肠上皮细胞分泌的免疫球蛋白。

（二）小肠液的作用

大量的小肠液可以稀释消化产物，使其渗透压下降，有利于吸收的进行。小肠液分泌后又很快地被小肠绒毛重吸收，这种液体的交流为小肠内营养物质的吸收提供了媒介。

小肠本身对食物的消化是以一种特殊的方式进行的，即在小肠上皮细胞的刷状缘或细胞内进行的。已知在刷状缘上存在多种寡糖酶和肽酶，它们对一些进入上皮细胞的营养物质继续起消化作用，从而可防止没有完全分解的消化产物被吸收入血。这些酶可随脱落的肠上皮细胞进入肠腔内，但它们对肠腔内消化并不起作用。

四、小肠的运动

小肠在消化期的主要运动形式如下：

(一)紧张性收缩

小肠平滑肌的紧张性收缩是其他运动形式有效进行的基础。

(二)分节运动

是一种以环行肌为主的节律性收缩和舒张运动。在食糜所在的一段肠管上，环行肌在许多点同时收缩，把食糜分割成许多节段；随后，原来收缩处舒张，而原来舒张处收缩，使原来的节段分为两半，而相邻的两半则合拢来形成一个新的节段；如此反复进行，食糜得以不断地分开，又不断地混合。分节运动的推进作用很小，它的作用在于使食糜与消化液充分混合，便于进行化学性消化，它还使食糜与肠壁紧密接触，为吸收创造了良好的条件。分节运动还能挤压肠壁，有助于血液和淋巴的回流。分节运动在空腹时几乎不出现，进食后才逐渐变强。小肠各段分节运动的频率不同，上部频率较高，下部较低。正常成年人十二指肠分节运动的频率约为 11 次/分钟，回肠末端为 8 次/分钟。这种活动梯度有助于食糜由小肠上段向下推进。

(三)蠕动

小肠的蠕动可发生在小肠的任何部位，其速度为 0.5 ~ 2.0cm/s，近端小肠的蠕动速度大于远端。小肠蠕动波很弱，通常只进行一段短距离(约数厘米)后即消失。蠕动的意义在于使经过分节运动的食糜向前推进一步，到达一个新的肠段，再开始分节运动。在小肠还常可见到一种行进速度很快(2 ~ 25cm/s)、传播较远的蠕动，称为蠕动冲，它可将食糜从小肠的始端一直推送到末端，有时还可推送入大肠。蠕动冲可能是由于进食时吞咽动作或食糜刺激十二指肠引起的。

五、小肠内消化的调节

(一)胰液分泌的调节

在消化间期,胰液分泌很少。进食可引起胰液大量分泌。进食时胰液的分泌也受神经和体液双重调节,但以体液调节为主。

1. 神经调节　食物的形象、气味,食物对口腔、食管、胃和小肠的刺激,都可通过神经反射(包括条件反射和非条件反射)引起胰液分泌。反射的传出神经主要是迷走神经,其末梢释放乙酰胆碱,直接作用于胰腺,也可通过引起促胃液素的释放,间接地引起胰腺的腺泡细胞分泌,但对导管细胞的作用较弱。迷走神经兴奋引起的胰液分泌的特点是:水分和碳酸氢盐含量很少,而酶的含量很丰富。

2. 体液调节　促胰液素(secretin)和缩胆囊素(cholecystokinin,CCK)是食物进入小肠后调节胰腺分泌的两种主要胃肠激素。促胰液素主要作用于胰腺小导管的上皮细胞,使其分泌水分和碳酸氢盐,因而使胰液量大为增加,而酶的含量不高。CCK 促进胰腺腺泡细胞分泌消化酶及促进胆囊平滑肌收缩。CCK 可直接作用于腺泡细胞上的 CCK 的 A 型受体引起胰酶分泌。近年来证明,CCK 还可作用于迷走神经传入纤维,通过迷走—迷走神经反射刺激胰酶分泌。

3. 胰液分泌的反馈性调节　进食后,在蛋白质水解产物作用下,通过 CCK 释放肽可引起 CCK 释放和胰酶分泌增加,而分泌的胰蛋白酶则又可使 CCK 释放肽失活,反馈性地抑制 CCK 和胰酶的分泌。胰酶分泌的反馈性调节的生理意义在于防止胰酶的过度分泌。

(二)胆汁分泌和排出的调节

食物在消化道内是引起胆汁分泌和排出的自然刺激物。高蛋白食物(蛋黄、肉等)引起胆汁流出最多,高脂肪或混合食物次之,糖类食物的作用最小。

1. 神经调节　进食动作或食物对胃、小肠的刺激可通过神经反射引起肝胆汁分泌的少量增加,胆囊收缩也轻度加强。反射的传出神经是迷走神经。迷走神经还可通过引起促胃液素释放而间接引起肝胆汁分泌和胆囊收缩。

2. 体液调节及胆盐的作用

（1）促胃液素 促胃液素可通过血液循环作用于肝细胞和胆囊，促进肝胆汁分泌和胆囊收缩。促胃液素也可先引起胃酸分泌，后者通过作用于十二指肠黏膜，引起促胰液素释放而促进肝胆汁分泌。

（2）促胰液素 促胰液素的主要作用是刺激胰液分泌，也有一定的刺激肝胆汁分泌的作用。促胰液素主要作用于胆管系统而非作用于肝细胞，因此，它引起胆汁的分泌量和 HCO_3^- 含量增加，而胆盐的分泌并不增加。

（3）缩胆囊素 在蛋白质分解产物、盐酸和脂肪等作用下，小肠上部黏膜内的 I 细胞释放的缩胆囊素，可通过血液循环兴奋胆囊平滑肌，引起胆囊强烈收缩。缩胆囊素对 Oddi 括约肌则有降低其紧张性的作用，因此可促使胆囊胆汁大量排放。缩胆囊素对胆管上皮细胞也有一定的刺激作用，使胆汁流量和 HCO_3^- 的分泌轻度增加。

（4）胆盐 胆盐进入小肠后，90% 以上被回肠末端黏膜吸收，通过门静脉又回到肝脏，再组成胆汁分泌入肠，这一过程称为胆盐的肠—肝循环。每次进餐后可进行 2 ~ 3 次肠肝循环，胆盐每循环一次仅损失 5% 左右。返回肝的胆盐有刺激肝胆汁分泌的作用，但它对胆囊运动无明显作用。

（三）小肠液分泌的调节

小肠液的分泌是经常性的，但在不同条件下，分泌量的变化可以很大。食糜对肠黏膜的局部机械刺激和化学刺激都可引起小肠液分泌，其中以对扩张刺激最为敏感，小肠内食糜量越多，分泌也越多。一般认为，这些刺激主要是通过肠壁内神经丛的局部反射引起分泌的，外来神经的作用并不明显。

促胃液素、促胰液素和血管活性肠肽等胃肠激素都有刺激小肠液分泌的作用。

（四）小肠运动的调节

1. 肠道内在神经的作用 当机械和化学刺激作用于肠壁感受器

时，通过局部反射可引起小肠蠕动。肠道内在神经对小肠运动起主要的调节作用。

2. 外来神经的作用　一般来说，副交感神经兴奋能加强肠运动，而交感神经兴奋则产生抑制作用。外来神经的作用一般是通过小肠的壁内神经丛实现的。

3. 体液因素的作用　一些胃肠肽类激素和胺，如促胃液素、缩胆囊素、脑啡肽和5－羟色胺等，都可直接作用于平滑肌细胞上的受体或通过神经介导而调节平滑肌的运动。

第五节　大肠的功能

人类的大肠内没有重要的消化活动。大肠的主要生理功能为：①吸收水和电解质，参与机体对水、电解质平衡的调节；②吸收由结肠内微生物产生的维生素B和维生素K；③完成对食物残渣的加工，形成并暂时贮存粪便。

一、大肠液

大肠液是由大肠黏膜表面的柱状上皮细胞及杯状细胞分泌的。大肠的分泌物富含黏液和碳酸氢盐，其pH值为8.3～8.4。大肠液中含有少量二肽酶和淀粉酶，但它们对物质的分解作用不大。大肠液的主要作用在于其中的黏液蛋白，它能保护肠黏膜和润滑粪便。

二、大肠内细菌的活动

大肠内的细菌主要来自食物和空气。细菌对糖及脂肪的分解称为发酵，能产生乳酸、醋酸、CO_2、沼气等。蛋白质的细菌分解称为腐败，其结果产生氨、硫化氢、组胺、吲哚等，其中有的成分由肠壁吸收后到肝中进行解毒。

大肠内的细菌能利用肠内较为简单的物质合成维生素B复合物和维生素K。它们在肠内吸收，对人体有营养作用。

三、大肠的运动

大肠的运动少而慢，对刺激的反应也较迟缓，这些特点对于大肠作为粪便的暂时贮存所来说是适合的。

（一）大肠运动的形式

1. 袋状往返运动　这是在空腹时最多见的一种运动形式，由环行肌不规则的收缩所引起，它使结肠袋中的内容物向两个方向作短距离的位移，但并不向前推进。

2. 分节或多袋推进运动　这是一个结肠袋或一段结肠收缩，其内容物被推移到下一段的运动。

3. 蠕动　大肠的蠕动是由一些稳定向前的收缩波所组成。收缩波前方的肌肉舒张，往往充有气体；收缩波的后面则保持在收缩状态，使这段肠管闭合并排空。大肠还有一种进行很快且前进很远的蠕动，称为集团蠕动，它可使结肠内压力明显升高。集团蠕动通常开始于横结肠，可将一部分大肠内容物推送至降结肠或乙状结肠。

（二）大肠运动的调节

1. 大肠液分泌的调节　大肠液的分泌主要是由食物残渣对肠壁的机械性刺激。刺激副交感神经可使分泌增加，而交感神经兴奋则使正在进行着的分泌减少。大肠黏膜内存在高浓度的血管活性肠肽，它可能参与大肠内水和电解质的转运。

2. 大肠运动的调节　进食后或结肠受到拟副交感药物刺激时，分节运动或多袋推进运动增加。集团蠕动常见于进食后，最常发生在早餐后60min之内，可能是胃内食物进入十二指肠，由十二指肠—结肠反射所引起。

四、排便反射

食物残渣在大肠内停留一般为十余小时，在这一过程中，大部分水分、无机盐和维生素被大肠黏膜吸收。未消化的食物残渣经过细菌的发酵和腐败作用形成的产物，加上脱落的肠上皮细胞、大量细菌、肝排出的胆色素衍生物，以及由肠壁排出的某些重金属，如钙、镁、汞等盐类共同构成粪便。

正常人的直肠内通常是没有粪便的。当肠的蠕动将粪便推入直肠时，刺激了直肠壁内的感受器，冲动经盆神经和腹下神经传至脊髓腰骶段的初级排便中枢，同时上传到大脑皮层，引起便意和排便反射。这时，通过盆神经的传出冲动，使降结肠、乙状结肠和直肠收缩，肛门内括约肌舒张。与此同时，阴部神经的冲动减少，肛门外括约肌舒张，使粪便排出体外。此外，由于支配腹肌和膈肌的神经兴奋，腹肌和膈肌也发生收缩，腹内压增加，促进粪便的排出。

第六节　吸　收

一、概述

吸收是指食物的成分或其消化后的产物通过消化道上皮细胞进入血液和淋巴的过程。消化过程是吸收的重要前提。由于吸收为多细胞机体提供了营养物质，因而具有重要的生理意义。

消化道不同部位的吸收能力和吸收速度是不同的，这主要取决于各部分消化道的组织结构，以及食物在各部位被消化的程度和停留的时间。

人的小肠长 4 ~ 5m，它的黏膜具有环形皱褶，皱褶上有大量的绒毛。人的肠绒毛上，每一柱状上皮细胞的顶端约有 1 700 条微绒毛。由于环状皱褶、绒毛和微绒毛的存在，最终使小肠黏膜的表面积增加 600 倍，达到 200 ~ $250m^2$。小肠除了具有巨大的吸收面积外，食物在小肠内停留的时间较长（3 ~ 8h），以及食物在小肠内已被消化到适于吸收的小分子物质，这些都是食物在小肠中被吸收的有利条件。

小肠内的吸收主要通过跨细胞的和细胞旁两种途径。跨细胞途径是指肠腔内的物质通过小肠绒毛上皮细胞的顶端膜进入细胞内，再通过基底侧膜进入细胞外间隙，最后进入血液或淋巴的途径。肠腔内的物质通过小肠上皮细胞间的紧密连接进入细胞间隙，再进入血液的途径为细胞旁途径。

二、主要营养物质的吸收

（一）糖的吸收

一般说来，糖类只有分解为单糖时才能被小肠上皮细胞所吸收。各种单糖的吸收速率有很大差别，己糖的吸收很快，而戊糖则很慢。在己糖中，又以半乳糖和葡萄糖的吸收为最快，果糖次之，甘露糖最慢。单糖的吸收是消耗能量的主动过程，它可逆浓度差进行，能量来自钠泵，属继发性主动转运。肠黏膜上皮细胞膜上有钠泵，腔膜面上还有可与 Na^+ 和葡萄糖结合的转运体。由于钠泵的运转，造成细胞膜外即肠腔液中 Na^+ 的高势能，当 Na^+ 通过与转运体结合顺浓度差进入细胞时，由此释放的能量可用于葡萄糖分子逆浓度差进入细胞。之后，葡萄糖再以易化扩散的方式扩散到细胞外，然后进入血液。因此钠和钠泵对单糖的吸收是必需的。

（二）蛋白质的吸收

食物中的蛋白质经消化分解为氨基酸后，几乎全部被小肠吸收。氨基酸的吸收是主动的。在小肠上皮细胞刷状缘上存在不同种类的氨基酸转运系统，分别选择性地转运中性、酸性和碱性氨基酸。这些转运系统多数与钠的转运耦联，机制与单糖转运相似，但也存在非钠依赖性的氨基酸转运。小肠刷状缘上存在二肽和三肽转运系统。这类转运系统也是继发性主动转运，动力来自于 H^+ 的跨膜转运。进入细胞内的二肽和三肽可被胞内的二肽酶和三肽酶进一步分解为氨基酸，再进入血液循环。

（三）脂肪和胆固醇的吸收

在小肠内，脂类的消化产物脂肪酸、甘油一酯、胆固醇等很快与胆汁中胆盐形成混合微胶粒。由于胆盐有亲水性，能携带脂肪的消化产物通过覆盖在小肠绒毛表面的非流动水层到达微绒毛。在这里，甘油一酯、脂肪酸和胆固醇等又逐渐地从混合微胶粒中释出，并透过微绒毛的脂蛋白膜而进入黏膜细胞,而胆盐则被遗留于肠腔内。

长链脂肪酸及甘油一酯被吸收后,在肠上皮细胞的内质网中大部分被重新合成为甘油三酯,并与细胞中生成的载脂蛋白合成乳糜微粒。乳糜微粒形成后即进入高尔基复合体中,在那里,许多乳糜微粒被包裹在一个囊泡内。囊泡移行到细胞侧膜时,便与细胞膜融合,并被释出胞外,进入细胞间质,再扩散入淋巴。中、短链脂肪酸及其甘油一酯是水溶性的,可以直接进入肝门静脉而不进入淋巴。由于膳食中的动、植物油中含有 15 个以上碳原子的长链脂肪酸很多,所以脂肪的吸收途径仍以淋巴为主。

进入肠道的胆固醇主要有两个来源:一是来自食物,一是来自肝脏分泌的胆汁。胆固醇的吸收受很多因素影响。食物中胆固醇含量越多,其吸收也越多,但二者不呈直线关系。食物中的脂肪和脂肪酸有促进胆固醇吸收的作用,而各种植物固醇(如豆固醇、β - 谷固醇)则抑制其吸收。胆盐可与胆固醇形成混合微胶粒而有助于胆固醇的吸收,食物中不能被利用的纤维素、果胶、琼脂等容易和胆盐结合形成复合物,妨碍微胶粒的形成,故能降低胆固醇的吸收。

(四)无机盐的吸收

1. 钠的吸收　成人每日摄入约 250 ~ 300mmol 的钠,消化腺分泌大致相同数量的钠,但从粪便排出的钠不到 4mmol,说明肠内容物中 95% ~ 99% 的钠都被吸收了。

小肠和结肠均可吸收钠,但吸收量不同,单位面积吸收的钠量以空肠为最大,回肠其次,结肠最小。钠的吸收是主动的,钠的主动吸收为单糖和氨基酸的吸收提供动力。反之,单糖和氨基酸的存在也促进 Na^+ 的吸收。

2. 铁的吸收　人每日吸收的铁约为 1mg,仅为食物中铁含量的 1/10。对铁的吸收能力与机体对铁的需要有关。当机体缺铁时(如缺铁性贫血)机体吸收铁的能力增强。食物中的铁绝大部分为高价铁,不易被吸收,需还原为亚铁才能被吸收。维生素 C 能将高价铁还原为亚铁而促进铁的吸收。铁在酸性环境中易溶解而便于吸收,故胃液中的盐酸有促进铁的吸收。胃大部切除后易伴发缺铁性贫血。铁主要在十二指肠和空肠被吸收。铁的吸收是主动过程。

3. 钙的吸收　小肠各部都有吸收钙的能力。但通常食物中的钙只有一小部分被吸收。机体吸收钙的多少受机体需要的影响，维生素 D 促进小肠对钙的吸收。只有可溶性的钙（如氯化钙、葡萄糖酸钙）才能被吸收，离子状态的钙最易吸收。进入小肠的胃酸可促进钙游离，有助于钙吸收。脂肪酸对钙吸收也有促进作用。而钙一旦形成不易溶解的钙盐，则不能被吸收。钙的吸收的部位在小肠上段，特别是十二指肠吸收能力最强。钙的吸收也是主动过程。

4. 负离子的吸收　在小肠内吸收的负离子主要有 Cl^- 和 HCO_3^-。肠腔内 Na^+ 被吸收所造成的电位变化可促进负离子向细胞内移动。但也有证据表明，负离子可独立地转运。

（五）水的吸收

人体每日由胃肠吸收的液体量约8L，其中摄入的水为1～2L，由消化腺分泌的液体可达6～8L，随粪便排出的水仅为0.1～0.2L。

水的吸收都是被动的，各种溶质被主动吸收所产生的渗透压梯度是水被动吸收的动力。在十二指肠和空肠上部，水的吸收量很大，但消化液的分泌量也很大。结肠吸收水的能力很强。

（六）维生素的吸收

维生素分为脂溶性维生素和水溶性维生素两类。水溶性维生素主要以扩散的方式在小肠上段被吸收，但维生素 B_{12} 必须与内因子结合形成水溶性复合物才能在回肠被吸收。脂溶性维生素 A、D、E、K 的吸收机制与脂肪吸收相似。

第三章 中医消化生理

自饮食物进入人体，至排出体外，整个过程是一条迂曲的通道，至少要通过七个重要关口，《难经》称之为“七冲门”，即口唇、牙齿、会厌、贲门、幽门、阑门、魄门。口唇中医称之为飞门，“飞门”指口唇像门扇一样可以自由开合，因此而得名；牙齿称之为户门，“户门”指牙齿能把守消化道的上端，并能咀嚼食物；会厌称之为吸门，“吸门”是指食道和气道的交会处，为气体出入体内外的门户；胃上口称之贲门，“贲”与“奔”通，“贲”者“奔”也，食物由此奔入胃中；幽门是指胃下口，是胃与小肠相接部位，取之曲径通幽之意；大肠与小肠之会称为阑门，相当于西医解剖学之回盲瓣，此处能有序地控制小肠内的精微物质流入大肠，并能阻止进入大肠的糟粕反流；下极又称之为魄门，下极即消化道的最末端，即肛门，能排泄粪便。因此，七冲门的任何一个部位功能发生失调，都会影响到饮食物的受纳、消化、吸收及排泄。

第一节 胃

胃的位置：胃位于中焦，其上口为贲门，与食管相接续，下口为幽门，续通于小肠。胃又称胃脘，分上、中、下三部，上部为“上脘”，包括贲门与胃底；下部为“下脘”，包括幽门与胃窦；上、下脘之间名“中脘”，即胃体部分。

一、胃的主要生理功能

胃的主要生理功能,概括为以下两个方面:

(一)主受纳腐熟水谷

饮食物从口而入,经过食管,进入胃中,由胃容纳之,为食物聚集之处,故又称胃为“水谷之海”。因机体的生理活动和气血津液的化生都来自于饮食物,需依靠饮食物的营养,故胃又称为“气血生化之源”。因胃在人体的生命活动中占有非常重要的地位,故又称“脾胃为后天之本”。因此,如胃有病变,就容易影响到胃受纳水谷的功能,出现纳呆、厌食等症状。“腐熟”,有初步加工消化的之意。饮食物在胃内,经过物理与化学消化作用之后,使之变为食糜,并有序的下移于小肠,为下一步吸收打下基础。胃的受纳、腐熟与脾的运化功能综合,称为“胃气”,“人以胃气为本”,“有胃气则生,无胃气则死”。

(二)主通降,以降为顺

饮食物入胃,经过胃的腐熟作用后,进入小肠,进一步消化和吸收,其浊者下移大肠,形成大便,排出体外,所以说胃主通降,以降为顺。《素问·五脏别论》载:“水谷入口,则胃实而肠虚,食下,则肠实而胃虚”。虚实交替,反映了胃的排空过程,说明胃受纳水谷之后不能久留,随即把精微吸收输送给五脏,糟粕下传而排出。故只有胃气通降,泄而不藏,实而不满,虚实交替,才能生化不息,完成饮食物消化吸收排泄的全过程,即所谓“胃气以降为顺”。若胃气不降,满而不泄,糟粕浊气留于中焦,则出现胃脘胀满、疼痛、纳呆等症状。若胃气不降反而上逆,可出现嗳气、呃逆、恶心、呕吐等症。胃喜润恶燥,胃的腐熟水谷的功能,只有胃中津液充足,润濡食物,才能帮助消化,五脏六腑才能得到滋养。若胃中津液不足或受到消耗,则燥气横生,出现口干舌燥、腹胀、便秘、口渴等症状。

降浊是在胃继续受纳的前提下,饮食物向下推进的过程。若胃不和降,饮食物滞留于胃,可出现胃脘胀痛、不欲饮食等症。若胃气上逆，则发生恶心、呕吐、嗳气、呃逆等症。另外，胃气不降，还会影响脾气的升清作用。

第二节 小 肠

小肠位居腹中，其上口在幽门处与胃之下口相接，与胃相续通，其下口在阑门处与大肠相接。小肠的主要生理功能是受盛、化物和泌别清浊。小肠与心相为表里。

一、主受盛和化物

受盛即接受或以器盛物之意。小肠接受由胃初步消化的饮食物，故小肠是接受胃内容物的盛器。化物，具有变化、消化、化生的之意。饮食物在小肠内停留时间较长，以利于进一步的消化吸收，从而将水谷化为精微，以营养全身。如果小肠受盛饮食功能失常，可导致消化、吸收障碍，表现为腹胀、腹泻、便溏等。《素问·灵兰秘典论》说："小肠者，受盛之官，化物出焉"。小肠这一功能异常，可导致消化吸收障碍，表现为腹胀、腹泻、便溏等。

二、泌别清浊

所谓"清"，即指各种精微物质；所谓"浊"，即指饮食物经消化后剩余的残渣部分。小肠的泌别清浊功能具体来说，主要包括以下三个方面：一是将来自胃所输送的饮食物，经过小肠的泌别清浊功能，将饮食物分别为两部分，即精微物质和糟粕；二是将水谷精微物质吸收，并将食物残渣向大肠输送；三是小肠在吸收水谷精微的同时也吸收了大量的水液，已满足机体水液代谢，并将无用的水液泌渗于膀胱而为尿。

由此可见，小肠的生理功能在饮食物的消化吸收过程中，是十分重要的。小肠这一功能正常，使清浊各走其道，精微物质输布全身，糟粕下归大肠，无用的水液泌渗入膀胱。若小肠有病，不仅引起消化功能失常，出现腹胀、腹痛等症状，还会影响到二便的排泄，例如，小便短少、大便稀溏等。因此，常采用分利之法，即所谓“利小便以实大便”。

第三节　脾

脾位于腹腔上部，隔膜之下，与胃以膜相连，“形如犬舌，状如鸡冠”，与胃、肉、唇、口等构成脾系统。主运化、统血，输布水谷精微，为气血生化之源，人体脏腑百骸皆赖脾以濡养，故有“后天之本”之称。在五行属土，为阴中之至阴。脾与四时之长夏相应。

一、脾的解剖形态

1. 脾的解剖位置　位于腹腔上部，隔膜下面，在左季胁的深部，附于胃的背侧左上方，“脾与胃以膜相连”（《素问・太阴阳明论》）。

2. 脾的形态结构　脾是一个形如刀镰、扁平椭圆弯曲状器官，其色紫赤。在中医文献中，脾的形象是“扁似马蹄”（《医学入门・脏腑》），“其色如马肝紫赤，其形如刀镰”（《医贯》），“形如犬舌，状如鸡冠，生于胃下，横贴胃底，与第一腰骨相齐，头大向右至小肠，尾尖向左连脾肉边，中有一管斜入肠，名曰珑管”（《医纲总枢》）。“扁似马蹄”是指脾而言，“形如刀镰”、“犬舌”、“鸡冠”是指胰而言。总之，从脾的位置、形态看，可知脏象学说中的“脾”作为解剖学单位就是现代解剖学中的脾和胰。但其生理功能又远非脾和胰所能囊括。

二、脾的生理功能

（一）脾主运化

运，即转运输送；化，即消化吸收。脾主运化，指脾具有将水谷化为精微，并将精微物质转输至全身各脏腑组织的功能。《内经》说：“饮入于胃，游溢精气，上输于脾，脾气散精，上归于肺……水精四布，五经并行”。可见脾的主要功能之一是主管运输与消化。水谷入胃，经胃的初步消化之后，输送于脾，由脾再进一步消化与吸收。其后再由脾气帮助使精气上归于肺，由肺到全身各部以滋养脏腑器官，所以当脾气健运时人的消化功能就好，机体表现为肌肉丰富，精力充沛等。饮食物的消化和营养物质的吸收、转输，是在脾胃、肝胆、大小肠等多个脏腑共同参与下的一个复杂的生理活动，其中脾起主导作用，脾的运化功能主要依赖脾气升清和脾阳温煦的作用，脾气升则健。“人纳水谷，脾气化而上升”（《医学三字经·附录·脏腑》），“脾升而善磨”（《四圣心源》），水谷入胃，全赖脾阳为之运化。故“脾有一分之阳，能消一分之水谷；脾有十分之阳，能消十分之水谷”（《医原》）。脾的运化功能，统而言之为运化水谷，分而言之，则包括运化水谷和运化水液两个方面。

1.运化水谷　水谷，泛指各种饮食物。脾主运化水谷，是指脾对饮食物的消化吸收作用。脾运化水谷的过程为：一是胃初步腐熟消化的饮食物，经小肠的泌别清浊作用，通过脾的磨谷消食作用使之化为水谷精微；二是吸收水谷精微并将其转输至全身；三是将水谷精微上输心肺而化为气血等重要生命物质。概言之，脾主运化水谷，包括了消化水谷、吸收转输精微并将精微化生为气血的重要生理作用。饮食入胃后，对饮食物的消化和吸收，实际上是在胃和小肠内进行的。“脾主运化，胃司受纳，通主水谷”（《类经·藏象类》）。胃主受纳水谷，并对饮食物进行初步消化，通过幽门下移于小肠作进一步消化吸收。但这些作用中医认为是依赖脾的磨谷消食作用，才能将水谷化生为精微，“脾之所以消磨水谷者，非为磨之能砻，杵之能舂也，以气吸之，而食物不坠焉耳。食物入胃，有气有质，质欲下达，气欲上升，与胃气熏蒸，气质之去留各半，得脾气一致，则胃气有助，食物之精得以尽留，至其有质无气，乃纵之使去，幽门开而糟粕弃矣”（《医述》引《医参》）。食物经过消化吸收后，其水谷精微又靠脾的转输和散精作用而上输于肺，由肺脏注入心脉化为气血，再通过经脉输送全身，以营养五脏六腑、四肢百骸，以及皮毛、筋肉等各个组织器官。“饮食先入于胃，俟脾胃运化，其精微上输于肺，肺气传布各所当人之脏,浊气下入大小肠,是脾胃为分金炉也”(《医权初编》)。总之,五脏六腑维持正常生理活动所需要的水谷精微,都有赖于脾的运化作用。由于饮食水谷是人出生之后维持生命活动所必需的营养物质的主要来源,也是生成气血的物质基础。饮食水谷的运化则是由脾所主,所以说脾为后天之本,气血生化之源。故曰:“一有此身,必资谷气,谷入于胃,洒陈于六腑而气至,和调于五脏而血生,而人资之以为生者,故曰后天之本在脾”(《医宗必读·肾为先天本脾为后天本论》)。但“五味入口,藏于胃,脾为之行其精气”(《素问·奇病论》),人以水谷为本,脾胃为水谷之海,故又云脾胃为后天之本,气血生化之源。这一理论在养生防病方面,具有重要指导意义。脾的运化功能强健,习惯上称作“脾气健运”。只有脾气健运,则机体的消化吸收功能才能健全,才能为化生气、血、津液等提供足够的养料,才能使全身脏腑组织得到充分的营养,以维持正常的生理活动。反之,若脾失健运,则机体的消化吸收功能便因之而失常,就会出现腹胀、便溏、食欲缺乏以至倦怠、消瘦和气血不足等病理变化。

2. 运化水湿 运化水湿又称运化水液,是指脾对水液的吸收和转输,调节人体水液代谢的作用,即脾有配合肺、肾、三焦、膀胱等脏腑,调节、维持人体水液代谢平衡的作用。脾主运化水湿是调节人体水液代谢的关键环节。在人体水液代谢过程中,脾在运输水谷精微的同时,还把人体所需要的水液(津液),通过心肺的推动、宣发、肃降作用,运送到全身各组织中,以起到滋养濡润作用。“肺主宣发,熏肤、充身、泽毛,若雾露之溉”(《黄帝内经》)。又把各组织器官利用后的水液,及时地转输给肾,通过肾的气化作用形成尿液,送到膀胱,排泄于外,从而维持体内水液代谢的平衡,“通调水道,下输膀胱”(《黄帝内经》)。脾居中焦,为人体气机升降的枢纽,故在人体水液代谢过程中起着重要的枢纽作用。因此,脾运化水湿的功能健旺,既能使体内各组织得到水液的充分濡润,又不致使水湿过多而潴留。反之,如果脾运化水湿的功能失常,必然导致水液在体内停滞,从而产生水湿、痰饮等病理产物,甚至形成水肿。故曰:“诸湿肿满,皆属于脾”(《素问·至真要大论》)。这也就是脾虚生湿、脾为生痰之源和脾虚水肿的发生机理。脾运化水谷精微和运化水湿两个方面的作用,是相互联系、相互影响的,一种功能失常可导致另一方面的功能失常,故在病理上常常互见。

(二)脾主生血统血

脾主生血,指脾有生血的功能。统血,统是统摄、控制的意思。脾主统血,指脾具有统摄血液,使之在经脉中运行而不溢于脉外的功能。

1.脾主生血　脾为后天之本,气血生化之源。脾运化的水谷精微是生成血液的主要物质基础。故张景岳说:“血……源源而来,生化于脾”(《景岳全书·血证》)。脾运化的水谷精微,经过气化作用生成血液。脾气健运,化源充足,气血旺盛则血液充足。“中焦受气,变化而赤是谓血”。若脾失健运,生血物质缺乏,则血液亏虚,出现头晕眼花,面、唇、舌、爪甲淡白等血虚征象。

2.脾主统血　“脾统诸经之血”(《名医汇粹》),“人五脏六腑之血,全赖脾气统摄”(《沈注金匮要略·卷十六》)。脾气能够统摄周身血液,使之正常运行而不致溢于血脉之外。脾统血的作用是通过气摄血作用来实现的。脾为气血生化之源,气为血帅,血随气行。脾的运化功能健旺,则气血充盈,气能摄血;气旺则固摄作用亦强,血液也不会逸出脉外而发生出血现象。反之,脾的运化功能减退,化源不足,则气血虚亏,气虚则统摄无权,血离脉道,从而导致出血:由此可见,脾统血,实际上是气对血作用的具体体现,所谓“脾统血者,则血随脾气流行之义也”(《医碥·血》)。但脾之统血与脾阳也有密切关系。“脾统血,血之运行上下,全赖于脾。脾阳虚,则不能统血”(《血证论·脏腑病机论》)。因脾失健运,阳气虚衰,不能统摄血液,血不归经而导致出血者称为脾不统血,临床上表现为皮下出血、便血、尿血、崩漏等,尤以下部出血多见。脾不仅能够生血,而且还能摄血,具有生血统血的双重功能。所以说:“脾统血,脾虚则不能摄血;脾化血,脾虚则不能运化,是皆血无所主,因而脱陷妄行”(《金匮翼·卷二》)。

(三)脾主升清

升,指上升和输布;清,指精微物质。脾主升清是指脾具有将水谷精微等营养物质,吸收并上输于心、肺、头目等,再通过心肺的作用化生气血,以营养全身,并维持人体内脏位置相对恒定的作用。这种运化功能的特点是以上升为主,故说"脾气主升"而上升的主要是精微物质,所以说"脾主升清"。脾之升清,是和胃之降浊相对而言。脾气升则健,胃气降则和。脾气主升与胃气主降形成了升清降浊的一对矛盾,它们既对立又统一,共同完成饮食物之消化吸收和输布。另一方面,脏腑之间的升降相因、协调平衡是维持人体内脏位置相对恒定的重要因素。脾气之升可以维持内脏位置之恒定而不下垂。脾的升清功能正常,水谷精微等营养物质才能正常吸收和输布,气血充盛,人体的生机盎然。同时,脾气升发,又能使机体内脏不致下垂。如脾气不能升清,则水谷不能运化,气血生化无源,可出现神疲乏力、眩晕、泄泻等症状。脾气下陷(又称中气下陷),则可见久泄脱肛甚或内脏下垂等。

三、脾的生理特性

(一)脾气升则健

升有下者上行,升浮向上之义。五脏各有升降,心肺在上,在上者宜降;肝肾在下,在下者宜升;脾胃居中,在中者能升能降。五脏气机升降相互作用,形成了机体升降出入气化活动的整体性,维持着气机升降出入的动态动衡。脾升胃降,为人体气机上下升降的枢纽。脾性主升,是指脾的气机运动形式以升为要。脾升则脾气健旺,生理功能正常,故曰:"脾气升则健"(《临证指南医案·卷二》)。

(二)脾喜燥恶湿

脾为太阴湿土之脏,胃为阳明燥土之腑。"太阴湿土,得阳始运;阳明燥土,得阴自安,此脾喜刚燥,胃喜柔润也"(《临证指南医案·卷二》)。脾喜燥恶湿,与胃喜润恶燥相对而言。脾能运化水湿,以调节体内水液代谢的平衡;脾虚不运则最易生湿,而湿邪过胜又最易困脾。“湿喜归脾者,以其同气相感故也”(《临证指南医案·卷二》)。脾主湿而恶湿,因湿邪伤脾,脾失健运而水湿为患者,称为“湿困脾土”,可见头重如裹、脘腹胀闷、口黏不渴等症。若脾气虚弱,健运无权而水湿停聚者,称“脾病生湿”(脾虚生湿),可见肢倦、纳呆、脘腹胀满、痰饮、泄泻、水肿等。总之,脾具有恶湿的特性,并且对于湿邪有特殊的易感性。

(三)脾气与长夏相应

脾主长夏,脾气旺于长夏,脾脏的生理功能活动,与长夏的阴阳变化相互通应。此外,脾与中央方位、湿、土、黄色、甘味等有内在联系。脾运湿又恶湿,若脾为湿困,运化失职,可引起胸脘痞满、食少体倦、大便溏薄、口甜多涎、舌苔滑腻等,反映了脾与湿的关系。故长夏之时,处方遣药,常常加入藿香、佩兰等芳香化浊醒脾燥湿之品。此外,脾为后天之本,气血生化之源,脾气虚弱则会出现倦怠乏力、食欲缺乏等,临床治疗脾虚多选用党参、黄芪、白术、扁豆、大枣、饴糖等甘味之品,这体现了脾与甘的关系。

第四节　肝

肝位于腹部,横膈之下,右胁下而偏左。与胆、目、筋、爪等构成肝系统。主疏泄、喜条达而恶抑郁,体阴而用阳。在五行属木,为阴中之阳。肝与四时之春相应。

一、肝的解剖形态

(一)肝的解剖位置

肝位于腹部,横膈之下,右胁下而稍偏左。“肝居膈下上着脊之九椎下”(《医宗必读·改正内景脏腑图》),“肝之为脏……其脏在右胁右肾之前,并胃贯脊之第九椎”(《十四经发挥》)。说明中医学已正确地认识到了肝脏的部位是在右胁下右肾之前而稍偏,需要指出的是,在中医学中还有“肝左肺右”之说。它始见于《内经》,“肝生于左,肺藏于右”(《素问·刺禁论》)。为什么左肝右肺呢?因左右为阴阳之道路,人生之气,阳从左升,阴从右降。肝属木,应春,位居东方,为阳生之始,主生、主升;肺属金,应秋,位居西方,为阴藏之初,主杀、主降。左为阳升,右为阴降。故肝体居右,而其气自左而升;肺居膈上而其气自右而降。肝为阳主升发,肺为阴主肃降。故从肝和肺的生理功能特点来说是“左肝右肺”。可见“左肝右肺”不是指解剖部位而言,而是指其功能特点而言,故张景岳说:“肝木旺于东方而主发生,故其气生于左。肺金旺于西方而主收敛,故其气藏于右”(《类经·针刺类》)。总之,肝生于左,谓肝气主升,其治在左。根据左升右降理论,肝的行气部位在左。故曰:“肝之为脏……其治在左”(《十四经发挥》)。

(二)肝的形态结构

肝为分叶脏器,左右分叶,其色紫赤。对于肝的分叶,中医文献虽有记载,但有许多不确切之处,如《难经》就有“独有两叶”和“左三叶、右四叶,共七叶”之异。杨上善认为:“肝者,据大叶言之,则是两叶也。若据小叶言之,则多叶矣”(《难经集注》)。杨氏的描述,接近于肝的表面分叶为左右两叶,内部分叶计五叶的实际解剖。

二、肝的生理功能

(一)肝主疏泄

肝主疏泄,是指肝具有疏通、舒畅、条达以保持全身气机疏通畅达,通而不滞,散而不郁的作用。肝主疏泄是保证机体多种生理功能正常发挥的重要条件。疏,即疏通、疏导。泄,即升发、发泄。疏泄即升发发泄、疏通。“疏泄”一词,始见于《素问·五常政大论》:“土疏泄,苍气达”,与土得木而达同义。元代朱丹溪首次明确地提出“司疏泄者,肝也”(《格致余论·阳有余阴不足论》)的观点。肝主疏泄在人体生理活动中的主要作用于以下几个方面。

1. 调畅气机　肝主疏泄的生理功能,总的是关系到人体全身的气机调畅。气机,即气的升降出入运动。升降出入是气化作用的基本形式。人体是一个不断地发生着升降出入的气化作用的机体。气化作用的升降出入过程是通过脏腑的功能活动而实现的。人体脏腑经络、气血津液、营卫阴阳,无不赖气机升降出入而相互联系,维持其正常的生理功能。肝的疏泄功能,对全身各脏腑组织的气机升降出入之间的平衡协调,起着重要的疏通调节作用。“凡脏腑十二经之气化,皆必藉肝胆之气化以鼓舞之,始能调畅而不病”(《读医随笔·卷四》)。因此,肝的疏泄功能正常,则气机调畅、气血调和、经络通利,脏腑组织的活动也就正常协调。

2. 调节精神情志　情志,即情感、情绪,是指人类精神活动中以反映情感变化为主的一类心理过程。中医学的情志属狭义之神的范畴,包括喜、怒、忧、思、悲、恐、惊,亦称之为七情。肝通过其疏泄功能对气机有调畅作用,可调节人的精神情志活动。人的精神情志活动,除由心神所主宰外还与肝的疏泄功能密切相关,故向有“肝主谋虑”(《素问·灵兰秘典论》)之说。谋虑就是谋思虑,深谋熟虑。肝主谋虑就是肝辅佐心神参与调节思维、情绪等神经精神活动的作用。在正常生理情况下,肝的疏泄功能正常,肝气升发,既不亢奋,也不抑郁,舒畅条达,则人就能较好地协调自身的精神情志活动,表现为精神愉快,心情舒畅,理智清朗,思维灵敏,气和志达,血气和平。若肝失疏泄,则易于引起人的精神情志活动异常。疏泄不及,则表现为抑郁寡欢、多愁善虑等。疏泄太过,则表现为烦躁易怒、头胀头痛、面红目赤等。故曰:“七情之病,必由肝起”(《柳州医话》)。“神者气之子,气者神之母,形者神之室。气清则神畅,气浊则神昏,气乱则神去”(宋·高以孙《纬略卷十》)。肝主疏泄失常与情志失常,往往互为因果。肝失疏泄而情志异常,称之为因郁致病。因情志异常而致肝失疏泄,称之为因病致郁。

3. 促进消化吸收　脾胃是人体主要的消化器官。胃主受纳,脾主运化。肝主疏泄是保持脾胃正常消化吸收的重要条件。肝对脾胃消化吸收功能的促进作用,是通过协调脾胃的气机升降和分泌、排泄胆汁而实现的。胃气主降,受纳腐熟水谷以输送于脾;脾气主升,运化水谷精微以灌溉四旁。脾升胃降构成了脾胃的消化运动。肝的疏泄功能正常,是保持脾胃升降枢纽能够协调不紊的重要条件。肝属木,脾胃属土,土得木而达。“木之性主乎疏泄。食气入胃,全赖肝木之气以疏泄之,则水谷乃化。设肝不能疏泄水谷,渗泄中满之证在所难免”(《血证论·脏腑病机论》)。可见,饮食的消化吸收与肝的疏泄功能有密切关系,故肝的疏泄功能,既可以助脾运化,使清阳之气升发,水谷精微上归于肺,又能助胃之受纳腐熟,促进浊阴之气下降,使食糜下达于小肠。若肝失疏泄,犯脾克胃,必致脾胃升降失常,临床上除具肝气郁结的症状外,既可出现胃气不降的嗳气脘痞、呕恶纳减等肝胃不和症状,又可出现脾气不升的腹胀、便溏等肝脾不调的症状。故曰:“肝气一动,即乘脾土,作痛作胀,甚则作泻,又或上犯胃土,气逆作呕,两胁痛胀”(《知医必辨,论肝气》)。胆附于肝,内藏胆汁,胆汁具有促进消化的作用。胆汁是肝之余气积聚而成。诚如戴起宗所说:“胆之精气,则因肝之余气溢入于胆,故(胆)藏在短叶间,相并而居,内藏精汁三合,其汁清净”(《脉诀刊误·卷上》)。可见,胆汁来源于肝,贮藏于胆,胆汁排泄到肠腔内,以助食物的消化吸收。故曰:“凡入食后,小肠饱满,肠头上逼胆囊,胆汁渍入肠内,利传渣滓”(《医原》)。肝的疏泄功能正常,则胆汁能正常地分泌和排泄,有助于脾胃的消化吸收功能。如果肝气郁结,影响胆汁的分泌和排泄,可导致脾胃的消化吸收障碍,出现胁痛、口苦、纳食不化,甚至黄疸等。总之,脾为阴中之至阴,非阴中之阳不升,土有敦厚之性,非曲直之木不达。肝气升发,疏达中土,以助脾之升清运化,胃之受纳腐熟。

4. 维持气血运行　肝的疏泄能直接影响气机调畅。只有气机调畅,才能充分发挥心主血脉、肺助心行血、脾统摄血液的作用,从而保证气血的正常运行。所以肝气舒畅条达,血液才得以随之运行,藏泄适度。“血随气行,周流不停”(《风劳臌膈四大证治》)。血之源头在于气,气行则血行,气滞则血瘀。若肝失疏泄,气机不调,必然影响气血的运行。如气机阻滞，则气滞而血瘀，则可见胸胁刺痛，甚至瘕积、肿块、痛经、闭经等。若气机逆乱，又可致血液不循常道而出血。所谓“血为气之配，气热则热，气寒则寒，气升则升，气降则降，气凝则凝，气滞则滞”（《格致余论·经水或紫或黑论》）。

5. 调节水液代谢　水液代谢的调节主要是由肺、脾、肾等脏腑共同完成的，但与肝也有密切关系。因肝主疏泄，能调畅三焦的气机，促进上中下三焦肺、脾、肾三脏调节水液代谢的机能，即通过促进脾之运化水湿、肺之布散水津、肾之蒸化水液，以调节水液代谢。三焦为水液代谢的通道。“上焦不治，则水犯高源；中焦不治，则水留中脘；下焦不治，则水乱二便。三焦气治，则脉络通而水道利”（《类经·脏象类》）。三焦这种司决渎的功能，实际上就是肺、脾、肾等调节水液功能的综合。肝的疏泄正常，气机调畅，则三焦气治，水道通利，气顺则一身之津液亦随之而顺，故曰：“气行水亦行”（《血证论·阴阳水火气血论》）。若肝失疏泄，三焦气机阻滞，气滞则水停，从而导致痰、饮、水肿或水臌等。故曰：“水者气之子，气者水之母。气行则水行，气滞则水滞”（《医经溯洄集·小便原委论》）。由此可见，肝脏是通过其疏利调达三焦脏腑气机的作用，来调节体内的水液代谢活动的，这就是理气以治水的理论依据。但须指出，理气法不是治疗水肿的主要治法，而是协助行水的重要一环。

6. 调节性与生殖

（1）调理冲任　妇女经、带、胎、产等特殊的生理活动，关系到许多脏腑的功能，其中肝脏的作用甚为重要，向有“女子以肝为先天”之说。妇女一生以血为重，由于行经耗血，妊娠血聚养胎、分娩出血等，无不涉及于血，以致女子有余于气而不足于血。冲为血海，任主胞胎，冲任二脉与女性生理机能休戚相关。肝为血海，冲任二脉与足厥阴肝经相通，而隶属于肝。肝主疏泄可调节冲任二脉的生理活动。肝的疏泄功能正常，足厥阴经之气调畅，冲任二脉得其所助，则任脉通利，太冲脉盛，月经应时而下，带下分泌正常，妊娠孕育，分娩顺利。若肝失疏泄而致冲任失调，气血不和，从而形成月经、带下、胎产之疾，以及性功能异常和不孕等。

（2）调节精室　精室为男子藏精之处。男子随肾气充盛而天癸至（促进性成熟并维持生殖功能的物质），则精气溢泻，具备了生殖能力。男性精室的开合、精液的藏泄，与肝肾的功能有关。“主闭藏者，肾也，司疏泄者，肝也”（《格致余论·阳有余阴不足论》）。肝之疏泄与肾之闭藏协调平衡，则精室开合适度，精液排泄有节，使男子的性与生殖机能正常。若肝之疏泄失常，必致开合疏泄失度。其不及，可见性欲低下、阳痿、精少、不孕等；其太过，则性欲亢奋、阳强、梦遗等。故曰：“肝为阴中之阳，其脉绕阴器，强则好色，虚则妒阴，时憎女子”（《类经·藏象类》）。

（二）肝藏血生血

1. 肝主藏血　肝藏血是指肝脏具有贮藏血液、防止出血和调节血量的功能。故有肝主血海之称。

（1）贮藏血液　血液来源于水谷精微，生化于脾而藏受于肝。肝内贮存一定的血液，既可以濡养自身，以制约肝的阳气而维持肝的阴阳平衡、气血和调，又可以防止出血。因此，肝不藏血，不仅可以出现肝血不足，阳气升腾太过，而且还可以导致出血。

（2）调节血量　在正常生理情况下，人体各部分的血液量是相对恒定的。但是，人体各部分的血液，常随着不同的生理情况而改变其血量。当机体活动剧烈或情绪激动时，人体各部分的血液需要量也就相应的增加，于是肝脏所贮藏的血液向机体的外周输布，以供机体活动的需要。当人们在安静休息及情绪稳定时，由于全身各部分的活动量减少，机体外周的血液需要量也相应减少，部分血液便归藏于肝。所谓“人动则血运于诸经，人静则血归于肝脏”。因肝脏具有贮藏血液和调节血量的作用，故肝有“血海”之称。肝藏血功能发生障碍时，可出现两种情况：一是血液亏虚。肝血不足，则分布到全身各处的血液不能满足生理活动的需要，可出现血虚失养的病理变化。如目失血养，则两目干涩昏花或为夜盲；筋失所养，则筋脉拘急、肢体麻木、屈伸不利，以及妇女月经量少、甚至闭经等。二是血液妄行。

肝不藏血可发生出血倾向的病理变化，如吐血、衄血、月经过多、崩漏。肝的疏泄与藏血之间的关系为肝主疏泄又主藏血。藏血是疏泄的物质基础，疏泄是藏血的功能表现。肝的疏泄全赖血之濡养作用，又赖肝之功能正常才能发挥其作用。所以肝的疏泄与藏血功能之间有着相辅相成的密切的关系。就肝之疏泄对藏血而言，在生理上，肝主疏泄，气机调畅，则血能正常地归藏和调节。血液的运行不仅需要心肺之气的推动和脾气的统摄，而且还需要肝气的调节才能保证气机的调畅而使血行不致瘀滞。在病理上，肝失疏泄可以影响血液的归藏和运行。如肝郁气滞，气机不畅，则血亦随之而瘀滞，即由气滞而血瘀。若疏泄太过，肝气上逆，血随气逆，又可导致出血。就肝之藏血对疏泄而言，在生理上，肝主藏血，血能养肝，使肝阳勿亢，保证肝主疏泄的功能正常。在病理情况下，肝之藏血不足或肝不藏血而出血，终致肝血不足。肝血不足，血不养肝，疏泄失职，则夜寐多梦，女子月经不调等症相继出现。

2. 肝主生血　肝主生血是指肝参与血液生成的作用。肝不仅藏血，而且还能生血。“肝……其充在筋，以生血气”(《素问·六节脏象论》)，“气不耗，归精于肾而为精。精不泄，则归精于肝而化清血”(《张氏医通·诸血门》)。可见，肝参与血液的生成。

肝主疏泄与肝主生血的关系是肝以血为体，以气为用。“肝主血，肝以血为自养，血足则柔，血虚则强”(《温病条辨·卷六》)。肝生血，血足则肝体自充。刚劲之质得为柔和之体，通其条达畅茂之性，则无升动之害。疏泄与生血，肝气与肝血，相互为用，动静有常。肝血不足则肝气有余，疏泄太过，而为肝气、肝火、肝风之灾。故曰：“肝血不足，则为筋挛、为角弓、为抽搐、为爪枯、为目眩、为头痛、为胁肋痛、为少腹痛、为疝痛诸证”(《质疑录》)。

三、肝的生理特性

(一)肝喜条达

条达，舒展、条畅、通达之意。抑郁，遏止阻滞。肝为风木之脏，肝气升发,喜条达而恶抑郁。肝气宜保持柔和舒畅,升发条达的特性,才能维持其正常的生理功能,宛如春天的树木生长那样条达舒畅,充满生机。肝主升发是指肝具升发生长,生机不息之性,有启迪诸脏生长化育之功。肝属木,其气通于春,春木内孕生升之机,以春木升发之性而类肝,故称肝主升发,又称肝主升生之气。条达为木之本性,自然界中凡木之属,其生长之势喜舒展、顺畅、畅达,既不压抑又不阻遏而伸其自然之性。肝属木,木性条达,故条达亦为肝之性。肝喜条达是指肝性喜舒展、条畅、畅达,实即肝之气机性喜舒畅、调畅。在正常生理情况下,肝气升发、柔和、舒畅,既非抑郁,也不亢奋,以冲和条达为顺。所以,唐容川说:“肝属木,木气冲和发达,不致遏郁,则血脉得畅”(《血证论·脏腑病机论》)。若肝气升发不及,郁结不舒,就会出现胸胁满闷、胁肋胀痛、抑郁不乐等症状。如肝气升发太过,则见急躁易怒、头晕目眩、头痛头胀等症状。肝的这种特性与肝主疏泄的生理功能有密切关系。肝气升发条达而无抑遏郁滞,则肝之疏泄功能正常。肝主疏泄的生理功能是肝喜升发条达之性所决定的。故曰:“肝之性,喜升而恶降,喜散而恶敛”(《读医随笔·平肝者舒肝也非伐肝也》),“以木为德,故其体柔和而升,以象应春,以条达为性……其性疏泄而不能屈抑”(《内经博议》)。

(二)肝为刚脏

肝为风木之脏,喜条达而恶抑郁,其气易逆易亢,其性刚强,故称。刚,刚强暴急之谓。肝脏具有刚强之性,其气急而动,易亢易逆,故被喻为“将军之官”。肝体阴用阳,为风木之脏,其气主升主动,喜条达而恶抑郁,也忌过亢。肝为刚脏系由肝体阴用阳之性所致。肝体阴柔,其用阳刚,阴阳和调,刚柔相济,则肝的功能正常。故曰:“肝为风木之脏,因有相火内寄,体阴用阳,其性刚,主动,主升,全赖神水以涵之,血液以濡之,肺金清肃下降之令以平之,中宫敦阜之土气以培之,则刚劲之质,得为柔和之体,遂其条达畅茂之性,何病之有”(《临证指南医案·卷一》)。在生理情况下,肝之体阴赖肾之阴精以涵,方能充盈,故肝之自身体阴常不足而其用阳常易亢。刚柔不济，柔弱而刚强，故肝气易亢易逆。肝气、肝阳常有余的病理特性，反映了肝脏本身具有刚强躁急的特性。故沈金鳌说："肝……其体柔而刚，直而升，以应乎春，其用条达而不可郁，其气偏急而激暴易怒，故其为病也，多逆"（《杂病源流犀烛》）。若忤其性则恣横欺凌，延及他脏，而乘脾、犯胃、冲心、侮肺、及肾，故曰肝为五脏之贼。

（三）肝体阴而用阳

体用是中国古代哲学范畴，指实体及其作用、功能、属性，或本质与现象，或根据与表现的关系。引入中医学领域，旨在说明脏腑的本体及其与生理功能、生理特性的关系。体指脏腑本体，用指脏腑的功能、特性。所谓"体"，是指肝的本体；所谓"用"，是指肝脏的功能活动。肝为刚脏，以血为体，以气为用，体阴而用阳。肝为藏血之脏，血属阴，故肝体为阴；肝主疏泄，性喜条达，内寄相火，主升，主动，故肝用为阳。肝脏"体阴"的意义：①肝属阴脏的范畴，位居膈下，故属阴；②肝藏阴血：血属阴。肝脏必须依赖阴血的滋养才能发挥其正常的生理作用，肝为刚脏，非柔润不和。肝脏"用阳"的意义：①从肝的生理机能来看，肝主疏泄，性喜条达，内寄相火，主动主升，按阴阳属性言之，则属于阳；②从肝的病理变化来看，易于阳亢，易于动风。肝病常表现为肝阳上亢和肝风内动，引起眩晕、肢麻、抽搐、震颤、角弓反张等症状。气为阳，血为阴，阳主动，阴主静，因而称肝脏"体阴而用阳"。肝体阴用阳，实际上概括了肝的形体结构与生理功能的关系，也揭示了肝脏在生理及病理变化上的主要特征。由于肝脏具有体阴而用阳的特点，所以，在临床上对于肝病的治疗，"用药不宜刚而宜柔，不宜伐而宜和"（《类证治裁·卷之三》）。往往用滋养阴血以益肝或采用凉肝、泻肝等法以抑制肝气肝阳之升动过度。

（四）肝气与春气相应

肝与东方、风、木、春季、青色、酸味等有着一定的内在联系。春季为一年之始，阳气始生，万物以荣，气候温暖多风。天人相应，同气相求，在人体则与肝相应。故肝气在春季最旺盛，反应最强，而在春季也多见肝之病变。证之于临床，春三月为肝木当令之时，肝主疏泄，与人的精神情志活动有关；故精神病变多发于春天。又如肝与酸相通应，故补肝多用白芍、五味子等酸味之品。

第五节　胆

胆附于肝，是一中空囊性器官。胆的主要生理功能，是贮存和排泄胆汁。胆汁是在肝内生成，由肝化生分泌。胆汁生成后，则流入胆囊，由胆囊贮存。胆汁又称精汁，故胆又称“中精之府”。胆汁呈黄绿色，味极苦，有重要消化作用。在进食后，通过肝的疏泄作用，胆汁排入肠道，协助脾胃，维持正常消化。由于肝胆关系密切，肝的功能正常，则胆汁化生有源，胆汁的排泄通畅，消化才能正常。若肝有病，则影响到胆汁的生成、排泄，使消化功能失常。例如，胆气上逆，胆汁上泛，则口苦；胆汁排泄障碍，不能顺利排入肠道，则出现厌食、腹胀、便溏等症状；胆病及胃，又可引起恶心、呕吐；若肝胆疏泄失职，胆汁不循常道，反而溢于肌肤，则可发为黄疸；若胆汁滞留，蕴而化热，湿热蕴结，进一步煎熬胆汁，又可形成砂石。

胆虽为六腑之一，但主藏精汁，为清净之府，又不直接接受水谷糟粕，与其他腑有异，所以胆又属奇恒之腑。

第六节　大　肠

大肠亦居腹中，上接小肠，其交接处为“阑门”，大肠之末端为肛门，又称魄门。大肠的主要生理功能是传导糟粕。大肠接受小肠泌别清浊后下传的食物残渣，再吸收其中多余的水分，形成粪便，经肛门排出体外。糟粕的传导通利，一方面依赖于大肠本身功能正常，另外又和胃的降浊、肺气肃降及肾的气化功能有关。因此，大肠有病，主要在粪便的排泄方面出现异常，如泄泻或便秘等。另外，大肠病变可影响及胃、肺等脏腑，使之功能失常。

第七节 脾胃为后天之本与健康长寿密不可分

饮食、脾胃、营养、健康、健美、长寿六者之间,因果关系密不可分,故以此命题,阐述健康人生。民以食为天,绝谷七日则亡。说明饮食至关重要。这是因为人体生命和脏腑功能活动所需的一切营养物质,均来源于饮食。食物中固体为食,液体为饮,合称饮食。其实二者各有特点,功能作用大不相同:固体之食,难消化迟、充饥饱腹为特长,脾胃强健之人为宜,但也必须与汤粥之饮搭配,才为合理、舒适、科学。故民间有"原汤化原食"之说。营养学家也说:"吃饭先喝汤,苗条又健康"。我国南方人就有这样的良好饮食卫生习惯;汤粥羹糊茶为饮,最易消化、吸收,极富营养,又最善养胃益脾,脾胃虚弱、大病初愈、消化不良者,此饮类最为合宜。

五千年的饮食文化与中医药文化相互渗透,彼此影响,促进食疗文化兴起,数百种药食兼用之物,丰富了饮食疗法,早在唐代,名医孙思邈就说:"人有之疾,首先食疗,然后命药",从此食疗、食养盛行。唐·孟诜《食疗本草》、元·忽思慧《饮膳正要》、明·朱棣《救荒本草》等医药著作丰富了食疗文化,其中有大量的食疗、食养、药膳、药粥的配方,药食两用的动植物丰富多彩,应有尽有,沿用至今。对人类养生、保健、食疗、食养等生活起重大作用。

我们知道了饮食的重要性,还更要知道科学用餐、合理搭配的膳食结构。几千年的饮食文化,孕育了中国人的独特膳食结构:以谷物为主,肉蛋奶油果蔬为辅的膳食结构。两千多年前的中医经典《内经》概括为:"五谷为养,五果为助,五畜为益,五菜为充"。与现代东方膳食结构基本一致,分四类:第一类是谷物粮食类,为主食,它为人体提供碳水化合物等,占总热量70% ~80%;第二类是肉蛋奶类,为人体提供高品质蛋白质和铁、烟酸及其他成分;第三类是果蔬类,为人体提供维生素A、C和微量元素;第四类是动植物油脂等高能量食物,营养学家建议将饱和与不饱和脂肪酸搭配食用最好,既保持美味,又不增加胆固醇。这四类食物各有特长,互相补充而不能替代。所以,要“吃全”、“全吃”,才能营养丰富均衡。“吃全”是粮蔬果肉蛋奶油等品种齐全,不可偏食,而且配搭比例合理,粗细粮都吃;“全吃”是对其某种食品的根茎叶皮全都吃下,如芹菜叶的营养比茎还高,稻麦等谷物的近皮处所含维生素、粗纤维最多。

除全吃与吃全外,还得饮食有节,医生有句名言:“饮食七分饱,无病活到老”。切忌暴饮暴食,饥饱劳困,以免损伤脾胃。正如《黄帝内经》所言:“饮食自倍,肠胃乃伤”。一日三餐,七分为宜。早餐宜早,质量应高,以富含蛋白质、碳水化合物和糖分之类为主,确保血糖维持在正常水平,从而赋予人一天学习和工作充沛精力,才能思维敏捷,效率高。因为葡萄糖是大脑直接利用的能源,一刻也不能缺少;午餐宜好;晚餐宜少。夜餐并不好,即是需要,也应少,以免影响睡眠和损伤脾胃。中医有“胃不和则卧不安”之论。做到定时定量,饥而食,食勿过饱,未饱即止,才是正好;渴而饮,饮勿过多,频频常饮,才为科学。如长期饮食过饱,营养过盛,不但损伤脾胃,导致脏腑功能失调,发生肥胖症、三高症、痴呆。现代研究发现,一种叫纤维芽细胞生长因子,能促使大脑动脉硬化及痴呆形成。当饱餐后在大脑中含量比餐前增加数万倍,尽管自身有调节机制,使之恢复正常水平,但长期连续饱食,这种生长因子就会在大脑中积累,损害大脑。

饮食是怎样消化呢?中医讲:“胃主受纳,脾主运化”。胃是接受和容纳食物之所,经胃蠕动而消化。运化即运动消化,无力运动怎么消化?脾为元气之府、动力之源,所以是主导胃肠消化吸收的动力,就是运动、消化、吸收、输送、分布,以完成营养五脏六腑、四肢百骸的全过程。饮食进入人体的程序是口腔→食管→胃→小肠→大肠→肛门,这就是饮食在人体内的通道,但这不是一条无序的直通大道,要通过七道关隘调节有序,才能有利于充分消化吸收。中医讲要通过“七冲门”(飞门、户门、吸门、贲门、幽门、阑门、魄门)。《难经》如此描述:“唇为飞门,齿为户门,会厌为吸门,胃(上口)为贲门,太仓(胃)下口为幽门,大小肠(交)会为阑门,下极为魄门”。这七道关隘构成饮食在体内传递和消化、吸收、排泄、调控有序的通道。消化包括机械消化和化学消化两个方面,饮食消化是通过口腔咀嚼开始,咀嚼是机械消化和化学消化的综合消化的第一道工序,也直接影响胃肠下一道消化工序的启动。机械消化包括牙齿咀嚼,胃肠蠕动;化学消化是消化腺分泌消化液对食糜进行化学分解。咀嚼对整个消化过程产生极大影响,咀嚼肌与大脑之间有一条“热线”,通过反复持久咀嚼,可显著提高大脑的思维能力,增加脑细胞的信息传递,提高大脑的工作效率,显然多细嚼慢咽对消化、思维都极其重要。故中医有“脾主思”之论。当咀嚼完成大块食物变成较小颗粒时,自然启动会厌这一关隘,通过“吸门”的吸纳、引导,使食物有序顺利进入食管。因食管与气管交会,吞咽时会厌堵住气管口,开放食管口,(犹如十字路交通管制的红绿灯一样,使车辆有序通过)通过贲门这一关隘奔向胃中。由于胃的蠕动进行机械消化的同时,胃中各种消化液对食物进行化学分解消化。进一步综合消化的结果,使小颗粒食物变化成更小的食糜状,才启动曲径通幽的幽门,顺畅进入小肠。小肠是饮食消化吸收的主要场所,中医称为“受盛之官”,功能“分清别浊”。意思接受由胃传化的食糜,进一步消化,把食糜中的精华营养物质吸收,通过肠静脉汇集于下腔静脉,参与血液循环,输送到全身。此时该启动“阑门”,将残留糟粕物质传递到大肠中。“大肠者传导之官”。进一步吸收其多余的水分,成形大便,传导至肛门,并启动魄门(肛门),排出体外。至此饮食走完了体内通道全程,圆满完成了消化、吸收、输布、排泄任务。还有胆储藏胆汁,帮助消化。三焦、膀胱既具输布精微,又担负起水液代谢、排泄、储藏的任务。中医以“六腑者传化物而不藏,故满而不能实”。高度概括了六腑的功能。其中胃、胆、大小肠完成饮食的消化、吸收、输布、传导、排泄;三焦、膀胱完成精华营养物质的输布和水液代谢。

有了合理的饮食结构和健旺的脾胃消化吸收机能,如此原料充足,加工机能齐全,就能给全身提供足够的全面营养。营养是保障身心健康的前提,还得加上体育锻炼,机体自然健泵康。“健康”一词,

《辞典》的定义是："人体各器官系统发育良好，功能正常，体质健壮，精力充沛，并具有良好的劳动效能的状态"。也就是说，身体各器官正常而能协调地运转，从而维持人体的动态平衡，主观感觉无任何不适和痛苦，并经常参加体育锻炼，保持和增强体质，才算是机体健康。"心理健康"是指人的行为热情，能良好地适应社会生活并有创造心理。也就是说一个心理健康的人，一方面要对社会有良好的适应性，另一方面还要有推动社会发展的创造性。概括为五项标准：①智力正常，能正确反映事物；②能良好的适应社会，人际交往正常；③心理行为特点与年龄相符，心理与行为协调一致，反映适度；④情绪稳定愉快，有旺盛的精力；⑤理想与现实相符。如此才算心理健康的人。正是中医两千多年前的《内经》中所倡导的"恬淡虚无……志闲而少欲，心安而不惧，形劳而不倦，气从以顺，各从其欲，皆得所愿。故美其食，任其服，乐其俗，高下不相慕，其民故曰朴"。"是以嗜欲不能劳其目，淫邪不能惑其心，愚智贤不肖不惧于物，故合于道。所以能年皆度百岁而动作不衰者，以其德全不危也"。其核心是心理平衡，既利于个人道德修养、养生保健，又合乎社会公德之大道理。具此标准，才算得上身心健康。也是健美的基础。"健美"一词，《现代汉语词典》释为："健康而优美"。其核心是健康，我以为内涵欠缺。从"健"字的历史沿革可以说明它的发展轨迹。汉代辞书《说文解字》释为："无疾之人"。清代《辞源》释为："刚强有力"。《辞海》释为刚强，康强。世界卫生组织对健美提出三个标准：机体健康，心理健康，道德健康。基于此，我认为"健美"的含义简而言之，就是身心俱健，形态优雅，并具有鲜明的民族精神和高尚的文化道德素养，再加上自然适度的外表呵护，这样一个人，就具备了内在美和外表美，内外和谐，自然就表现出体质健壮、形态优雅、精力充沛、举止文明、言谈得体、气质非凡的健美完人。如此看来，健美目标高雅，内涵深刻。

一个人终生能有合理的膳食，强健的脾胃，就能保证营养，消化吸收，有了机体健康的基础，再加上经常体育锻炼和心理平衡，就成为身心俱健的"健康人"。有了人生追求健美的基础，再具备高尚文化素养、民族精神和道德修养的内在之美及形态优雅，适度呵护外表之美，就自然成了健美完人。一个人诚能如此，就能身心俱健，心底无私天地宽，自然就能颐养天年，称得上长寿。何为“天年”，就是人的自然生理寿命，即125～175岁。由此看来，饮食、脾胃、营养、健康、健美、长寿六者之间因果关系密不可分，只要做好前者，自然就有后者。故以此命题，来阐述健康人生，希望对人生健康生活有一点点引导。

第四章　慢性萎缩性胃炎

慢性萎缩性胃炎（Chronic Atrophic Gastritis，以下称 CAG）是以胃黏膜固有腺体萎缩为基础的一系列慢性炎症过程，重度萎缩性胃炎后期，可出现较重的化生，异型增生甚至癌变，因此，目前国内外均公认本病属于癌前疾病之一。有关萎缩性胃炎的癌变问题早已引起人们的密切注意，1978 年，WHO 正式将本病列入胃癌的癌前疾病，癌变率 7% ~10%。我国胃癌研究会也将慢性萎缩性胃炎作为胃癌的重要癌前疾病进行研究。各家报告的癌变率为 2% ~6%。北京医科大学第三医院曾经对 121 例慢性萎缩性胃炎患者进行 5 ~18 年的随访，其中 6 例癌变，占 5%。说明本病与胃癌确有密切的关系。

慢性萎缩性胃炎的临床表现不仅缺乏特异性，而且与病变程度并不完全一致。临床上，有些慢性萎缩性胃炎患者可无明显症状。但大多数患者可有上腹部灼痛、胀痛、钝痛或胀满、痞闷，尤以食后为甚，出现食欲缺乏、恶心、嗳气、便秘或腹泻等症状。严重者可有消瘦、贫血、脆甲、舌炎或舌乳头萎缩，少数胃黏膜糜烂者可伴有上消化道出血。其中 A 型萎缩性胃炎并发恶性贫血在我国少见。本病无特异体征，上腹部可有轻度压痛。

第一节　慢性萎缩性胃炎的诊断

慢性萎缩性胃炎在临床上无特异性表现，故诊断慢性萎缩性胃炎需要临床表现结合相关辅助检查，尤其是胃镜检查和直视下胃黏膜活组织检查。下面系统地介绍慢性萎缩性胃炎的诊断依据。

一、临床表现

主要为食欲减退、恶心、嗳气、上腹部饱胀或钝痛，少数患者可以发生上消化道出血、消瘦、贫血、脆甲、舌炎或舌乳头萎缩等。

二、实验室检查

1. 胃液分析　A 型 CAG 患者多无酸或低酸，B 型 CAG 患者可正常或低酸。

2. 胃蛋白酶原测定　胃蛋白酶原由主细胞分泌，慢性萎缩性胃炎时，血及尿中的胃蛋白酶原含量减少。

3. 血清胃泌素测定　胃窦部黏膜的 G 细胞分泌胃泌素。A 型 CAG 患者，血清胃泌素常明显增高；B 型 CAG 患者胃窦黏膜萎缩，直接影响 G 细胞分泌胃泌素功能，血清胃泌素低于正常。

4. 免疫学检查　壁细胞抗体（PCA）、内因子抗体（IFA）、胃泌素分泌细胞抗体（GCA）测定，可作为慢性萎缩性胃炎及其分型的辅助诊断。

三、X 线检查

X 线胃钡餐检查，大多数萎缩性胃炎患者无异常发现。气钡双重造影可显示胃体黏膜皱襞平坦、变细，胃体大弯的锯齿状黏膜皱襞变细或消失，胃底部光滑，部分胃窦炎胃黏膜可呈锯齿状或黏膜粗乱等表现。

四、胃镜及活组织检查

胃镜检查及活检是最可靠的诊断方法。胃镜诊断应包括病变部位、萎缩程度、肠化生及不典型增生的程度。肉眼直视观察萎缩性胃炎的黏膜多呈苍白或灰白，皱襞变细或平坦。黏膜可表现红白相间，严重者有散在白色斑块。黏膜下血管显露为萎缩性胃炎的特征，可见到红色网状小动脉或毛细血管，严重的萎缩性胃炎，可见有上皮细胞增生形成细小颗粒或较大结节。亦有黏膜糜烂、出血现象。胃黏膜活检病理主要为腺体不同程度萎缩、消失,代之以幽门腺化生或肠腺化生,间质炎症浸润显著。

第二节 慢性萎缩性胃炎的分类

早在1973年, Strickland等根据萎缩性胃炎血清免疫学检查与胃内病变的分布,将其分为A型与B型两个独立的类型。A型萎缩性胃炎病变主要见于胃体部,多弥漫性分布,胃窦黏膜一般正常,血清壁细胞抗体阳性,血清胃泌素增高,胃酸和内因子分泌减少或缺少,易发生恶性贫血,又称自身免疫性胃炎。B型萎缩性胃炎病变多见于胃窦部,呈多灶性分布,血清壁细胞抗体阴性,血清胃泌素多正常,胃酸分泌正常或轻度减低,无恶性贫血,较易并发胃癌,这是一种单纯性萎缩性胃炎。此后,Glass将同时累及胃窦、胃体的萎缩性胃炎称为AB型。在我国,若按Strickland分类法,B型萎缩性胃炎为多见,A型萎缩性胃炎很少见,且有一部分萎缩性胃炎患者,既有胃窦炎症,又有壁细胞抗体,不能列入上述两个类型,故国内不少学者提出了适合于我国具体情况的分类方法,将慢性萎缩性胃炎分为A1型、A2型、B1型和B2型。其分型主要根据自身抗体的情况,血清壁细胞抗体阳性属A型,血清壁细胞抗体阴性属B型。A型中又分为两个亚型,胃窦无病变者为A1型,胃窦胃体均有病变者为A2型。B型则根据胃体和胃窦病变的轻重程度分为B1型(胃窦病变较胃体重)和B2型(胃体病变较胃窦重或胃体胃窦病变相似者)两个亚型。

总之,目前对慢性萎缩性胃炎尚无完全统一的分类方法,人们习惯上仍沿袭Strickland分类法,将慢性萎缩性胃炎分为A型和B型。

第三节 慢性萎缩性胃炎的治疗

一、一般治疗

慢性萎缩性胃炎患者，不论其病因如何，均应戒烟忌酒；避免使用损害胃黏膜的药物如阿司匹林、吲哚美辛、红霉素等；饮食宜规律，避免过热、过咸和辛辣食物；积极治疗慢性口、鼻、咽部感染病灶。

二、弱酸治疗

经五肽胃泌素试验测定证实低酸或无酸患者可适量服用米醋，每次1～2匙，一天3次；或10%稀盐酸5～10ml，饭前或饭时服，同时服用胃蛋白酶合剂，每次10ml，1天3次；亦可选用多酶片（DPP）或胰酶片治疗，以改善消化不良症状。

三、抗幽门螺旋菌治疗

慢性萎缩性胃炎时，胃酸降低或缺乏，胃内细菌滋生，尤其是幽门螺旋杆菌检出阳性率很高。应用抗生素类药物，对促进慢性萎缩性胃炎的症状改善有一定疗效。常用于清除幽门螺旋杆菌的治疗方法是：①质子泵抑制剂（英文缩写“PPI”，如奥美拉唑、兰索拉唑等）+两种抗生素：PPI标准剂量+阿莫西林1.0g+克拉霉素0.5g，均1日2次，1周为1个疗程；PPI标准剂量+阿莫西林1.0g+甲硝唑0.4g，均1日2次，1周为1个疗程；PPI标准计量+甲硝唑0.4g克+拉霉素0.25g，均1日2次，1周为1个疗程。②由铋剂（丽珠得乐）+两种抗生素组成，是目前根治幽门螺杆菌的一种十分有效的药物，一个疗程连服7天，根治率达90%以上。铋剂+两种抗生素：铋剂（推荐用丽珠得乐）标准剂量+阿莫西林0.5g+甲硝唑0.4g，均1日2次，2周为1个疗程；铋剂（推荐用丽珠得乐）标准剂量+四环素0.5g+甲硝唑0.4g，均1日2次，2周为1个疗程；铋剂（推荐用丽珠得乐)标准剂量 + 克拉霉素 0.25g + 甲硝唑 0.4g, 均 1 日 2 次,2 周为 1 个疗程。这些药物不仅能清除幽门螺旋杆菌,而且对减轻和消除伴同的活动性胃炎有帮助,对幽门螺旋杆菌有治疗作用的药物还有庆大霉素、小檗碱、甲硝咪唑、四环素、诺氟沙星等。

四、抑制胆汁反流和改善胃动力

考来烯胺可络合反流至胃内的胆盐,防止胆汁酸破坏胃黏膜屏障,方法为每次 3 ~4g,1 天 3 ~4 次。硫糖铝可与胆汁酸及溶血卵磷脂结合,也可用于治疗胆汁反流,方法为每次 0.5 ~1g,1 天 3 次。亦可给予熊去氧胆酸(UDCA),每次 100mg,每日 3 次。Stefaniwsky 认为胆汁中对胃黏膜最有毒害作用的是去氧胆酸和石胆酸,在胆汁反流患者胃液中胆汁酸以胆酸和去氧胆酸为主, UDCA 仅占 1%。服用 UDCA,胃液内胆汁酸以 UDCA 为主(可占 43 ±15%),而胆酸、去氧胆酸和石胆酸浓度明显下降,从而减轻后两者对胃黏膜的损害作用。甲氧氯普胺、多潘立酮、西沙比利等药可增强胃蠕动,促进胃排空,协助胃、十二指肠运动,防止胆汁反流,调节和恢复胃肠运动。具体应用方法:甲氧氯普胺 5 ~10mg,1 天 3 次;多潘立酮 10mg,1 天 3 次;西沙比利 5mg,1 天 3 次。

五、加强胃黏膜营养

吉法酯能增加胃黏膜更新,提高细胞再生能力,增强胃黏膜对胃酸的抵抗能力,达到保护胃黏膜作用,剂量为 50 ~60mg,每天分 3 次服用。也可选用活血素,剂量为每天 80 ~90mg;或选用硫糖铝、尿素囊、甘珀酸、前列腺素 E 等。

六、五肽胃泌素和激素

五肽胃泌素除促进壁细胞分泌盐酸,增加胃蛋白酶原分泌外,还对胃黏膜以及其他上消化道黏膜有明显的增殖作用,可用于治疗低酸无酸或有胃体萎缩的慢性萎缩性胃炎患者,剂量为 50μg,早餐前半小时肌注,每天1次,第3周改为隔日1次,第4周改为每周2次,以后每周1次,3个月为1疗程。

慢性萎缩性胃炎发病与自身免疫有关,故可以试用短程泼尼松等作免疫抑制治疗。本法应尤适用于PCA阳性并恶性贫血的慢性萎缩性胃炎患者,但临床效果亦不太确切。

七、其他对症治疗

包括解痉止痛、止吐、助消化、抗焦虑、改善贫血等。对于贫血,若为缺铁,应补充铁剂。大细胞贫血者根据维生素B_{12}或叶酸缺乏分别给予补充。方法是维生素B_{12}50~100μg/日,连用20~30天;叶酸5~10mg,每日3次,直至症状和贫血完全消失。

八、手术治疗

中年以上的慢性萎缩性胃炎患者,如在治疗或随访过程中出现溃疡、息肉、出血,或即使未见明显病灶,但胃镜活检病理中出现中、重度不典型增生者,结合患者临床情况可以考虑作部分胃切除,从这类患者的胃切除标本中可能检出早期胃癌。

第四节　慢性萎缩性胃炎的中医药治疗

慢性萎缩性胃炎是原因不明的慢性胃炎,病史复杂,病程较长属临床常见病、多发病,在慢性胃炎中约10%~30%。本病是以胃黏膜上皮和腺体萎缩、黏膜变薄、黏膜肌层增厚及伴有肠腺化生、不典型增生为特征的慢性疾病。目前,国内外大多数学者赞同慢性胃炎→胃黏膜萎缩→肠上皮化生→异型增生→胃癌发展模式。因此,积极治疗CAG是预防其癌变,减少胃癌发病率的有效手段。目前,西医尚无理想的治疗方法,而中医药对该病的治疗不仅积累了丰富的经验,而且大量的临床报道表明,中医药治疗疗效肯定,不仅可以逆转腺体的萎缩,甚至可使不完全肠腺化生及不典型增生逆转。

一、中医对病因病机的认识

传统的中医学并无萎缩性胃炎这一病名，而根据其临床表现，可将其归为"胃脘痛"、"胃痞"、"胃缓"、"呕吐"等范畴。凡感受外邪、饮食不节(洁)、情志不畅或劳倦太过，均可伤及脾胃，致使胃失和降而发病，病位虽在胃，却与肝脾的关系尤为密切。因为脾与胃互为表里，升降相宜，脾气升则水谷精微得以输布，胃气降则水谷及其糟粕得以下行，二者燥湿相济，方能完成饮食物的消化与吸收。若脾虚运化失职，清气不升，浊阴不降，即可影响胃的受纳与和降。而肝与胃是木土乘克的关系，《内经》云："木郁之发……民病胃脘当心而痛"。如因忧思恼怒，气郁伤肝，肝失疏泄，横逆犯胃，亦可导致胃的功能失调。胃失和降，气机失调，出现腹胀疼痛，嗳气，恶心呕吐；气机阻滞，郁而化火又可伤津耗液，胃阴不足，胃失濡养；久病致瘀，而出现虚实夹杂，病情缠绵难愈的复杂现象。

二、治疗方法

(一)辨证分型

根据1989年中国中西医结合学会消化系统疾病专业委员会制订的《慢性胃炎中西医结合诊断、辨证和疗效标准试行方案》，一般可将慢性胃炎分为五个证型，即脾胃虚弱型(含虚寒)、肝胃不和型、胃阴不足型、脾胃湿热型、胃络瘀血型。临床中各地医家根据实践对此又有不同的认识。鲁家法等将本病分为三型：脾胃虚寒型，治以温中健脾，方以香砂六君子汤加减；气阴两虚型治以益气养阴，方以沙参麦冬汤加减；肝胃不和型，治以疏肝和胃，方以柴胡疏肝汤加减。蒋熙等认为本病也分三型：气阴两虚、肝胃气滞型，治以益气养阴、疏肝和胃，用协定1号方：太子参、炒白术、北沙参、麦冬、生白芍、乌梅、决明子、鸡内金、凤凰衣、徐长卿、佛手片、炙甘草。脾胃气虚、瘀阻胃络型，治以益气健脾、化瘀和络，用协定2号方：生黄芪、莪术、三七粉、凤凰衣、鸡内金、徐长卿、炒白术。中阳不振、湿浊内阻型，治以温运中阳、补气化湿,用协定3号方:生黄芪、高良姜、鸡内金、制香附、炒白术、炙升麻、徐长卿。潘汀认为本病分为三型:胃阴虚型、胃阳虚型、胃阴阳两虚型。胃阴虚型治以滋阴养胃、培土健脾,用三酸汤加味:党参、乌梅、麦芽、香附、天门冬、麦门冬、山楂、砂仁、白芍、石斛、鸡内金、玉竹、神曲、五味子、甘草;胃阳虚型治以温阳健脾、燥湿理中,用香砂六君子汤合理中汤加减:党参、炮姜、白术、茯苓、法半夏、砂仁、白豆蔻、枳壳、木香、陈皮、甘草;胃阴阳两虚型:治以调理阴阳、和胃健脾,用益胃汤加减:党参、薏苡仁、杭白芍、白术、茯苓、白豆蔻、山药、莲子、石斛、天门冬、麦门冬、砂仁、甘草。王常松将本病分为六型:肝胃不和型,治以疏肝和胃,佐以活血化瘀,用柴胡疏肝散加减;脾虚湿热型,治以益气健脾,清利湿热,佐以活血化瘀,方用参苓白术散合二妙散加减;脾胃虚寒型,治以温中健脾,佐以活血化瘀,方选理中丸合丹参饮加减;胃阴不足型,治以滋阴养胃,佐以活血化瘀,方用麦门冬汤加减;气血两虚型,治以补气养血,佐以活血化瘀,方选八珍汤合丹参饮加减;胃络瘀血型,治以活血化瘀,佐以健脾益气,方用血府逐瘀汤合四君子汤加减。

(二)基本方治疗

采用汤剂加减治疗在《黄帝内经》的辨证思维方法和医圣张仲景的辨证论治原则指导下,国内外学者继承发扬了中医药治疗CAG的重要思想,并结合近年来中医对本病辨证论治的实际,以传统方剂为基础,提出了不同分型治疗的方药。金萍用自拟萎炎康治疗本病,药用:党参、黄芪、白术、茯苓、山药、山楂、三七粉、丹参、白芍、炙甘草、莪术、乌梅。并随症加减,每日1剂,水煎分2次服。结果显效11例,有效25例,无效10例,总有效率89.8%;对照组服胃复春,显效5例,有效13例,无效14例,总有效率56.25%,治疗组明显优于对照组。储浩然、马骏等用加味黄芪建中汤治疗本病,药用:全当归、炙黄芪、桂枝、杭白芍、蒲公英、莪术、炙甘草、生姜、大枣。并随症加减,每日1剂,水煎分2次服。结果治愈9例,有效20例,无效3例,总有效率90.6%;对照组服胃复春,治愈3例,有效15例,无效12

例，总有效率60.0%，治疗组明显优于对照组。毛水良自拟建脾和胃养阴活血汤治疗，药用：党参、白术、茯苓、陈皮、厚朴、沙参、玉竹、白芍、五灵脂、川芎、丹参、炙甘草。并随症加减，每日1剂，水煎服。结果治愈30例，显效6例，有效4例，无效2例，总有效率95.2%；对照组服用硫糖铝等药物，治愈73例，显效10例，有效14例，无效11例，总有效率89.8%，治疗组明显优于对照组。刘大学采用通胃抗萎汤治疗本病，药用：黄芪、太子参、乌梅、当归、桃仁、地龙、黄连、延胡索、白芍、柴胡、木香、焦山楂、焦神曲、白花蛇舌草、炙甘草。每日1剂，水煎分2次服。结果显效35例，有效19例，无效6例，总有效率90.00%；对照组服用猴头建胃灵胶囊，显效15例，有效31例，无效14例，总有效率76.7%，治疗组明显优于对照组。由此可见，中药组方采用汤剂治疗本病疗效显著。

（三）中成药治疗

焦英霞等人采用胃炎灵胶囊治疗本病，结果治愈51例，显效11例，无效3例，治愈率为78.5%，有效率为91.67%。方爱娟采用胃萎愈颗粒治疗，结果显效28例，有效5例，无效3例，有效率为91.67%；对照组服用阿莫西林、甲硝唑、丽珠得乐、叶酸，显效22例，有效6例，无效5例，有效率为84.84%，治疗组疗效明显优于对照组。林娟等采用克萎舒胃丸治疗，结果治愈23例，显效57例，有效20例，无效11例，有效率为90.09%；对照组服用摩罗丹，结果治愈8例，显效19例，有效25例，无效20例，有效率为72.22%，治疗组明显优于对照组。谭永红等人采用胃炎停胶囊治疗本病，结果治愈40例，显效30例，有效12例，无效8例，治愈率为44.44%，有效率为91.10%；对照组服用阿莫西林、丽珠得乐、叶酸，结果治愈20例，显效28例，有效15例，无效27例，治愈率22.22%，有效率为70.00%，治疗组明显优于对照组。王汝新等认为本病与郁怒、饮食不节或禀赋不足、年老体衰有关。根据对患者症状、体征的宏观辨证和通过胃镜及病理检查的微观观察证实，脾虚胃弱是形成本病的基础。因此，将健脾益气养胃作为治疗的主旋律。临床采用消萎灵治疗 CAG 具有明显的疗效。

(四)中西医结合治疗

中西医结合治疗本病主要采用中医辨证与西医辨病相结合的治疗方法。刘钦伟等用中西药治疗慢性萎缩性胃炎,中药以四君子汤加减:党参、白术、茯苓、炙甘草,酌情加用黄连、陈皮、丹参、大枣,水煎服,每日1剂,饭后服;同时西药服用次枸橼酸铋、甲硝唑、阿莫西林、多潘立酮等,治疗2个月,治愈86例,好转17例,无效7例,总有效率93.6%。陈明也用中西药结合治疗本病,中药以补中益气汤合失笑散加减:黄芪、党参、白术、当归、陈皮、砂仁、五灵脂、升麻、柴胡、蒲黄、丹参、厚朴、鸡内金,水煎服,每日1剂;同时服用维霉素,每次5片(每片0.2g),每日3次;阿莫西林0.5g,每日3次,连服2周;果胶铋,每次2粒,每日3次,连服4周;雷尼替丁每次0.15g,每日2次,4周1个疗程,治疗2个疗程,总有效率91.18%。范修明用同法治疗本病,中药以健脾和胃,滋阴理气为法,方用:黄芪、党参、白术、陈皮、茯苓、焦三仙等,水煎服,每日1剂,分3次饭前服;同时服用复合维生素B片,每次2片,每天3次;西沙必利片每次10mg,每天3次;多酶片每次3片,每天3次;金维他片每次1片,每天3次,30天1个疗程,治疗2个疗程,2个疗程复查胃镜,总有效率95.2%。

王汝新等从《黄帝内经》肾主生长发育的生理特点,结合现代医学认为CAG为胃部衰老的表现,认为与肾有着密切的关系。在治疗方面,还选择适当病例加入补肾的药物,在临床上显著提高了疗效,在应用的病例中,揭示了肾阳亏虚、气虚血瘀的病理机制,并进行了"温阳补肾活血法治疗慢性萎缩性胃炎180例观察",收到了显著的疗效。

(五)针灸治疗

针灸在本病治疗中也有着良好的疗效。许佳年等用党参、黄芪、石斛、肉桂等分,和姜汁、蒜泥等制成药饼,结合艾条悬灸足三里、天枢、中脘等穴位,治疗30例,总有效率达86.3%。张勤勤运用针刺法治疗56例,主穴为内关、中脘、足三里、胃俞。肝胃不和加肝俞、太冲；中焦郁热加天枢、丰隆；脾胃虚寒加脾俞、气海；胃阴不足加三阴交。结果显效21例，有效32例，总有效率94.6%。宁晓军等用针挑治疗，取穴上脘、中脘、章门、腹哀、梁门、天枢、肝俞、脾俞、胃俞、足三里、阿是穴等，对照组服硫糖铝。结果总有效率分别为80.23%和26.61%，治疗组明显优于对照组。

三、预防与调摄

1. 加强饮食护理。避免辛辣刺激及多糖多淀粉食物，戒烟酒，尤其是烈性酒。

2. 合理安排生活规律，适当参加体育活动，饭后不宜立即卧床休息。

3. 调畅情志，忌劳倦恼怒。

第五节　慢性萎缩性胃炎的转归

普遍认为，慢性萎缩性胃炎若早期发现，采取积极治疗措施，及时积极治疗，病变部位与萎缩的腺体是可以恢复的，其可逆转为浅表性胃炎或被治愈，改变了以往人们对慢性萎缩性胃炎不可逆转的认识。慢性萎缩性胃炎被称为胃癌的前期状态，但根据国内外多年随访资料分析，其绝大多数预后良好，少数可发生癌变，其癌变率为1%～3%。单纯萎缩性胃炎尤其是轻、中度萎缩性胃炎癌变率低，而重度萎缩性胃炎伴中、重度肠上皮化生及重度不典型增生者，或伴癌胚抗原阳性的患者，癌变率高，应引起高度重视，定期随访，每3～6个月复查胃镜一次，有条件者可检查细胞脱氧核糖核酸（DNA）含量及肿瘤相关抗原；手术后萎缩性残胃炎者因其长期受胆汁反流的刺激，癌变率亦相应增加，应积极采取治疗措施，减轻碱性反流液的刺激，预防癌变的发生。

第六节 萎缩性胃炎与Hp感染

芬兰Oksanen等报告,胃窦萎缩性胃炎和Cag A阳性幽门螺杆菌(Hp)感染密切相关。研究证明,萎缩性胃炎是长期Hp感染的后果之一。Oksanen等进行了一项研究以确定门诊患者萎缩性胃炎的患病率、研究血清学检查诊断胃黏膜萎缩的准确性和确定Hp感染和萎缩性胃炎的关系。研究共纳入207例门诊胃镜检查患者,从胃窦和胃体取活检标本,按悉尼系统进行组织学评估。取血清标本,用酶免疫测定法检测Hp IgG和IgA抗体,用免疫印迹法测定Cag A抗体,用酶免疫分析法测定胃蛋白酶原I,用放射免疫法测定胃泌素,用间接免疫荧光法测定壁细胞抗体。结果显示,组织学检查发现25%(52/207例)患者有萎缩性胃炎。Hp和Cag A抗体与胃窦萎缩性胃炎密切有关,但和胃体萎缩性胃炎无显著关系。血清胃蛋白酶原I降低是中重度胃体萎缩性胃炎最敏感和最特异的指标。6例中度胃体萎缩性胃炎患者全部有Hp感染,但10例重度胃体萎缩性胃炎患者中,8例血清壁细胞抗体升高,9例无Hp感染证据。

研究者认为,胃窦萎缩性胃炎与Cag A阳性Hp感染密切相关,Hp检查试验不能确定严重胃体萎缩性胃炎,但血清胃蛋白酶原I降低、胃泌素升高、壁细胞抗体阳性,可能对严重胃体萎缩性胃炎的诊断有价值。

第七节 慢性萎缩性胃炎患者的饮食

慢性萎缩性胃炎分为轻、中、重度三型。轻度萎缩性胃炎,临床症状轻,多无胃酸缺乏,饮食疗法可参考慢性浅表性胃炎的饮食。

中、重度萎缩性胃炎,胃黏膜萎缩明显,常可引起胃酸缺乏,而胃酸的作用对人体相当重要,除了能激活胃蛋白酶,分解食物等助消化作用外,还能协助铁、维生素B_{12}的吸收。所以在饮食上,除了要避免坚硬、过于刺激的食物，饮食按时定量外，适宜食用较丰富的蛋白质而较低脂肪的饮食，以及山楂、橘子、苹果等酸性水果，以刺激胃酸分泌，提高胃酸浓度。进食时还可以用少许醋类以助消化。

对无明显症状的萎缩性胃炎患者，可少量饮酒，或食适量的辣性物品（以不引起胃部不适为限），以增加胃的血液供应，促进胃的正常活动。

第八节　慢性萎缩性胃炎的治疗用药体会

慢性萎缩性胃炎是消化系统疾病中常见病和难治病之一。临床上以胃脘胀满、疼痛、痞满、嘈杂、纳少，大便或干或稀等为主要表现。病理特点为胃腺体萎缩，黏膜变薄，黏膜肌层增厚及伴有肠上皮化生、不典型增生。目前国内外对本病尚无特效的治疗办法，而中医药治疗本病有着明显的优势，并且取得很好的疗效。

一、从痞满辨治

胃脘痞满是本病的主要症状之一，痞满是一个症状，其病因不同，还有虚实之分。《景岳全书》曰："有邪有滞而痞者，实痞也；无邪无滞而痞者，虚痞也"。此虽曰虚痞，实乃本虚标实之证，而非无邪无滞。其发病过程可概括为"因滞致虚，因虚夹邪"。"满而不痛者，但气痞耳"。（《伤寒论》）。因此导滞法应贯穿于治疗的始终，如脘痞饱胀，食后嗳腐、嗳气、气滞、食滞明显者，给予保和丸加减治疗：焦山楂10g、炒神曲10g、制半夏10g、茯苓10g、陈皮10g、连翘10g、炒莱菔子10g、炒麦芽10g、大腹皮10g、枳实（或枳壳）10g。行气消食导滞，忌用苦寒攻下之品。时常胃脘痞满，食后加剧，选用百合、乌药、香橼皮、砂仁、佛手等性味平和之理气药，忌用香燥疏散破气之品，以免伤及正气。症见脘痞、胸闷、纳呆、身重、苔白腻等，证属挟湿，治当健脾化湿，少佐芳化，常用苍术、白术、扁豆、薏苡仁、茯苓、藿香、佩兰、厚朴花等，忌用辛开苦降治实痞之法。症见胃脘痞满，灼热，口苦吞酸,大便干结,舌质红,苔黄,证属挟热,治以甘凉养胃,少佐辛苦泄热,以大柴胡汤合左金丸加减,药用柴胡、枳实、黄芩、半夏、黄连、吴萸、蒲公英,忌用苦寒直折胃热之法。症见久病脘痞,或有隐隐刺痛,舌暗或有瘀点瘀斑,证属挟瘀,治当活血通络,选用丹参饮加减:檀香、丹参、香附、蒲黄、五灵脂、当归、三七粉、地龙,忌用活血逐瘀之品,以免克伐中气。

二、从疼痛论治

“通者,不痛也;痛者,不通也”。疼痛明显者,治疗应以止痛为先,常选用失笑散加减,宜选生蒲黄、炒五灵脂、醋元胡等,理气活血、化瘀止痛。症见胃脘隐痛,食欲缺乏,口干欲饮,大便干结,舌红少苔者,脉细数者,为胃阴不足,治当益胃养阴,以麦门冬汤加减,药用北沙参、麦冬、玉竹、花粉、白扁豆、乌梅、石斛等。症见脘腹胀闷疼痛,连及两胁,攻窜不定,嗳气频作,疼痛与情志关系密切者,为肝气犯胃,治当疏肝和胃,以柴胡疏肝散加减,药用柴胡、薄荷、枳壳、白芍、川芎、苏梗、香附、陈皮、砂仁、清半夏等。症见胃痛缠绵,喜食喜按,嗳气呃逆者,为脾胃虚弱,治当健脾益气,和胃降逆,以六君子汤加减,药用党参、茯苓、白术、清半夏、黄芪、山药、饴糖等。如进一步发展出现胃痛缠绵,喜温喜按,泛吐清水,手足欠温,大便稀溏者为脾胃虚寒,治当温中健脾,以黄芪建中汤合良附丸加减,药用黄芪、桂枝、白芍、良姜、香附、九香虫、饴糖、党参、砂仁等。症见胃脘刺痛,痛有定处,昼轻夜甚,得食加重者为瘀血阻滞,治当活血化瘀止痛,药用乳香、没药、丹参、檀香 川芎、田三七、蒲黄、五灵脂等。

三、从嘈杂辨治

张景岳曰:“似饥非饥似辣非辣,心中懊恼,莫可名状是谓嘈杂”。脘中嘈杂,或作或止。其证有寒热之分,上海黄文东教授曾指出:“胃中虚寒,嘈而喜热,恶寒,苔白者,宜用温中和胃;胃中有热,嘈而口干,舌红苔黄,宜用清热和胃,肝火犯胃者,嘈而烦躁泛酸,宜用清肝泻火”。根据上述观点，温中和胃剂，宜选用黄芪建中汤合良附丸之类；清热养胃剂选用清胃散之类，清肝泻火剂选用龙胆泻肝汤合左金丸之类；寒热错杂者，应选用泻心汤辈或半夏泻心汤加减。如辨证准确，常效如桴鼓，这种同病用多方治疗的经验，也充分验证了同病异治的观点。

四、从食欲辨治

食欲缺乏是本病的最常见症状之一，宜选用炒山楂、炒神曲、炒麦芽、炒鸡内金、莱菔子、白扁豆等消食和胃。脾胃气虚者，食欲缺乏，疼痛每于空腹时加重，而食后又易发胀，治以健脾益气为法，常用四君子汤加减，药用党参、白术、茯苓、苡米、山药、白扁豆、黄芪、砂仁等。胃阴不足者，饥不欲食，口干咽燥，进流汁软食尚可，进食粗糙食物则痛作，则选用沙参麦门冬汤加减，如沙参、麦冬、白扁豆、天花粉、石斛等。而腹满畏食者，多属肝气犯胃或瘀血阻滞，以疏肝理气活血化瘀为法，用柴胡疏肝散和失笑散加减，如柴胡、枳壳、白芍、川芎、香附、薄荷、厚朴、山楂、神曲、麦芽、鸡内金、陈皮、蒲黄、五灵脂等。

五、从胃酸辨治

慢性萎缩性胃炎患者，胃液分析常提示胃酸减少，但治疗仍需根据患者不同情况，进行辨证用药，方能奏效。如低酸而见胃阴不足者，除用乌梅酸甘化阴养酸外，宜选用生地、沙参、麦冬、石斛甘寒生津引致胃酸产生。食积酸少或脾胃气虚食滞酸少者，首选山楂补酸兼消食，另加用鸡内金、麦芽等药，促进胃肠运动增强，提高胃液及胃酸分泌。低酸而见痰湿的患者，可用木瓜补酸，兼和胃化湿，另加藿香、佩兰、厚朴花、菖蒲等芳香化湿之品，促进消化和胃酸分泌。寒证患者而见酸少者，则可用良姜、肉桂等辛温之品，刺激胃黏膜分泌胃酸。木郁作酸，也可以选用疏肝药，以解除因郁而造成的酸。

第九节 中西诊疗勾玄

慢性萎缩性胃炎的电子胃镜下改变与中医药治疗有着非常密切关系，笔者在临床工作中，经历了亲手操作胃镜观察胃黏膜的变化，然后以望诊的形式参与到中医的望诊中来，做到西医诊断明确，中医诊断系统全面，达到珠联璧合的境界。

慢性萎缩性胃炎的诊断，主要依赖于胃镜检查和直视下胃黏膜活组织检查。萎缩性胃炎的胃黏膜失去了正常的橘红色，可呈现淡红色、灰色、灰黄色或灰绿色，重度萎缩呈灰白色，色泽深浅不一。皱襞变细平坦，黏膜下血管透见如树枝状或网状，有时萎缩的黏膜可见到上皮细胞增生而成的颗粒。萎缩的黏膜脆性增加可有糜烂灶。中医诊病依靠望闻问切四诊合参，经过用中医理论分析、辨证而得出诊断。传统的望诊，是通过观察全身外在表现与望舌以诊断疾病的。而通过电子胃镜观察胃黏膜的情况，是望诊的深化，可将胃黏膜的变化情况与中医望闻问切结合，加强了中医望诊的真实性、客观性、细致性、诊断准确性。这种结合是中西医结合的新尝试，是高科技与传统中医的结合，取得了事半功倍的效果。

慢性萎缩性胃炎的电子胃镜下改变，可见有皱襞萎缩，重度者也称为胃萎缩。中医认为这是机能不足精血亏虚的表现。在临床上我常用补肾的方法来滋补肾精，鼓舞肾气，使肾中动气微微而生。胃得到肾精之滋补，肾气之鼓动，可给胃注入生发之力，使胃萎缩逐步改善，以至恢复正常，达到治本目的。临床上常用金匮肾气丸、六味地黄丸、右归丸等著名方剂加减治疗。血管显露是因为萎缩性胃炎的黏膜变薄所致，与皮肤表面的血管显露、瘀斑一样，中医可辨证为瘀血所致。常用大量活血化瘀药，甚至破瘀消癥药，以改善胃黏膜血液循环，本人常用失笑散、丹参饮、桃红四物汤等合并四君子汤、黄芪健中汤等方加减治疗。胃镜下的血管显露的程度严重者可加入破瘀药，如穿山甲、水蛭、虻虫，三棱、莪术等以破瘀散血，搜剔死血顽邪。

黏膜粗糙不平,由于萎缩、增生加以肠上皮化生,黏膜常明显粗糙不平,或成结节状,或鳞片状凹凸不平。遇到这种情况,中医认为是痰浊瘀滞所致,我常用化痰去浊之药。中医认为痰浊可随气机无处不到,其顽痰怪症多属难治,据《金匮要略》中"病痰饮者,当以温药和之"的原则,在温胃散寒之药的基础上,加用浙贝、瓜蒌、远志、昆布、海蛤壳等以温胃散寒,化痰软坚散结。胃黏膜见有灰白色,是脾胃虚寒,气血运行不畅的表现,可选用健脾温阳散寒之药加入活血化瘀通络之品,可选用建中汤和桃红四物汤加减。药物如黄芪、桂枝、白芍、大枣、生姜、饴糖、桃仁、红花、熟地、当归、川芎、炙甘草等。胃黏膜见灰色,是气阴不足胃失所养的表现,可选用益气养阴之药,可用四君子汤合沙参麦门冬汤加减。药物如党参、茯苓、白术、炙甘草、沙参、麦冬、扁豆、桑叶、花粉、玉竹、百合、石斛等。见有胃黏膜糜烂,是胃肠热毒蕴结,可在辨证的基础上,酌加清热解毒药,如败酱草、蒲公英、双花、连翘、黄连、黄芩等。据现代药理研究证实,这一些中药都有抗幽门螺杆菌的作用,与某些抗生素相同。化生可分为肠上皮化生(肠化)及假幽门腺化生,据统计,62%的萎缩性胃炎患者合并肠化。病理学上根据细胞的形态及分泌黏液的类型,可将其分为四型:Ⅰ型为小肠型完全肠化;Ⅱ型为小肠型不完全肠化;Ⅲ型为大肠型完全肠化;Ⅳ型为大肠型不完全肠化。通过多年的临床探索。可将病理分型与中医辨证结合起来,据其肠化的具体情况,选用不同类型的中药。Ⅰ型小肠型完全肠化可选用益气健脾加入解毒抗癌类中药,如黄芪、党参、白术、半枝莲、白花蛇舌草、山慈姑、龙葵、露蜂房等。Ⅱ型小肠型不完全肠化,可选用补肾健脾之类加抗癌中药,在上述基础上加枸杞子、桂圆肉、肉苁蓉、当归等。Ⅲ型加入益气补血抗癌中药,如熟地、当归、鸡血藤、半枝莲、白花蛇舌草、山慈姑、龙葵等。Ⅳ型在益气健脾补肾的基础上加重抗癌中药的用量。以此治疗均能收到非常明显的逆转化生的效果。增生即异型增生,由于长期慢性炎症的刺激及固有腺的萎缩消失,腺颈部增殖带的原始细胞,出现代偿性增生。对于增生的治疗,我常用凉润通降法化瘀法,常用柴胡、薄荷、连翘、败酱草、蒲公英、枳实、远志、三棱、莪术、蒲黄、五灵脂、穿山甲、水蛭、虻虫等,可收到非常满意的效果。中医诊病辨证是一个非常复杂的过程,它可将望问闻切所得的资料进行深入、综合的分析,资料的准确与否,直接影响到诊断的准确性,电子胃镜的胃黏膜改变,是中医望诊的深化,为辨证取得了真实可信的资料,使辨证准确率大大提高,使中药的应用有的放矢,治疗效果显著提高。

CAG 的基本病变是胃黏膜固有腺体的萎缩,在治疗上要抓住两个方面的关键:一方面阻止腺体的进一步萎缩,一方面促进胃黏膜和腺体的生长和再生。这两种方法都是根本性的治疗。

. 阻止胃黏膜腺体继续萎缩:从原因而言,胃黏膜腺体萎缩的主要原因之一是胃黏膜的慢性炎症,在腺体出现萎缩之后,胃黏膜的慢性炎症依然存在,且继续发展,所以治疗胃黏膜的慢性炎症就能够阻止腺体的继续萎缩。据笔者个人经验,CAG 腺体萎缩是正气虚弱的表现,具体而言与脾肾虚弱有关;从镜下所见的充血、水肿、糜烂等炎性病变,与中医的湿浊、火热、寒凝、血瘀、痰饮、气滞、宿食等邪实现象相吻合。据此,在抑制胃黏膜的炎症时,在辨证施治的前提下,分别采用祛湿化浊、清热解毒、活血化瘀、散水祛痰、行气导滞、消食等方法。笔者常用苡米、厚朴、栀子、黄芩、黄连、生姜、茯苓、半夏、枳实、炒山楂、炒神曲、炒麦芽、鸡内金、莱菔子、白芍等物,根据情况,合理配伍,酌情选用,随症治之。在选用药物时,即少而精,尽可能一药多效,对其病变的作用可谓面面俱到。无论胃黏膜炎症是何因,都能产生较好的治疗效果。若再根据邪气的孰轻孰重酌加药味,可更臻完善。

促进胃黏膜和腺体的生长和再生更是慢性萎缩性胃炎的治本之法。抑制胃黏膜炎症可以消除导致腺体萎缩的原因,阻止病变的进一步发展,但是却难以使已经萎缩的腺体再生,难以促进腺体增生。腺体萎缩是正气虚弱的表现,具体而言与脾肾相关,应选用扶正之法。金匮肾气丸、四君子汤、理中汤、益胃汤、养胃汤、归脾汤、黄芪建中汤等方剂,均可以随症选用。笔者在临床上习惯应用熟附子、肉桂、熟地、枸杞子、山萸肉、山药、茯苓、黄芪、党参、甘草、白术、当归、地黄等物。据笔者临床经验和认识，熟附子、肉桂、熟地、枸杞子、山萸肉、山药、茯苓、黄芪、党参、白术、甘草、当归等药所组成的方剂具有非特异性的促组织再生作用，与中医的肾主生长发育的机理相吻合，对机体所有组织细胞，包括皮肤、肌肉、神经、骨质、黏膜、血细胞，它都具有促生长、促再生活性。临床观察到，它对萎缩变薄的胃黏膜和萎缩的胃壁腺体有促再生作用。治疗慢性萎缩性胃炎补肾健脾是非常重要的。在用补益药物促腺体再生时，如何应用监制药物也很重要。参、芪、术、草、归、地等物若用之不当，有可能导致“补而致壅”或“气增而热”等现象。如果谙熟配伍之妙，应选用适当的药物牵制，患者服起来便无不适。仲景用苓制术，东垣用橘制芪，古人经验甚多，值得借鉴。妥善处理兼挟的邪气也能避免负反应。有湿祛湿，有水消水，有热清热，有寒散寒，补药之用，何弊之有。如何增损药物剂量，如何选用祛邪药物和牵制药物，皆与医者辨证以及用药水平相关。

中医药治疗慢性萎缩性胃炎具有增强黏膜屏障，改善黏膜下微循环，阻止胆汁反流，抗 Hp 感染等综合作用，促使萎缩腺体及肠化、非典型增生的逆转，而且中药治疗毒副作用小，疗效持久，是目前及今后科研的重点内容。但也存在一些影响进一步深入研究的问题亟待解决。目前对本病辨证分型和疗效判断缺乏统一标准，导致分型过多，不利于经验总结和理论升华；临床研究内容多，而动物实验研究少；科研设计欠严密，缺乏大样本的随机对照、双盲研究，疗效的重复性差，无法与国际接轨；缺乏统一的分级量化指标；临床报道有效的品种繁多，需进一步筛选，开发出真正有效的药物，研制出服用携带方便的剂型，以上种种均需要临床工作者，不懈努力，克服困难，把中医药治疗慢性萎缩性胃炎，推向一个崭新的阶段。

第十节　克萎灵治疗慢性萎缩性胃炎临床研究

本课题的研究得到威海市科技局与威海市卫生局各级领导的重视和支持。我院领导曾多次召开课题组人员会议,要求以严谨的科学态度,合理先进的研究方法,认真搞好这项科研。课题组人员分工合作,有组织有领导,按计划进行。王汝新同志负责课题设计、临床观察、统计学处理及撰写论文、组织协调、资料统计,其余同志负责临床观察与资料搜集。

本项目的工作过程,大体上可分为以下几个工作阶段:

一、尝试期

自20世纪90年代末,笔者就已经开始了CAG的临床研究,其主持完成的“胃达宁内服与毫米波辐照治疗慢性萎缩性胃炎临床研究”,被滨州地区科委评为科技进步二等奖,为CAG的深入研究打下了基础。自此就开始对CAG患者进行了系统的观察,并对其病机进行了系统的研究。2000年12月之前,主要研究认为CAG的病机与脾虚有关,并进行了大量的临床观察,也取得了满意的效果。“消萎灵治疗慢性萎缩性胃炎临床研究”为其研究结果的总结,发表于山东中医杂志2000年第11期656页。与此同时,为了寻求更高的研究目标,参阅了大量的医史文献,结合大量的临床实践,进一步认识到CAG属于本虚标实之证,从《黄帝内经》肾主生长发育的生理特点,结合现代医学认为CAG为衰老现象的胃部表现,认为与肾有着密切的关系。在治疗方面,还选择适当病例加入补肾的药物,在临床上显著提高了疗效,在应用的病例中,揭示了肾阳亏虚、气虚血瘀的病理机制,并进行了临床观察,“温阳补肾活血法治疗慢性萎缩性胃炎180例观察”收到了显著的疗效,发表于《实用中医药杂志》2000年第11期11页。上述研究周期大约10年的时间,对CAG的病因、病机、临床治疗展开了系统深入的研究,积累了大量的经验,基本形成了"克萎灵"的雏形。

二、完善期

2005 年至 2007 年，笔者在总结前段经验的基础上，认为 CAG 为本虚标实之证，脾肾阳虚，气虚血瘀为的基本病机。采用温阳补肾健脾、益气活血化瘀为主要治疗原则，组方并取名为"克萎灵"，取其克制萎缩之意。为了方便应用主要是进行了剂型选择研究，同时进一步精选了 15 味药物组方。汤剂虽然具有对药物煎煮充分、服用方便、吸收快的优点，但也存在着煎煮过程中药性挥发、药物含量不稳定、携带不方便等缺点。制成丸剂具有携带方便、保持原药有效成分的优点，既方便了患者又提高了疗效。方中有补肾温阳、益气健脾、活血化瘀三大类组成。选择观察的病例 60 例，均为门诊患者。以就诊的先后次序随机分为治疗组和对照组，考虑了年龄、性别等客观因素的影响。治疗结果显示："克萎灵"具有补肾健脾温阳、益气活血化瘀的功效。可以改善胃黏膜的血运状况，可使 CAG 逆转为浅表性胃炎，有效缓解临床症状。

综上所述，克萎灵治疗慢性萎缩性胃炎研究经历了一个不断完善的过程。无论是对 CAG 病因病机的认识，还是克萎灵胶囊的临床疗效均在逐步完善的过程中渐渐走向成熟，达到了预期的目的。

鉴定意见：该课题在中医理论指导下，认为临床观察慢性萎缩性胃炎的发生、发展、变化与脾肾阳虚，气虚血瘀有关，故以补肾温阳健脾，益气活血化瘀，作为本病的基本治法。参阅大量文献未曾有从补肾角度论治慢性萎缩性胃炎，探索出一条治疗慢性萎缩性胃炎的新途径，具有较大的创新性。

该课题组通过对 60 例慢性萎缩性胃炎诊断明确的患者进行分组对照研究，克萎灵取得了非常满意的效果，明显优与对照组。

该课题选题针对性强，设计合理，资料可靠，统计方法准确，结论可信。

经检索查新，近 20 年来国内未见相同类似的研究报道，该项研究在该领域中达到国内同类研究的领先水平。本项研究成果具有良好的社会效益和经济效益,建议深入研究以进一步推广及指导临床应用。

第五章　消化性溃疡

消化性溃疡(peptic ulcer,以下称 PU)主要是指发生于胃和十二指肠的慢性溃疡,是一常见病、多发病。溃疡形成的原因很多,使原本起消化食物作用的胃酸(盐酸)和胃蛋白酶(酶的一种)消化了自身的胃壁和十二指肠壁,从而造成黏膜组织损伤,其中酸性胃液对黏膜组织的消化作用,是引发消化性溃疡的主要原因,也是溃疡形成的基本因素,因此得名为消化性溃疡。在酸性胃液接触的任何部位,如食管下段、胃肠吻合术后的吻合口、空肠以及具有异位胃黏膜的Meckel 憩室,皆可发生溃疡。绝大多数的溃疡,发生在十二指肠和胃,故又称胃、十二指肠溃疡。

第一节　流行病学

PU 为全球性多发病,其确切的发病率,目前尚缺乏大样本的统计数字,但在不同的国家、不同的地区,其发病率存在很大悬殊。有人根据 X 线检查和尸体解剖资料分析,初步估计本病的总发病率可能占人口的 10% ~12%;也有人估计,每 5 个男性和每 10 个女性中,可有 1 人在其一生中罹患过 PU。PU 可发生于任何年龄,但以青壮年居多。据调查,胃溃疡好发于中老年人,十二指肠溃疡则以中青年人为主。据统计男性患消化性溃疡的比例高于女性,男女之比约为 5.23 ~6.5:1。胃溃疡的发病年龄,一般较十二指肠溃疡约迟到10 年,但 60 ~70 岁以上初次发病者也不在少数,女性患者的平均年龄比男性患者为高。近些年来,随着强效抑制胃酸分泌的 H2 受体拮抗剂、质子泵抑制剂和胃黏膜保护剂等药物的广泛应用，消化性溃疡的并发症及死亡率已经出现逐年降低的趋势。

据调查，在大多数国家和地区，十二指肠溃疡和胃溃疡相比，患十二指肠溃疡的人更多，约为胃溃疡的3倍。近些年来，在城市中患十二指肠溃疡的人数在有所增加。通过临床调查，食用谷物等含糖物质与食用肉类时相比，胃酸分泌会增加。当胃酸过多的状态长期持续地积存在十二指肠球部时，就容易损害黏膜导致十二指肠溃疡。

胃易产生溃疡的部位，主要在胃窦、胃角附近、胃体部。随着年龄的增长，易发生溃疡的部位将逐渐移向胃体部上部的食管附近。十二指肠溃疡多半发生在靠近胃的十二指肠球部。

第二节　病因学

通过近年来的实验与临床研究表明，胃酸分泌过多、幽门螺杆菌感染等攻击因子增强和胃黏膜保护因子减弱等因素，是引起消化性溃疡的主要环节。消化性溃疡是一种多病因引起的疾病。各种与发病有关的因素，如胃酸、胃蛋白酶、感染、遗传、体质、环境、饮食、生活习惯、神经精神因素等，通过不同的途径或机制，导致上述攻击因子增强和/或防护机制减弱，均可促发溃疡的发生。

一、胃酸及胃蛋白酶的侵袭作用及影响因素

1. 胃酸—胃蛋白酶的侵袭作用，尤其是胃酸的作用，在溃疡形成中占主要地位。

2. 神经精神因素。持续、过度的精神紧张、劳累、情绪激动等神经精神因素常是十二指肠溃疡的发生和复发的重要因素。

3. 幽门螺旋杆菌是导致消化性溃疡的重要因素之一。

二、削弱黏膜的保护因素

主要是指削弱黏膜屏障的因素，如饮食、药物、吸烟的影响，食物

和饮料对胃黏膜及其屏障可以有物理性（过热、粗糙等）或化学性（如过酸、辛辣、酒精等）的损害作用。药物因素：如阿司匹林、吲哚美辛、利舍平、肾上腺皮质激素等。在吸烟的人群中，消化性溃疡发病率显著高于不吸烟者，其溃疡愈合过程延缓，复发率显著增高，以上与吸烟量及时间呈正相关性。

三、其他因素

1. 遗传因素有关。

2. 全身性疾病的影响。如肝硬化术后，肺气肿、类风湿性关节炎等。

综上所述，胃酸—胃蛋白酶的侵袭作用增强和/或胃黏膜防护机制的削弱是本病的根本环节。任何影响此两者平衡关系失调的因素，都可能是本病发病及复发的原因。

第三节　发病机理

一、胃酸分泌过多

盐酸是胃液的主要成分，由壁细胞分泌，受神经、体液调节。已知壁细胞内含有 3 种受体，即组胺受体（hirstamine receptors）、胆碱能受体（cholinergic receptors）和胃泌素受体（gastrin receptors），分别接受组胺、乙酰胆碱和胃泌素的激活。当壁细胞表面受体一旦被相应物质结合后，细胞内第二信使便激活，进而影响胃酸分泌。壁细胞内有 2 种主要第二信使：cAMP 和钙。壁细胞膜内受体在与组胺结合后，与兴奋性 GTP－结合蛋白（stimulatory GTP－binding protein）耦联，激活腺苷酸环化酶，后者催化 ATP 转化为 cAMP。cAMP 然后激活一种蛋白激酶，使一种尚未阐明的细胞内蛋白质磷酸化，最后导致壁细胞内 H^+、K^+－ATP 酶（又称氢离子泵或质子泵）激活，促进酸分泌。乙酰胆碱受体和胃泌素受体在分别与乙酰胆碱和胃泌素结合后,与 GTP 结合蛋白耦联,激活膜结合性磷脂酶 C。该酶催化膜内磷脂分解,生成三磷酸肌醇(inositol trisphosphate,IP3)和二乙烯甘油(diacylglycerol)。IP3 促使细胞内储池释放钙,再激活 H^+、K^+ - ATP 酶促使 H^+ 分泌。乙酰胆碱也能增加细胞膜对钙的通透性。胃泌素和乙酰胆碱能促进肠嗜铬样细胞(ECL)释放组胺,它们能与组胺具有协同作用。壁细胞表面尚有生长抑素物质,兴奋后与抑制性膜受体 Gi 结合,经过抑制性 GTP 结合蛋白(inhibitory GTP - binding protein)抑制腺苷酸环化酶,从而减少细胞内 cAMP 水平,使壁细胞分泌 H^+ 减少。壁细胞的受体兴奋,不管接受哪种刺激,最后均通过第二信使——cAMP 和 Ca^{2+},影响壁细胞顶端的分泌性膜结构及质子泵——H^+、K^+ - ATP 酶,使 H^+ 分泌增加或减少。胃质子泵(proton pump)是一种氢离子 ATP 酶,依赖 ATP 提供能量。它是反转运泵(counter - transport pump),催化细胞内 H^+ 和细胞外 K^+ 的等量交换;它能在壁细胞内外产生 4 000 000∶1 的 H^+ 梯度,这一梯度远超过体内其他部位(如结肠、肾皮质集合管)质子泵所产生的梯度。

在静态壁细胞内,质子泵存在于细胞质的光面管泡(tubulovesicles)内。壁细胞兴奋后,含质子泵的管泡移向细胞的顶端,管泡膜与顶端的胞膜融合,使顶端膜面积增加。顶端膜缩回后便形成分泌性小管(Secretory canaliculus),并汇入腺腔管。管泡移动受 cAMP 和 Ca^{2+} 所促进,而膜的融合一方面伴随 H^+、K^+ - ATP 酶激活,一方面使膜对 Cl^- 和 K^+ 的通透性增加。目前尚不了解膜上 Cl^- 和 K^+ 的转运到底是通过各自的通道抑或通过 KCl 通道而实现 K^+、Cl^- 共运转。不管通过哪一种机制,由于 K^+ 和 Cl^- 同时向细胞外转运,因此在 H^+、K^+ - ATP 酶催动下,H^+ 和 K^+ 交换,最后引起 HCl 分泌。壁细胞分泌盐酸浓度是恒定的,为 160mmol/L,pH 值为 0.9,但实际上胃液中 pH 值为 1.3 ~ 1.8,因胃液中还有碱性黏液及反流的肠液。在十二指肠溃疡的发病机理中,胃酸分泌过多起重要作用。“无酸就无溃疡”的论点对十二指肠溃疡是符合的。十二指肠溃疡患者的胃酸基础分泌量(BAO)和最大分泌量(MAO)均明显高于常人;十二指肠溃疡绝不发生于无胃酸分泌或分泌很少的人。

食糜自胃进入十二指肠后，在胃酸和食糜的刺激兴奋下，胰腺大量分泌胰液泌素、胰酶泌素、促胆囊收缩素，肠黏膜除分泌黏液外，也释放激素如肠高血糖素、肠抑胃肽(GIP)、血管活性肠肽(VIP)，这类激素具有抑制胃酸分泌和刺激胃泌素分泌的作用，故当十二指肠黏膜释放这些激素的功能减退时，则可引起胃泌素、胃酸分泌增高，促成十二指肠溃疡的形成。

胃溃疡在病程的长期性、反复性，并发症的性质，以及在胃酸减少的条件下溃疡趋向愈合等方面，均提示其发病机理与十二指肠溃疡有相似之处。但是，胃溃疡患者的 BAO 和 MAO 均与正常人相似，甚至低于正常人；一些胃黏膜保护药物(非抗酸药)虽无减少胃酸的作用，却可以促进溃疡的愈合；一些损伤胃黏膜的药物如阿司匹林等可引起胃溃疡，以及在实验动物不断从胃腔吸去黏液可导致胃溃疡等事实，均提示胃溃疡的发生起因于胃黏膜的局部。由于胃黏膜保护屏障的破坏，不能有效地对抗胃酸和胃蛋白酶的侵蚀和消化作用，而致溃疡发生。

二、幽门螺杆菌感染(HP)

HP 感染是慢性胃炎的主要病因，也是引起消化性溃疡的重要病因。在 HP 黏附的上皮细胞可见微绒毛减少，细胞间连接丧失，细胞肿胀、表面不规则，细胞内黏液颗粒耗竭，空泡样变，细菌与细胞间形成黏着蒂和浅杯样结构。

三、胃黏膜保护作用

在正常情况下，各种食物的理化因素和酸性胃液的消化作用均不能损伤胃黏膜而导致溃疡形成，乃是由于正常胃黏膜具有保护功能，包括黏液分泌、胃黏膜屏障完整性、丰富的黏膜血流和上皮细胞的再生等。在胃黏膜表面有 0.25 ~ 0.5mm 的黏液层，这一厚度约为表面上皮细胞厚度的 10 ~ 20 倍，相当于胃腺深度的 1/2 ~ 1/4。黏液在细胞表面形成一非动层(unstirred zone);黏液内又含黏蛋白,其浓度约30~50mg/ml,黏液内所含的大部分水分填于黏蛋白的分子间,从而有利于阻止氢离子的逆弥散。胃表面上皮细胞还能分泌重碳酸盐,其分泌量相当于胃酸最大排出量的5%~10%。胃分泌HCO_3^-的过程依赖于代谢能量。细胞内CO_2和H_2O在碳酸酐酶的作用下,生成HCO_3^-;后者穿越管腔内膜,与Cl^-交换,而分泌入胃腔中;细胞的基底侧膜内有Na^+、K^+-ATP酶。在该酶作用下,细胞外保持Na^+的高浓度。Na^+再弥散入细胞内,作为交换,在HCO_3^-形成过程中生成的H^+得以排出细胞外。无论是黏液抑或重碳酸盐,单独均不能防止胃上皮免受胃酸和胃蛋白酶的损害,两者结合则形成有效的屏障。黏液作为非流动层而起缓冲作用;在黏液层内,重碳酸盐慢慢地移向胃腔,中和慢慢地移向上皮表面的酸,从而产生跨黏液层的H^+梯度。胃内pH值为2.0的情况下,上皮表面黏液层内pH值可保持在7.0。这一梯度的形成取决于碱分泌的速率及其穿过黏液层的厚度,而黏液层的厚度又取决了黏液新生和从上皮细胞表面丢失入胃腔的速率。上述因素中任何一个或几个受到干扰,pH梯度便会减低,防护性屏障便遭到破坏。

四、胃排空延缓和胆汁反流

胃溃疡时,胃窦和幽门区域的这种退行性变可使胃窦收缩失效,从而影响食糜的向前推进。胃排空延缓可能是胃溃疡病发病机理中的一个因素。

十二指肠内容物中某些成分,如胆汁酸和溶血卵磷脂可以损伤胃上皮。十二指肠内容物反流入胃可以引起胃黏膜的慢性炎症。受损的胃黏膜更易遭受酸和胃蛋白酶的破坏。胃溃疡病时空腹胃液中胆汁酸结合物较正常对照者的浓度显著增高,从而推想胆汁反流入胃可能在胃溃疡病的发病机理中起重要作用。

五、胃肠肽的作用

已知许多胃肠肽可以影响胃酸分泌,但只有胃泌素与消化性溃疡关系的研究较多。关于胃泌素在寻常的消化性溃疡发病机理中所起的作用,尚不清楚。

六、遗传因素

目前通常一致认为,消化性溃疡的发生具有遗传因素,而且已证明胃溃疡和十二指肠溃疡病是单向遗传,互不相干。胃溃疡患者的家族中,胃溃疡的发病率较正常人高 3 倍;而在十二指肠溃疡患者的家族中,较多发生的是十二指肠溃疡而非胃溃疡。

七、药物因素

某些解热镇痛药、抗癌药等,如吲哚美辛、保泰松、阿司匹林等非甾体类消炎药,肾上腺皮质激素,氟尿嘧啶、氨甲蝶呤等曾被列为致溃疡因素。在上述药物中,对阿司匹林的研究比较多,结果表明,规律性应用阿司匹林的人容易发生胃溃疡病。有人指出,规律性应用阿司匹林者较之不用阿司匹林者胃溃疡病的患病率约高出 3 倍。

肾上腺皮质类固醇很可能与溃疡的生成和再活动有关。一组 5 331例研究结果表明,皮质类固醇治疗超过 30 天或泼尼松总量超过 1 000mg 时可引起溃疡。在既往有溃疡病史的患者,可使疾病加重。

非类固醇抗炎药,如吲哚美辛、保泰松、布洛芬、萘普生等,也可在不同程度上抑制前列腺素的合成,从而在理论上可以产生类似阿司匹林的临床效应。利血平等药具有组胺样作用,可增加胃酸分泌,故有潜在致溃疡作用。

八、环境因素

吸烟可刺激胃酸分泌增加,一般比不吸烟者可增加 91.5%;烟草中含有尼古丁,故吸烟可引起血管收缩,并抑制胰液和胆汁的分泌而减弱其在十二指肠内中和胃酸的能力,导致十二指肠持续酸化;烟草中烟碱可使幽门括约肌张力减低,影响其关闭功能而导致胆汁反流,破坏胃黏膜屏障。消化性溃疡的发病率在吸烟者显著高于对照组。在相同的有效药物治疗条件下,溃疡的愈合率前者亦显著低于后者。因此,长期大量吸烟不利于溃疡的愈合,亦可致复发。

食物对胃黏膜可引起理化性质损害作用。暴饮暴食或不规则进食可能破坏胃分泌的节律性。据临床观察,咖啡、浓茶、烈酒、辛辣调料、泡菜等食品,以及偏食、饮食过快、过烫、过冷、暴饮暴食等不良饮食习惯,均可能是本病发生的有关因素。

九、精神因素

根据现代的心理—社会—生物医学模式观点,消化性溃疡属于典型的心身疾病范畴之一。心理因素可影响胃液分泌。

第四节　病理改变

一、部位

胃溃疡多发生于胃小弯,尤其是胃小弯最低处的胃角。也可见于胃窦或高位胃体,胃大弯和胃底甚少见。胃大部分切除术后发生的吻合口溃疡,则多见于吻合口空肠侧。十二指肠溃疡主要见于球部,约5%见于球部以下部位,称球后溃疡。在球部的前后壁或大、小弯侧同时见有溃疡,称对吻溃疡。胃和十二指肠均有溃疡者,称复合性溃疡。

二、数目

消化性溃疡绝大多数是单个发生,少数可有2~3个溃疡并存,称多发性溃疡。

三、大小

十二指肠溃疡的直径一般<1cm;胃溃疡的直径一般<2.5cm,但直径>2.5~4cm的巨大溃疡并非罕见。

四、形态

典型的溃疡呈圆形或卵圆形,深而壁硬,呈“打洞”或“漏斗”形,溃疡边缘常有增厚且充血水肿,溃疡基底光滑、清洁,表面常覆以纤维素膜或纤维浓性膜而呈灰白或灰黄色(苔膜)。

五、并发症

溃疡进一步发展,可穿透肌层,称穿透性溃疡,当穿透浆膜层即引起穿孔。前壁穿孔多引起急性腹膜炎;后壁穿孔往往和邻近器官如肝、胰、横结肠等粘连。当溃疡基底的血管特别是动脉受到侵蚀时,会引起大出血。多次复发或破坏过多,愈合后可留有瘢痕。瘢痕收缩可成为溃疡病变局部畸形和幽门梗阻的原因。

第五节　临床表现

一、疼痛的特点

(一)长期性

由于溃疡发生后可自行愈合,但每于愈合后又可能复发,故常有上腹疼痛长期反复发作的特点。整个病程平均6~7年,有的可长达10~20年,甚至更长。

(二)周期性

上腹部疼痛常呈反复周期性发作,乃为此种溃疡的特征之一,尤以十二指肠溃疡更为突出。中上腹疼痛发作可持续几天、几周甚至更长的时间,继以较长时间的缓解。一年四季均可发作,但以春、秋季节发作者更为多见。

（三）节律性

溃疡疼痛与饮食之间的关系具有明显的相关性和节律性。在一天中，凌晨3点至早餐的一段时间，胃酸分泌最低，故在此时间内发生疼痛很少。十二指肠溃疡的疼痛，多发生在二餐之间，持续不减直至下餐进食或服制酸药物后可缓解。一部分十二指肠溃疡的患者，由于夜间的胃酸较高，尤其在睡前曾进餐者，可发生半夜疼痛。胃溃疡疼痛的发生较不规律，常发生在餐后1小时内，经1～2小时后逐渐缓解，直至下餐进食后再复出现上述节律。

（四）疼痛部位

十二指肠溃疡的疼痛多出现于中上腹部，或在脐上方，或在脐上方偏右处，球后溃疡常反射到后背；胃溃疡疼痛的位置也多在中上腹，但稍偏高处，或在剑突下和剑突下偏左处。疼痛范围直径约数厘米。因为空腔内脏的疼痛在体表上的定位一般不十分确切，所以，疼痛的部位也不一定准确反映溃疡所在解剖位置。

（五）疼痛性质

多呈钝痛、灼痛或饥饿样痛，一般较轻而能耐受，持续性剧痛提示溃疡穿透或穿孔。

（六）影响因素

疼痛常因精神刺激、过度疲劳、饮食不慎、药物影响、气候变化等因素诱发或加重；可因休息、进食、服制酸药、以手按压疼痛部位等方法或呕吐后而减轻或缓解。

二、其他症状与体征

（一）其他症状

本病除中上腹疼痛外，尚可有唾液分泌增多、胃灼热、反胃、泛酸、嗳气、恶心、呕吐等其他胃肠道症状。食欲多保持正常，但偶可因食后疼痛发作而惧食，以致体重减轻。全身症状可有失眠等神经官能症的表现，或有缓脉、多汗等自主神经系统不平衡的症状。

（二）其他体征

溃疡发作期，中上腹部可有局限性压痛，程度不重，其压痛部位多与溃疡的位置基本相符。

三、特殊类型的消化性溃疡

（一）无症状型溃疡

指无明显症状的消化性溃疡患者，因其他疾病作胃镜检查或X线钡餐检查时偶然被发现；或当发生出血或穿孔等并发症时，甚至于尸体解剖时始被发现。这类消化性溃疡可发生于任何年龄，但以老年人尤为常见。

（二）儿童期消化性溃疡

儿童时期消化性溃疡的发生率低于成人，可分为4种不同的类型。

1. 婴儿型　婴儿型溃疡系急性溃疡，发生于新生儿和两岁以下的婴儿。发病原因并不清楚。在新生儿时期，十二指肠溃疡较胃溃疡多见。这种溃疡或是迅速愈合，或是发生穿孔或出血而迅速致死。在新生儿时期以后至两岁以内的婴儿，溃疡的表现和新生儿患者无大差别，主要表现为出血、梗阻或穿孔。

2. 继发型　此型溃疡的发生与一些严重的系统性疾病，如脓毒病、中枢神经系统疾病、严重烧伤和皮质类固醇的应用有关。它还可发生于先天性幽门狭窄、肝脏疾病、心脏外科手术以后，此型溃疡在胃和十二指肠的发生频率相等，可见于任何年龄和性别的儿童。

3. 慢性型　此型溃疡主要发生于学龄儿童。随着年龄的增长，溃疡的表现愈与成年人相近。但在幼儿，疼痛比较弥散，多在脐周，与进食无关。时常出现呕吐，这可能是由于十二指肠较小，容易因水肿和痉挛而出现梗阻的缘故。至青少年才呈现典型的局限于上腹部的节律性疼痛。十二指肠溃疡较胃溃疡多，男孩较女孩多。此型溃疡的发病与成年人溃疡病的基本原因相同。

4. 并发于内分泌腺瘤的溃疡　此型溃疡发生于胃泌素瘤和多发

性内分泌腺瘤病Ⅰ型,即 Wermer 综合征。

（三）老年人消化性溃疡

溃疡多发于胃,也可发生十二指肠溃疡。胃溃疡直径常可超过2.5cm,且多发生于高位胃体的后壁。老年人消化性溃疡常表现为无规律的中上腹部疼痛、呕血和(或)黑粪、消瘦,很少发生节律性痛,夜间疼痛加重及反酸。常易并发大出血,常常难以控制。

（四）幽门管溃疡

较为少见,常伴胃酸分泌过高。其主要表现有:①餐后立即出现中上腹疼痛,其程度较为剧烈而无节律性,并可使患者惧食,制酸药物可使腹痛缓解;②好发呕吐,呕吐后疼痛随即缓解。腹痛、呕吐和饮食减少可导致体重减轻。此类消化性溃疡内科治疗的效果较差。

（五）球后溃疡

约占消化性溃疡的5%,溃疡多位于十二指肠乳头的近端。球后溃疡的夜间腹痛和背部放射性疼痛更为多见,并发大量出血者亦多见,内科治疗效果较差。

（六）复合性溃疡

指胃与十二指肠同时发生溃疡,通常是十二指肠的发生在先,胃溃疡在后。本病约占消化性溃疡的7%,多见于男性。其临床症状并无特异性,但幽门狭窄的发生率较高,出血的发生率高达30%～50%,出血多来自胃溃疡。本病病情较顽固,并发症发生率高。

（七）巨型溃疡

巨型胃溃疡指胃镜检查或X线胃钡餐检查测量溃疡的直径超过2.5cm者,并非都属于恶性。疼痛常不典型,往往不能为抗酸药所完全缓解。呕吐与体重减轻明显,并可发生致命性出血。有时可在腹部触到纤维组织形成的硬块。病程长的巨型胃溃疡往往需要外科手术治疗。

巨型十二指肠溃疡系指直径在2cm以上者,多数位于球部,也可位于球后。球部后壁溃疡的周围常有炎性团块,且可侵入胰腺。

疼痛剧烈而且顽固，常放射到背部或右上腹部。呕吐与体重减轻明显，出血、穿孔和梗阻常见，也可同时发生出血和穿孔。有并发症的巨型十二指肠溃疡以手术治疗为主。

（八）食管溃疡

其发生也是和酸性胃液接触密切相关。溃疡多发生于食管下段，多为单发，约10%为多发。溃疡大小自数毫米到相当大。本病多发生于反流性食管炎和滑动性食管裂孔疝伴有贲门食管反流的患者。溃疡可发生在鳞状上皮，也可发生在柱状上皮（Barrett 上皮）。食管溃疡还可发生于食管胃吻合术或食管腔吻合术以后，它是胆汁和胰腺分泌物反流的结果。食管溃疡多发生于30～70岁之间，约有2/3的患者在50岁以上。主要症状是胸骨下段后方或高位上腹部疼痛，常发生于进食或饮水时，卧位时加重。疼痛可放射至肩胛间区、左侧胸部，或向上放射至肩部和颈部。有时也可见咽下困难，它是继发性食管痉挛或纤维化导致食管狭窄所致。还可以出现是恶心、呕吐、嗳气和体重减轻等症状。主要并发症是梗阻、出血和穿孔至纵隔或上腹部。诊断主要依靠胃镜或X线检查。

（九）难治性溃疡

是指经一般内科治疗无效的消化性溃疡。其诊断尚缺乏统一标准，可包括下列情况：慢性消化溃疡频繁反复发作多年，治疗效果较差，且对内科治疗的反应愈来愈差。难治性溃疡的产生，可能与下列因素有关：①穿透性溃疡，溃疡深达肌层，幽门梗阻等并发症存在；②特殊部位的溃疡（如球后、幽门管等）内科治疗效果较差；③病因未去除，如焦虑、紧张等精神因素以及饮食不节、治疗不当等；④引起难治性溃疡的疾病，如胃酸高分泌状态，如胃泌素瘤、甲状旁腺功能亢进症等。

（十）应激性溃疡

应激性溃疡系指在严重烧伤、颅脑外伤、脑肿瘤、颅内神经外科手术和其他中枢神经系统疾病、严重外伤和大手术、严重的急性或慢性内科疾病，如脓毒病、肺功能不全等，致成应激的情况下在胃和十二指肠产生的急性溃疡。严重烧伤引起的急性应激性溃疡又称为Cushing溃疡；颅脑外伤、脑肿瘤或颅内神经外科手术引起的溃疡亦称为Cushing溃疡。应激性溃疡的发病率近年来有增加的趋势。

应激性溃疡的发病机理尚不明确，其发病可能与以下两种原因有关：

1. 应激时出现胃酸分泌过多，从而导致黏膜的自身消化而受到损伤，形成应激性溃疡。Cushing溃疡可能就是直接由于胃酸的显著分泌过多所造成。

2. 严重而持久的应激，导致的强烈的交感刺激和循环儿茶酚胺水平的增高，可使胃十二指肠黏膜下层的动静脉短路开放。因此，正常流经胃十二指肠黏膜毛细管床的血液便分流至黏膜下层动静脉短路而不再流经胃十二指肠黏膜。

因此，在严重应激期间黏膜可以发生缺血，可持续数小时甚至数天等更长的时间，最终造成胃黏膜严重的损伤。当黏膜缺血区域发生坏死时，便形成应激性溃疡。此时，盐酸和胃蛋白酶的消化作用可以加速应激性溃疡的形成，缺血的胃及十二指肠黏膜较正常黏膜更易被盐酸和胃蛋白酶所消化。导致胃十二指肠黏膜缺血性损伤的另一可能原因，便是播散性血管内凝血引起的胃黏膜血管内的急性血栓形成。播散性血管内凝血，常常是严重脓毒病和烧伤的并发症，这或许是脓毒病或烧伤患者应激性溃疡发生率高的原因之一。应激性溃疡的主要表现是出血，往往难以控制。这是因为应激性溃疡发生急剧，位于溃疡下面的血管未能形成血栓的缘故。此外，也可以发生穿孔。有时仅仅具有上腹痛。应激性溃疡的诊断，主要依靠急诊内镜检查，其特征是溃疡多发生于高位胃体，呈多发性浅表性不规则的溃疡，直径在0.5～1.0cm，甚至更大。溃疡愈合后不留疤痕。

第六节 并发症

一、大量出血

是本病最常见的并发症,其发生率约占本病患者的 20% ~ 25%,也是上消化道出血的最常见原因。并发于十二指肠溃疡者多见于胃溃疡,而并发于球后溃疡者更为多见。并发出血者,其消化性溃疡病史大多在 1 年以内,但一次出血后,就易发生第二次或更多次出血。尚有 10% ~15% 的患者,可以大量出血为消化性溃疡的首见症状。消化性溃疡出血的临床表现取决于出血的部位、速度和出血量。如十二指肠后壁溃疡,常可溃穿其毗邻的胰十二指肠动脉而致异常迅猛的大量出血;十二指肠前壁因无粗大的动脉与之毗邻,故较少发生大量出血。溃疡基底部肉芽组织的渗血,或溃疡周围黏膜糜烂性出血,一般只有小量而暂时的出血。消化性溃疡出血速度快而量多者,则表现为呕血及黑粪;如出血量少,出血速度慢而持久,则可表现为逐渐出现的低色素性小红细胞性贫血和粪便潜血阳性。十二指肠溃疡出血,黑粪比呕血多见,而胃溃疡出血,两者发生机会相仿。短时间内的大量出血,可因血容量的锐减而致头昏、眼花、无力、口渴、心悸、心动过速、血压下降、昏厥,甚至休克。消化性溃疡并发出血前,常因溃疡局部的充血突然加剧,导致上腹疼痛加重。出血后则可因充血减轻,以及碱性血对胃酸的中和与稀释作用,腹痛也随之缓解。根据消化性溃疡病史和出血的临床表现,诊断一般不难确立。对临床表现不典型而诊断困难者,应争取在出血后 24 ~48 小时内进行急诊内镜检查,其确诊率可达 90% 以上,从而使患者得到及时的诊断和治疗。

二、穿孔

溃疡穿透浆膜层而达游离腹腔即可致急性穿孔;如溃疡穿透与

邻近器官、组织粘连，则称为穿透性溃疡或溃疡慢性穿孔。后壁穿孔或穿孔较小而只引起局限性腹膜炎时，称亚急性穿孔。急性穿孔时，由于十二指肠或胃内容物流入腹腔，导致急性弥漫性腹膜炎，临床上突然出现剧烈的腹痛。腹痛常起始于右上腹或中上腹，持续而较快蔓延至脐周，以至全腹。因胃肠漏出物刺激膈肌，故疼痛可放射至一侧肩部（大多为右侧）。如漏出内容物沿肠系膜根部流入右下盆腔时，可致右下腹疼痛而酷似急性阑尾炎穿孔。腹痛可因翻身、咳嗽等动作而加剧，故患者常卧床，两腿卷曲而不愿移动。腹痛时常伴恶心和呕吐。患者多烦躁不安、面色苍白、四肢湿冷、心动过速。如穿孔发生于饱餐后，胃内容物漏出较多，则致腹肌高度紧张，并有满腹压痛和反跳痛；如漏出量较少，则腹肌强直、压痛及反跳痛可局限于中上腹附近。肠鸣音减低或消失。肝浊音界缩小或消失，表示有气腹存在。如胃肠内容物流达盆腔，直肠指诊可探到右侧直肠陷凹触痛。周围血白细胞总数和中性粒细胞增多。腹部X线透视多可发现膈下有游离气体，可证实胃肠穿孔的存在；但无隔下游离气体并不能排出穿孔存在。严重的穿孔病例或溃疡穿透累及胰腺时，血清淀粉酶亦可增高，但一般不超过正常值的5倍。亚急性或慢性穿孔所致的症状不如急性穿孔剧烈，可只引起局限性腹膜炎、肠粘连或肠梗阻征象，并于短期内即可见好转。

三、幽门梗阻

大多由十二指肠溃疡引起，但也可发生于幽门前区及幽门管溃疡。其发生原因通常是由于溃疡活动期，溃疡周围组织的炎性充血、水肿或反射性地引起幽门痉挛。此类幽门梗阻属暂时性，可随溃疡好转而消失；内科治疗有效，故称之功能性或内科性幽门梗阻。反之，由溃疡愈合，瘢痕形成和瘢痕组织收缩或与周围组织粘连而阻塞幽门通道所致者，则属持久性，非经外科手术而不能自动缓解，称之器质性和外科性幽门梗阻。由于胃潴留，患者可感上腹饱胀不适，并常伴食欲减退、嗳气、泛酸等消化道症状，尤以饭后为甚。呕吐是幽门梗阻的主要症状,多于餐后 30 ~60min 后发生。呕吐次数不多,约每隔 1 ~2 天一次。一次呕吐量可超过 1L,内含发酵宿食。患者可因长期、多次呕吐和进食减少而致体重明显减轻。但不一定有腹痛,如有腹痛则较多发生于清晨,且无节律性。因多次反复大量呕吐,H^+ 和 K^+ 大量丢失,可致代谢性碱中毒,并出现呼吸短促、四肢无力、烦躁不安,甚至发生手足搐搦。空腹时上腹部饱胀和逆蠕动的胃型以及上腹部震水音,是幽门梗阻的特征性体征

四、癌变

胃溃疡癌变至今仍是个争论的问题。一般估计,胃溃疡癌变的发生率为 2% ~3% ,但十二指肠球部溃疡并不引起癌变。

第七节 辅助检查

一、内镜检查

电子胃镜为确诊消化性溃疡的主要方法。在内镜直视下,消化性溃疡通常呈圆形、椭圆形或线形,边缘锐利,基本光滑,为灰白色或灰黄色苔膜所覆盖,周围黏膜充血水肿,略隆起(彩色插图 1,2)。

日本学者将消化性溃疡生命周期的胃镜表现分为三期:①活动期(A 期)(彩色插图 3),又分为 A1 及 A2 两期。A1 期:圆形或椭圆形,中心覆盖白苔,常有小出血,周围潮红,有炎症性水肿;A2 期:溃疡面覆盖黄或白色苔,无出血,周围炎症水肿减轻。②治愈期(H 期),又分为 H1 及 H2 两期。H1 期:溃疡周边肿胀消失,黏膜呈红色,伴有新生毛细血管;H2 期:溃疡变浅、变小,周围黏膜发生皱褶。③瘢痕期(S 期)(彩色插图 4),也分为 S1 及 S2 两期。S1 期:溃疡白苔消失,新生红色黏膜出现(红色瘢痕期);S2 期:红色渐变为白色(白色瘢痕期)。

二、X 线钡餐检查

消化性溃疡的主要 X 线表现是壁龛或龛影，是钡悬液填充溃疡的凹陷部分所造成。在正面观，龛影呈圆形或椭圆形，边缘整齐。因溃疡周围的炎性水肿而形成环形透亮区。胃溃疡的龛影多见于胃小弯，且常在溃疡对侧见到痉挛性胃切迹。十二指肠溃疡的龛影常见于球部，通常比胃的龛影小。龛影是溃疡存在的直接征象。由于溃疡周围组织的炎症和局部痉挛等，X 线钡餐检查时可发现局部压痛与激惹现象。溃疡愈合和瘢痕收缩，可使局部发生变形，尤多见于十二指肠球部溃疡，后者可呈三叶草形、花瓣样等变形。

三、HP 感染的检测

HP 感染的检测方法大致分为四类：①直接从胃黏膜组织中检查 HP，包括细菌培养、组织涂片或切片染色镜检细菌；②用尿素酶试验、呼吸试验、胃液尿素氮检测等方法测定胃内尿素酶的活性；③血清学检查抗 HP 抗体；④应用多合酶链反应（PCR）技术测定 HP－DNA。细菌培养是诊断 HP 感染最可靠的方法。⑤呼气试验测定^{14}C、^{13}C。

四、胃液分析

正常男性和女性的基础酸排出量（BAO）平均分别为 2.5 和 1.3mmol/h（0～6mmol/h），男性和女性十二指肠溃疡患者的 BAO 平均分别为 5.0 和 3.0mmol/h。当 BAO＞10mmol/h，常提示胃泌素瘤的可能。五肽胃泌素按 6μg/kg 注射后，最大酸排出量（MAO），十二指肠溃疡者常超过 40mmol/h。由于各种胃病的胃液分析结果、胃酸幅度与正常人有重叠，对溃疡病的诊断仅作参考。

第八节　鉴别诊断

本病应与下列疾病作鉴别：

一、胃癌

胃良性溃疡与恶性溃疡的鉴别十分重要,其鉴别要点见表5-1。两者的鉴别有时比较困难。以下情况应当特别重视:①中老年人近期内出现中上腹痛、出血或贫血;②胃溃疡患者的临床表现发生明显变化或抗溃疡药物治疗无效;③胃溃疡活检病理有肠化生或不典型增生者。临床上,对胃溃疡患者应在内科积极治疗下,定期进行内镜检查随访,密切观察直到溃疡愈合。

表5-1 胃良性溃疡与恶性溃疡的鉴别要点

		良性溃疡	恶性溃疡
临床表现	年龄	青中年居多	多见于中年以上
	病史	周期性间歇发作	进行性持续性发展
	病程	较长,多以年计	较短,多以月计
	全身表现	轻	多明显,消瘦显著
	制酸药	可缓解腹痛	效果不佳
胃镜检查	溃疡形状	圆或椭圆形,规则	呈不规则形态
	溃疡边缘	呈钻凿样,锐而光整,充血	凹凸不平,肿瘤状突起,较硬而脆,可糜烂出血
	基底苔色	平滑、洁净,呈灰白或灰黄色苔	凹凸不平,污秽苔,出血,岛屿状残存
	周围黏膜	柔软,皱襞常向溃疡集中	呈癌性浸润、增厚、常见结节状隆起,皱襞中断
	胃壁蠕动	正常	减弱或消失
X线检查	龛影直径	多<2.5cm	多>2.5cm
	龛影形状	常呈圆或椭圆形	常呈三角形或不规则形
	溃疡边缘	光滑	不整齐
	龛影位置	胃腔外	胃腔内
	周围黏膜	黏膜纹粗细一致、柔软、龛影四周有炎症性水肿引起的密度较低透明带,溃疡口部常显示1~2mm的透亮细影,即Hampton线	胃癌性浸润而隆起成结节状或息肉状,黏膜变厚而不规则、僵硬、皱襞中断,断端杵状、变尖、边缘毛糙、龛影无透亮区,也无Hampton线

（续表）

		良性溃疡	恶性溃疡
其他检查	胃壁蠕动	正常	减弱或消失
	粪便潜血	活动期可阳性，治疗后转阴	多持续阳性
	胃液分析	胃酸正常或偏低，无真性缺酸	缺酸者较多

二、慢性胃炎

本病亦有慢性上腹部不适或疼痛，其症状可类似消化性溃疡，但发作的周期性与节律性一般不典型。胃镜检查是主要的鉴别方法。

三、胃神经官能症

本病可有上腹部不适、恶心呕吐，或者酷似消化性溃疡，但常伴有明显的全身神经官能症状，情绪波动与发病有密切关系。内镜检查与 X 线检查未发现明显异常。

四、胆囊炎、胆石症

多见于中年女性，常呈间隙性、发作性右上腹痛，常放射到右肩胛区，可有胆绞痛、发热、黄疸、墨菲征（+）。进食油腻食物常可诱发。B 超检查可以作出诊断。

五、胃泌素瘤

本病又称 Zollinger－Ellison 综合征，有顽固性多发性溃疡，或有异位性溃疡，胃次全切除术后容易复发，多伴有腹泻和明显消瘦。患者胰腺有非 β 细胞瘤或胃窦 G 细胞增生，血清胃泌素水平增高，胃液和胃酸分泌显著增多。

第九节　预　防

去除和避免诱发消化性溃疡发病的因素甚为重要，如精神刺激、过度劳累、生活无规律、饮食不调、吸烟与酗酒等。消化性溃疡经药物治疗后达到症状缓解、溃疡愈合,仍需要继续给予维持量的药物治疗1~2年,对预防溃疡复发有积极意义。HP相关性胃及十二指肠溃疡,在应用降低胃酸药物的同时,给予有效的抗菌药物,根除HP感染也是预防溃疡复发的重要环节。此外,胃泌素瘤或多发性内分泌腺瘤、甲状旁腺功能亢进症、Meckel憩室、Barrett食管等疾病常可伴发消化性溃疡,应予及时治疗。

第十节　治疗措施

本病确诊后一般采取综合性治疗措施,包括内科基本治疗、药物治疗、并发症的治疗和外科治疗。治疗消化性溃疡的目的在于:①缓解临床症状;②促进溃疡愈合;③防止溃疡复发;④减少并发症。但目前现有的各种疗法尚不能改变消化性溃疡的自然病程和彻底根治溃疡。

一、内科基本治疗

(一)生活

消化性溃疡属于典型的心身疾病范畴,心理—社会因素不良对发病起着重要作用,因此乐观的情绪、规律的生活,避免过度紧张与劳累,无论在本病的发作期或缓解期均很重要。当溃疡活动期,症状较重时,应卧床休息几天乃至1~2周,有助于溃疡的愈合。

(二)饮食

在H2受体拮抗剂问世以前,饮食疗法曾经是消化性溃疡的唯一或主要的治疗手段。1901年,Lenhartz指出少食多餐对患者有利。其后,Sippy饮食疗法问世,并一直被在临床上沿用达数十年之久。Sippy饮食主要由牛奶、鸡蛋、奶油组成,以后还包括了一些软的非刺激性食物,其原理在于这些食物能够持久地稀释和中和胃酸,增强保护因子,削弱攻击因子。对消化性溃疡患者的饮食持下列观点:①细嚼慢咽,防止进食粗糙,避免急食,咀嚼可增加唾液分泌,后者能稀释和中和胃酸,并可能具有提高黏膜屏障作用;②有规律的定时进食,以维持正常消化活动的节律性;③在急性活动期,以少吃多餐为宜,每天进餐4~5次即可,一旦症状得到控制,应鼓励较快恢复到平时的一日3餐;④饮食宜注意营养,但无需规定特殊食谱;⑤餐间避免零食,睡前不宜进食;⑥在急性活动期,应戒烟酒,并避免咖啡、浓茶、浓肉汤和辣椒酸醋等刺激性调味品或辛辣的食物及饮料,尽量避免服用损伤胃黏膜的药物;⑦饮食不过饱,以防止胃窦部的过度扩张而增加胃泌素的分泌。

(三)镇静

对少数伴有焦虑、紧张、失眠等症状的患者,可短期使用一些镇静药或安定剂。

(四)避免应用致溃疡药物

应劝阻患者停用诱发或引起溃疡病加重或并发出血的有关药物,包括:①水杨酸盐及非类固醇抗炎药(NSAIDs);②肾上腺皮质激素;③利血平等。如果因风湿病或类风湿病必须用上述药物,应当尽量采用肠溶剂型或小剂量间断应用。同时进行充分的抗酸治疗和加强黏膜保护剂的应用。

二、药物治疗

治疗消化性溃疡的药物主要包括降低胃酸的药物、根除幽门螺杆菌感染的药物和增强胃黏膜保护作用的药物。

(一)降低胃酸的药物

包括制酸药和抗分泌药两类。

制酸药与胃内盐酸作用形成盐和水,使胃酸降低。种类繁多,有碳酸氢钠、碳酸钙、氧化镁、氢氧化铝、三硅酸镁等,其治疗作用在于:①结合和中和 H^+,从而减少 H^+ 向胃黏膜的反弥散,同时也可减少进入十二指肠的胃酸;②提高胃液的 pH 值,降低胃蛋白酶的活性。胃液 pH 值为1.5~2.5时,胃蛋白酶的活性最强。制酸药分可溶性和不溶性两大类,碳酸氢钠属于可溶性,其他属于不溶性。前者止痛效果快,但长期和大量应用时,副作用较大。含钙、铋、铝的制酸剂可致便秘,镁制剂可致腹泻,常将两种或多种制酸药制成复合剂,以抵消其副作用。

抗分泌药物主要有组胺H2受体拮抗剂和质子泵抑制剂两类。

1. 组胺H2受体拮抗剂　组胺H2受体拮抗剂选择性竞争H2受体,从而使壁细胞内cAMP的产生及胃酸分泌减少,故对治疗消化性溃疡有效。

2. 质子泵抑制剂　胃酸分泌最后一步是壁细胞分泌膜内质子泵驱动细胞 H^+ 与小管内 K^+ 交换,质子泵即 H^+、K^+ - ATP酶。质子泵抑制剂可明显减少任何刺激激发的酸分泌。质子泵抑制剂(以下称PPI)的优势在于它能够更直接地抑制胃酸分泌的最终环节,疗效显著优于其他抑酸剂,同时还解决了耐受性等诸多问题。目前市场上存在的PPI类药品有奥美拉唑、兰索拉唑、潘妥拉唑、雷贝拉唑,其中以奥美拉唑使用最为广泛。这些PPI产品化学结构相似,作用方式也相似,但由于半衰期不同,临床疗效也不尽相同。PPI的重要特点是作用于激活的质子泵以达到抑酸的目的,能够全面减轻消化性溃疡和胃食管反流的症状。但在广泛的临床使用后,也暴露了PPI的一些缺点,如使用3天才能达到最大的抑酸效果,夜间对胃内pH控制比较差,而胃食管反流的症状多在夜间发生。了解了这些局限之后,科学家又进行了卓有成效的研究。在今后10年中,科学家的研究重点将集中在如何优化PPI,达到更好的抑酸效果,以提高消化性溃疡、胃食管反流患者的生活质量。迄今发现至少有3种改善PPI的方法:利用现有配方中消旋物的对映体来改善PPI的生化特点;利用前体药物改变PPI半衰期;开发质子泵(酸泵)拮抗剂。目前包括奥美拉唑在内的PPI结构式中均含两种对映异构体,这就像人的两只手,虽然样子很像,但结构并不相同,因此功能差异也很显著。如果能开发出单纯的异构体,对抑酸效果有着重要意义。据悉,第一个单一异构体PPI(I - PPI),即奥美拉唑的S - 对映体埃索美拉唑已率先问世。在一项双盲交叉试验中发现,与接受奥美拉唑 20mg 治疗的患者相比,接受埃索美拉唑 40mg 的患者疗效更为显著。所谓用前药来改变 PPI 生化特点的方法,简单地说就是在 PPI 上添加一个化学基团成 PPI 前体,与目前所有质子泵抑制剂相比,这种新的化合物会更加稳定,能有效延长 PPI 的释放,使更多的药物有更长的时间抑制活化的质子泵。质子泵拮抗剂的开发是调控胃内 pH 值研究的另一个热点。与每天一次用药的 PPI 相比,每天用药两次的质子泵拮抗剂(如咪唑吡啶)起效更快,并且可以更好地控制白天与夜间的胃内 pH 值。

(二)HP 感染的治疗

对 HP 感染的治疗,主要是应用具有杀菌作用的药物。清除,指药物治疗结束时 HP 消失;根除,指药物治疗结束后至少 4 周无 HP 复发。临床上要求达到 HP 根除,消化性溃疡的复发率可大大降低。体外药物敏感试验表明,在中性 pH 条件下,HP 对青霉素最为敏感,对氨基糖甙类、四环素类、头孢菌素类、氧氟沙星、环西沙星、红霉素、利福平等高度敏感;对大环内酯类、呋喃类、氯霉素等中度敏感;对万古霉素有高度抗药性。但 HP 对铋盐中度敏感(对抗幽门螺旋杆菌的详细治疗,有专篇论述)。

(三)加强胃黏膜保护作用的药物

已知胃黏膜保护作用的减弱是溃疡形成的重要因素,近年来的研究认为加强胃黏膜保护作用,促进黏膜的修复是治疗消化性溃疡的重要环节之一。

1. 胶态次枸橼酸铋(GBS)　商品名 De - Nol、德诺、迪乐。GBS 对消化性溃疡的疗效大体与 H2 受体拮抗剂相似。GBS 在常规剂量下是安全的,口服后主要在胃内发挥作用,仅约 0.2% 吸收入血。严重肾功能不全者忌用该药。少数患者服药后出现便秘、恶心、一时性血清转氨酶升高等。

2. 复方谷氨酰胺颗粒(Compound Glutamine Granules)。

(1)抗炎症效果　复方谷氨酰胺颗粒含有的薁磺酸钠,通过直接作用于炎症性黏膜，不仅对各种胃炎，而且对胃炎与溃疡的并发症都能发挥效果。

(2)组织修复及促进作用　本品中的L-谷氨酰胺与胃黏膜上皮成分己糖胺及葡萄糖胺的生化合成有关，参与促进组织修复并加快溃疡愈合。

(3)低酸(无酸)性溃疡的效果　复方谷氨酰胺颗粒具有强化防御因子的效果，对低酸(无酸)性溃疡也能奏效。上述效果是在薁磺酸钠、L-谷氨酰胺及L-谷氨酰胺+薁磺酸钠各用药组对大白鼠各种实验性溃疡试验时观察到的，L-谷氨酰胺+薁磺酸钠合用组具有明显的促进溃疡愈合的效果。

(4)抗溃疡效果　复方谷氨酰胺颗粒及薁磺酸钠能有效地抑制阿司匹林造成的溃疡(大白鼠)。此外，对大白鼠分别给予阿司匹林、吲哚美辛、舒林酸、二氯苯胺苯醋酸钠(Diclofenac Sodium)单独用药以及本剂合用时，经5天及20天实验比较后发现，合用本剂时可抑制胃与小肠的溃疡发生，并观察到胃黏膜己糖胺量的增加。

(5)减少胃蛋白酶原量的作用　胃蛋白酶含量的增加是引起胃溃疡的主要因素之一。本品对大白鼠用药后，与对照组相比胃黏膜内胃蛋白酶原量发生减少：pH值2.0时约减少75%、pH值3.5时约减少78%。

用法用量：口服。一次0.67g(1次1包)，1天3次。根据年龄与症状给予适当增减或遵医嘱。

3. 前列腺素E　是近年来用于治疗消化性溃疡的一类药物。前列腺素具有细胞保护作用，能加强胃肠黏膜的防卫能力，但其抗溃疡作用主要基于其对胃酸分泌的抑制。

4. 硫糖铝　硫糖铝是硫酸化二糖和氢氧化铝的复合物，在酸性胃液中，凝聚成糊状黏稠物，可附着于胃、十二指肠黏膜表面，与溃疡面附着作用尤为显著。

5. 表皮生长因子(EGF)　EGF是一种多肽，由唾液腺、Brunner腺和胰腺分泌。EGF不被肠道吸收，能抵抗蛋白酶的消化，在黏膜防御和创伤愈合中起重要作用,EGF不仅能刺激黏膜细胞增殖,维护黏膜光整,还可增加前列腺素、巯基和生长抑素的释放。胃肠外的EGF还能抑制壁细胞的活力和各种刺激引起的酸分泌。

6. 生长抑素　生长抑素能抑制胃泌素分泌,而抑制胃酸分泌,可协同前列腺素对胃黏膜起保护作用。主要应用于治疗胃十二指肠溃疡并发出血。

(四)促进胃动力药物

在消化性溃疡病例中,如见有明显的恶心、呕吐和腹胀,实验室检查见有胃潴留、排空迟缓、胆汁反流或胃食管反流等表现,应同时给予促进胃动力药物。如甲氧氯普胺(Metoclopramide)、多潘立酮(Domperidone)、西沙必利(cisapride)等。

(五)药物治疗的抉择

当今用以治疗消化性溃疡的药物种类众多,新的药物又不断问世,如何抉择,尚无统一规范,以下意见可供临床参考。

1. 药物的选用原则　组胺H2受体拮抗剂可作为胃、十二指肠溃疡的首选药物。抗酸剂和硫糖铝也可用作第一线药物治疗,但疗效不及H2受体拮抗剂。前列腺素拟似品Misoprostol主要预防NSAIDs相关性溃疡的发生。奥美拉唑可用作第一线药物,但在更多的情况下,用于其他药物治疗失败的顽固性溃疡。HP阳性的病例,应采用双联或三联疗法根除HP感染。

2. 难治性和顽固性溃疡的治疗　经正规内科治疗无明显效果,包括溃疡持久不愈合,或在维持治疗期症状仍复发,或发生并发症者,称难治性溃疡;十二指肠溃疡经8周,胃溃疡12周治疗而未愈合者,称为顽固性溃疡。此时,可尝试增加H2受体拮抗剂的剂量,或应用奥美拉唑,后者可使90%的顽固性溃疡愈合。铋剂和抗生素联合治疗清除HP感染,对某些顽固性溃疡也有一定效果。如果药物治疗失败宜考虑手术治疗。

3. NSAIDs相关性溃疡的治疗　阿司匹林和其他NSAIDs能抑制黏膜合成前列腺素,削弱细胞保护作用,增加黏膜对损伤的敏感性,导致消化性溃疡,尤其是胃溃疡。相当多的胃溃疡患者,尤其是老年患者,有服用 NSAIDs 病史。NSAIDs 性溃疡常无症状(50%),不少患者以出血为首发症状。NSAIDs 性溃疡发生后应尽可能停用 NSAIDs,或减量,或换用其他制剂。H2 受体拮抗剂对此种溃疡的疗效远较对一般的溃疡为差。有人认为奥美拉唑(40mg/d)有良好效果,不管是否停用 NSAIDs,均可使溃疡愈合。Misoprostol 单用或 H2 受体拮抗剂合用,已被证明有助于溃疡愈合。

4. 溃疡复发的防治　消化性溃疡是一慢性复发性疾病,约 80% 的溃疡病治愈后在 1 年内复发,5 年内复发率达 100%。如何避免复发是个尚未解决的问题,并已引起大家的高度重视。已经认识到吸烟、胃高分泌、长期的病史和以前有过并发症、使用致溃疡药物、幽门螺杆菌感染是导致溃疡复发的重要危险因素,临床上对每一个消化性溃疡患者要仔细分析病史和作有关检查,尽可能地消除或减少上述危险因素。

5. 消化性溃疡的维持治疗　由于消化性溃疡治愈停药后复发率甚高,并发症发生率较高,而且自然病程长达 8～10 年,因此药物维持治疗是个重要的措施。有下列三种方案可供选择:①正规维持治疗:适用于反复复发、症状持久不缓解、合并存在多种危险因素或伴有并发症者。维持方法:西咪替丁 400mg,雷尼替丁 150mg,法莫替丁 20mg,睡前一次服用(以上三药任选一种),也可口服硫糖铝 1g,每日 2 次。正规长程维持疗法的理想时间尚难确定,多数主张至少维持 1～2 年,对于老年患者与预期溃疡复发可产生严重后果者,可终身维持。②间隙全剂量治疗:在患者出现严重症状复发或内镜证明溃疡复发时,可给予一疗程全剂量治疗,据报告约有 70% 以上患者可取得满意效果。这种方法简便易行,易为多数患者所接受。③按需治疗:本法系在症状复发时,给予短程治疗,症状消失后即停药。对有症状者,应用短程药物治疗,目的在于控制症状,而让溃疡自发愈合。事实上,有相当多的消化性溃疡患者在症状消失后即自动停药。按需治疗时,虽然溃疡愈合较慢,但总的疗效与全程治疗并无不同。下列情况不适此法:60 岁以上,有溃疡出血或穿孔史,每年复发 2 次以上以及合并其他严重疾病者。

三、并发症的治疗

(一)大量出血

消化性溃疡病并发大量出血时,常可引起周围循环衰竭和失血性贫血,应当进行紧急处理:①输血输液补充血容量、纠正休克和稳定生命体征是重要环节;②同时给予全身药物止血,如生长抑素 25μg 稀释后静脉滴注,以后每小时注入 250μg,治疗 24 ~48 小时有止血作用。组胺 H2 受体拮抗剂能减少胃酸分泌,有助于止血、溃疡愈合,可选择西咪替丁 0.8g/d 或法莫替丁 40mg/d,溶于 500ml 葡萄糖中,静脉滴注。也可选用质子泵抑制剂奥美拉唑 40mg/d 加入补液中滴注;③内镜下局部止血,可选用局部喷洒 1‰肾上腺素液、5%孟氏液、凝血酶 500 ~1 000u 或巴曲酶 1 ~2ku。或者于出血病灶注射 1% 乙氧硬化醇、高渗盐水肾上腺素或巴曲酶。或者应用电凝、微波、激光、氩气刀止血,常可获得良好的疗效。

以下情况考虑紧急或近期内外科手术治疗:①中老年患者,原有高血压、动脉硬化,一旦大出血,不易停止;②多次大量出血的消化性溃疡患者;③持续出血不止,虽经积极治疗措施未见效果者;④大量出血合并幽门梗阻或穿孔,内科治疗多无效果。

(二)急性穿孔

胃十二指肠溃疡一旦并发急性穿孔,应禁食,放置胃管抽吸胃内容物,防止腹腔继发感染。无腹膜炎发生的小穿孔,可采用非手术疗法。饱食后发生穿孔,常伴有弥漫性腹膜炎,需在 6 ~12 小时内施行急诊手术。慢性穿孔进展较缓慢,穿孔毗邻脏器,可引起粘连和瘘管形成,必须外科手术。

(三)幽门梗阻

功能性或器质性幽门梗阻的初期,其治疗方法基本相同,包括:①静脉输液,以纠正水、电解质代谢紊乱或代谢性碱中毒;②放置胃管连续抽吸胃内潴留物72小时后，于每日晚餐后4小时行胃灌洗术，以解除胃潴留和恢复胃张力；③经胃灌洗术后，如胃潴留已少于200ml，表示胃排空已接近正常，可给流质饮食；④消瘦和营养状态极差者，宜及早予以全肠外营养疗法；⑤口服或注射组胺H2受体拮抗剂；⑥应用促进胃动力药如多潘立酮或西沙必利，但禁用抗胆碱能药物如阿托品、颠茄类，因此类药物能使胃松弛和胃排空减弱而加重胃潴留。

四、外科治疗

消化性溃疡的大多数，经过内科积极治疗后，症状缓解，溃疡愈合，如能根除HP感染和坚持药物维持治疗，可以防止溃疡复发。外科治疗主要适用于：①急性溃疡穿孔；②穿透性溃疡；③大量或反复出血，内科治疗无效者；④器质性幽门梗阻；⑤胃溃疡癌变或癌变不能除外者；⑥顽固性或难治性溃疡，如幽门管溃疡、球后溃疡多属此类。

第十一节　中医药治疗消化性溃疡

消化性溃疡（PU）病变部位主要见于胃及十二指肠，是临床多发病、常见病，可发于任何年龄。属中医学胃脘痛、吞酸、嘈杂、呕血等范畴。以胃脘痛为主要表现，同时伴有泛酸、嘈杂、嗳气等症状，具有病程长、反复难愈的特点。近年来中医药治疗消化性溃疡取得了非常满意的效果，前景非常广阔。中医药的治疗，是在中医理论指导下，遵循辨证施治的原则，结合现代科技手段，特别是电子胃镜的镜下改变与中医理论相结合，可取的事半功倍的效果。

一、中医对病因病机的认识

中医学认为，PU的发生的病因与情志所伤、饮食不节、疲倦劳累关系密切。其中情志所伤、肝失疏泄，影响到饮食物的消化与吸收；

肝气太过，横逆克脾，肝气犯胃，迁延不愈，郁久化热，可转化为肝胃郁热；脾胃虚弱、运化无力，气虚血瘀，胃络瘀结等为主要的病理因素。近几年，中医工作者结合现代科学方法，研究 PU 的中医病理实质，较为一致地形成以下观点：肝气犯胃与自主神经功能紊乱密切相关；肝胃郁热与幽门螺杆菌（HP）感染联系密切；脾胃虚弱多表现为胃黏膜屏障功能和再生功能低下，与现代医学保护因子削弱相吻合；而瘀血阻滞的病理主要为病灶局部微循环障碍、供血不足，与现代医学溃疡周围的血液循环差相一致。在 PU 的发病过程中，有两个突出的病理特点，一是“虚”，即脾胃阳气亏虚，因虚而生内寒，多见于久病反复发作者；二是“滞”，主要指脾胃气滞、肝郁气滞，以及痰滞、湿滞、食滞、热滞、血滞等病理产物。前者是 PU 的病理本质，后者是 PU 的病理表象，即脾气虚弱，瘀血阻络，以致胃黏膜溃疡，形成虚实夹杂证；以上诸因素的共同作用，导致了消化性溃疡的产生和复发。

二、中医对 PU 的治疗

PU 发生的内在因素是脾虚，从根本上恢复脾的正常功能是健脾药物的应用，促使保护因子处于健康状态，因此，健脾药物的应用是治疗 PU 的基础。从中医理论而言，PU 属于本虚标实之证，所谓本虚标实，其本乃指脾胃正常生理功能、后天之本、脾本湿土、脾胃仓廪之官。虚者为功能不足，精气夺，《黄帝内经》曰：“精气夺则虚”。有精、神、气、血、阴、阳之虚；实者邪气盛，有寒热湿痰、气血瘀滞等。一般而论，实则阳明，虚则太阴。但临床病证错源复杂，即有胃气虚、胃阴虚，又有脾经湿盛而寒化、热化或夹食、夹虫，甚至夹瘀、夹毒等等。但是往往脾虚胃滞、本虚标实并见。病情迁延日久者，病情特别复杂，一般是虚多实少，虚主实客，虚实夹杂，以虚为主。健脾益气和中，是治疗脾胃本虚标实证的主要原则，作用机制主要有以下三个方面：①健脾以补脾气，祛湿以减轻脾之负担，返本归原，以藏精化气，资生化源；②益气培元，补不足损有余，以增强免疫，扶正祛邪；③理气化湿，调整胃肠，恢复脾胃之升降，以平整中焦，安和五脏，与现代医学的增强保护因子的机理苟同。通过临床的应用常用黄芪建中汤、四君子汤、归脾汤等益气健脾方治疗。药物可选用生黄芪、白术、山药、党参、茯苓、砂仁、麦芽、谷芽、白扁豆、柴胡、金樱子、半夏、甘草等。生黄芪甘微温,《珍珠囊》:“黄芪甘温纯阳,其用有五:补诸虚不足,一也;益元气,二也;壮脾胃,三也;去肌热,四也;排脓止痛,活血生血,内托阴疽,为疮家圣药,五也”。《本经》:“主痈疽……排脓止痛……补虚,小儿百病”。张潞云:“补五脏诸虚”。李东垣云:“益元气而补三焦”。总而言之,益气升阳、利水消肿、固表托毒生肌之品。白术性微温,味甘苦微辛,性微温乃寓“少火生(土)气”之用,味甘能入脾胃培中土,苦能燥湿,微辛则升发清阳。经所谓“脾苦湿,急食苦以燥之”,“脾欲缓,急食甘以缓之,用苦泻之,甘补之”,脾虚而有湿者每需重剂投用,可奏燥湿健脾、益气升清之功。山药,《本经》:“主伤中,补虚,除寒热邪气,补中益气力,长肌肉,久服耳目聪明”。《别录》:“主头面游风,风头(一作‘头风’)眼眩,下气,止腰痛,治虚劳羸瘦,充五脏,除烦热,强钥”。《药性论》:“补五劳七伤,去冷风,止腰痛,镇心神,补心气不足,患人体虚羸,加而用之”。《食疗本草》:“治头疼,助阴力”。茯苓性平,味甘淡,古人谓其“起阴而从阳,布阳以化阴”(《本经疏证》),故能利水渗湿,益脾和胃,宁心伐肾。党参甘平,补中气,养脾胃,虚多实少者不妨多用,虚实同见者可与山楂并重。谷、麦芽开胃消食导滞,兼调肝脾,本虚标实者予大剂量屡建奇功。柴胡升清阳,疏肝解郁。半夏降浊阴,调和胃肠。金樱子酸涩平,刺猬皮苦平,前者入手足阳明经,兼入足少阴经,后者入手足太阴、阳明经。前者能治脾虚泻痢、肺虚喘咳、肾虚滑泄,可以补虚固涩,功专力宏。后者能治反胃吐食、肠风痔血,有敛有散,半疏半调。甘草和中,调和诸药。上述药物可见辩证的基础上,适当加减应用,目的在于健脾益胃,调和升降,使中气健运,气机调达,气血得以滋生输布,五脏安和。

现代药理研究表明,与现代医学治疗溃疡的某些机理相吻合,如黄芪、党参含有多糖、黄酮、甙类、三萜、甾类及微量元素等,有增强机体的细胞免疫和体液免疫的功能，能调节胃运动和排空、分泌活动及肠段的自发运动和收缩功能，能预防消化道溃疡的发生并促进其愈合，还有抗炎、抗癌、抗应激、提高机体适应性等作用。白术对应激性溃疡有显著抑制作用，对肠管运动有双向调节作用，同时增强腹腔巨噬细胞吞噬功能和血清溶菌酶活性，明显促进小肠的蛋白质合成，也具有抗癌、抑菌作用。茯苓有抑瘤，利尿，减轻组织水肿的作用，增强腹腔巨噬细胞的吞饮率，促进细胞膜 $Na^{+}-K^{+}-ATP$ 酶活性，有较强的抗炎、抗溃疡作用，并对多种酶的活性和糖、脂、蛋白质和核酸代谢与免疫功能有显著影响。总之，某些中药能显著增强和综合调节消化系统功能，增强保护因子，达到治疗溃疡的目的。

遵循辨证施治原则，辨病辨证相结合，达到“治病必求于本”的目的。PU 如见、泛涎、吐酸诸症，遵仲景训“当以温药和之”的原则，可与小半夏加茯苓汤、泽泻白术散、苓桂术甘汤之属，灵活加减应用，如辨证准确，往往得心应手，效如桴鼓。近几年来，笔者治疗 PU 病证，初始常用仲景方，继则重用健脾益气和中药物合附子理中丸，取得了非常满意的效果。又如 PU 伴有痞胀、嗳气、嘈杂、泛酸诸症，临床常用柴胡疏肝散、加减枳术汤、香砂六君子汤之类施治，投药之后疗效显著。但近年来，结合胃镜下的黏膜变化情况，则反复揣摩，经仔细辨证，重用益气健脾、补中养胃，以升降气机，见到黄苔覆盖，加用蒲公英、黄连、栀子等以清热解毒，见有白苔者，投以温中散寒之药，如桂枝、九香虫、炮姜等也取佳效。

第十二节　预　后

消化性溃疡是一种具有反复发作倾向的慢性病，病程长者可达 10～20 年或更长，但如果经过恰当治疗，多次发作后不再发作者也不在少数。许多患者尽管一再发作，然后始终无并发症发生；也有不少患者症状较轻而不被注意，或不经药物治疗而愈，在多数患者预后良好。但高龄患者一旦并发大量出血，病情常较凶险，不经恰当处理,病死率可高达30%。球后溃疡较多发生大量出血和穿孔。消化性溃疡并发幽门梗阻、大量出血者,以后再发生幽门梗阻和大量出血的机会增加。少数胃溃疡患者可以发生癌变,其预后显然不良。

第十三节 中西诊疗勾玄

近年来有关中医药针对胃黏膜病变实验研究表明,气虚可以引起血液流变学的异常而导致血瘀与中医学的气虚血瘀相吻合,补气药可以防止和减轻虚损动物模型的血液流变学指标的异常变化。临床观察发现,PU气虚血瘀表现为全血还原比黏度、K值异常增高,由此推测本病证与血液流变学异常有密切联系,可能主要为血细胞聚集性增强所致。有报道用益气健脾或养阴健脾法促胃黏膜再生或使胃黏膜不典型增生灶消失。在辨证分型治疗中加入活血化瘀药,可增加胃黏膜血流量,改善微循环,并促使胃黏膜恢复正常屏障功能,并可见胃黏膜固有腺体的再生,促进肠化消失。

在肠动力障碍研究方面,目前已知肠道运动是纵行肌和环行肌的节段性、张力性收缩,受肠肌间神经丛和乙酰胆碱与舒血管肠肽等的调节。中医认为功能性胃肠疾病主要是脾胃虚弱,气滞湿阻为主,健脾理气可调整中枢神经、自主神经和消化吸收功能及肠道运动以改善自觉症状。中医药治疗的主要优点是:①对神经内分泌免疫系统产生有效而缓和的调整作用;②对肠道平滑肌活动及腺体分泌有双向性调节作用,从而改善机体的整体功能及胃肠道功能。

目前中医药治疗消化性溃疡有报道很多,效果均满意。中医药治疗消化性溃疡,从整体观念出发,既重视局部病变,又重视全身脏腑功能及气血阴阳的调理,因此,在消化性溃疡的治疗及预防复发方面具有广阔的前景。尤其近年来,将胃镜的检查视为中医望诊的延伸加以利用,使宏观辨证与微观辨证相结合,将消化性溃疡的辨证分型与现代医学的研究相结合,在消化性溃疡的辨证分型及其病理基础、实验研究、药理等方面,取得了很大的进展。今后还应进一步采用现代科技手段,从不同角度着手,综合研究,得出更全面、可靠、重复性强的治疗方法。

电子胃镜下的溃疡的形态、苔的色泽、厚薄及溃疡周边的情况,是非常直观的,将这些清晰可见的现象,参与到中医的辨证中来,与问、闻、切结合起来可以使中医的辨证更加客观化、真实化、循证化,辨证的结果更贴近事实。如见有黄苔,与热有关,幽门螺杆菌可能是阳性,可投以清热解毒药或清胃泻火药,如黄连、栀子、公英、败酱草等;溃疡周边水肿明显者,可加用凉血活血药,如丹皮、赤芍等;白苔者,可以按温中散寒辨证,用黄芪建中或理中汤之类等等,这种结合的意义是非常深远的。

第六章　胃下垂

胃下垂(gastroptosis)是指胃的全部下降到非正常的位置,具体地说就是指站立时,胃的下缘达盆腔,胃小弯弧线最低点降至髂嵴连线以下,胃的下缘到达盆腔内。胃下垂是以张力减低为主症的一种疾病,与体质、腹压及腹腔内脂肪等有关。主要原因为胃膈与肝胃韧带无力、松弛以及腹壁机能不全所致。下垂的胃排空缓慢,甚至会出现明显的潴留现象,常导致食物发酵和继发性胃炎。由于胃的位置改变,牵拉或压迫血管,使胃壁静脉血回流障碍而发生血流凝滞,加之对周围脏器的机械推压,致使局部血运障碍。腹直肌分离、多次妊娠、胃容量增加、胃壁松弛、无力性体质、腹壁松弛、胸廓变形、迅速消瘦、不适宜的腰带等,为其诱发因素。上腹主动脉搏动异常清楚而兼有疼痛或腹部不适、消化不良、神经功能症状,确已排除引起这些症状的其他疾病时,则应考虑胃下垂的可能性。中医对胃下垂虽未见专篇论述,依其临床表现,可按“腹满”、“腹胀”、“中气下陷”、“胃缓”予以辨证论治。病因病机系因先天禀赋薄弱,精血不足,或因病致虚,使脾胃不健,升提失司,而致虚损下陷。因运化无权,久则脾胃更弱,气血来源不足。气虚无力推动血行,导致瘀血,使症状加重且难以恢复。

第一节　病因病理

胃下垂是一种功能性疾病。先天性多见于无力型体形者,身体素若,胸廓狭小,皮肤苍白,皮下脂肪菲薄或肌肉营养不良,第 10 肋游离等。先天性胃下垂患者,常可并发其他内脏下垂(如肾、肝、脾、横结肠、子宫等内脏下垂),所以又叫全内脏下垂。

后天性多与慢性消耗性疾病合并存在或在大病初愈之后;为其他消化系统疾病的并发症。如慢性胃炎、消化性溃疡等;腹肌松弛或腹内压降低,如妇女多次生育,腹部肿瘤切除术,体重突然减轻,或胸腔内压增加,如长期咳嗽、闷气、心界下移等,均可引起胃下垂。

本病的发生多是由于膈肌悬吊力不足,肝胃、膈胃韧带功能减退而松弛,腹内压下降及腹肌松弛等因素,加上体型或体质因素,或因长期劳累、大脑过度疲劳、强烈的神经刺激和情绪波动不断作用于大脑皮层,形成使皮层和皮层下中枢功能失调,导致自主神经功能紊乱,致使胃紧张力减弱,蠕动缓慢,机能减退等,使胃呈低张的渔钩状,即为胃下垂所见的无张力型胃。但少数患者,因胃肠蠕动亢进,食物在胃肠内停留时间较短,营养物质不易被吸收,消化功能低下,故日渐消瘦,也可导致胃下垂和其他内脏下垂。

第二节　诊　断

一、症状

本病患者多体型瘦长。轻度下垂症状不明显或无症状;中度下垂以上者,可见胃肠动力减退,胃分泌不良等症状,如上腹部胀闷不适、易饱胀、痞满、嗳气、厌食、腹痛、恶心、呕吐、便秘等。腹胀可于餐后久立及劳累后出现或加重,平卧时减轻。腹部隐痛或胀痛,无明显的周期性及节律性,反酸不明显,有的患者有时可觉乏力、心悸、头晕、头痛、情绪低落、知觉异常、睡眠不宁、久站腰酸、喜静喜卧、饭后思睡、昏厥等证候。此外,患者常有消瘦、乏力、直立性低血压等表现。

二、体征

进餐后叩诊，胃可移至盆腔，由于胃下垂和重力作用，使食物下沉而胃上部较空虚，餐后脐下部可见隆起，而在上腹部反而凹陷，故站立时上腹部常可扪及强烈的主动脉搏动。双手托扶下腹部则上腹坠胀感减轻。某些患者因排空延缓，腹部可出现振水声。胃下垂的同时可能伴有肝、肾及横结肠下垂等其他脏器下移。

三、胃肠钡餐检查

可见胃呈鱼钩形，胃小弯弧线最低点在髂脊连线以下，胃向腹左侧扩大，排空迟缓。球部受牵引拉长，其上角尖锐。十二指肠第三段呈壅滞状态。

第三节 辅助检查

一、饮水超声波试验

测知胃下缘移入盆腔内。

二、X 线检查

1. 立位时可见胃体明显向下，向左移位，严重者几乎完全位于脊柱中线左侧。

2. 胃小弯角切迹低于髂嵴连线水平。

3. 无力型胃其胃体呈垂直方向，体部较底部宽大，窦部低于幽门水平以下，胃蠕动无力或见有不规则的微弱蠕动收缩波，餐后 6 小时仍有 1/4～1/3 的胃残留物存在。

三、胃镜检查

胃下垂时，胃镜插入深度明显比正常人为深，一般人距门齿超过

65cm，胃黏膜较松弛，蠕动波缓慢，多数伴有不同程度的各种胃炎。

第四节　治疗措施

上腹部不适、隐痛、消化不良等可参照慢性胃炎治疗。

1. 加强体育锻炼，增强腹肌张力，并少吃多餐，纠正不良的习惯性体位。

2. 增加营养，并给以助消化剂，必要时给蛋白合成制剂及胰岛素等以增加腹腔内脂肪，加强腹肌张力。胰岛素（普通胰岛素）4～8U，餐前半小时皮下注射，以促进食欲。苯丙酸诺龙25mg 肌内注射，每周2 次，1 个月后每周1 次，连用3 个月。

3. 对症治疗。对无力型胃可用促胃动力药，胃痛者可用胃黏膜保护剂或制酸剂，便秘者可用润滑剂。腹胀、胃排空缓慢者，可给予多潘立酮10mg，每日3 次，或甲氧氯普胺5～10mg，每天3 次。

4. 可试用加兰他敏氢溴酸盐10mg，3 次/天，口服或25mg，1 次/天，肌内注射。一般从小剂量开始逐渐增加，20～40 天为一疗程，视患者病情而定，经1～2 个疗程后，病情仍未改善，应停用。

5. 可试用三磷腺苷（ATP）20mg，2 次/天，在早、午餐前半小时肌内注射，25 天为1 疗程，间隔10 天再进行第2 疗程。

6. 必要时可放置胃托或腹带辅助治疗。

第五节　中医对胃下垂的认识

一、病因病机

中医认为，本病病位主要在胃，虽在胃但与肝、脾关系密切。多为素体脾胃虚损，肝气失于正常疏泄，横逆犯胃，胃病及脾，日久脾虚，土虚木乘，中气下陷为本病的基本病机。其病因多为食饮不调，暴食暴饮生冷之物，日久损伤脾胃，而导致脾胃虚弱，中气下陷，黏膜不固，胃肌弛缓，升举无力，致使胃下垂。或先天不足，生长机能不足，以致肾脾虚弱，或为劳倦过度，感受外邪，胃失和降，受纳无力，运化失职，精微不布，气血虚弱，形体虚损，脾虚不运，升降失常，而致使胃下垂。或为常因饱食，食后过度用力，站立日久，坐车上下颠浮，久日久之，损伤脾胃而成此病。

本病多见于瘦长体形的人，轻者可无症状，临床表现不十分明显，较重者胃脘隐痛、腹胀，食后更甚，消化不良、厌食、恶心、消瘦无力，便秘或便溏，腹部有重坠感，以手托腹部则感舒适。对于胃下垂的文献记载，早在《黄帝内经》中曾记载“肉䐃不称身者胃下，胃下者，下管约不利”，说明肌肉升举无力，对内脏无撑托能力而下垂。

二、中医治疗

（一）胃下垂的中医治疗

在中医辨证理论指导下，据多年来的临床经验，主要可分以下几型：

1. 肝胃不和型

主证：胃脘痞闷隐痛，连及两胁，每因情志刺激加重，食欲缺乏，善叹息嗳气，倦怠乏力，食后胀满加重，腹部有下坠感，大便时干时稀，舌质淡，舌苔薄白或腻，脉弦细。

治则：补中升阳，疏肝和胃。

方药：小柴胡汤加减。柴胡 10g、黄芩 9g、半夏 9g、党参 15g、黄芪 15g、枳实 6g、砂仁 9g、生麦芽 10g、鸡内金 12g、大枣 10 枚、升麻 6g、炙甘草 9g、白术 10g、山药 15g、生姜少许。水煎温服日 1 剂，1 月为 1 疗程。

2. 胃肾阴虚型

主证：腹部下坠不适，餐后加重，脘腹隐痛或灼热疼痛，口干咽燥，饥不欲食，五心烦热，失眠多梦，腰膝酸软，头晕耳鸣，舌质红，少苔，脉弦细数。

治则：补肾养胃，滋阴生津。

方药:六味地黄汤和养胃汤加减。生地 10g、山药 10g、山萸肉 10g,丹皮 10g、泽泻 10g、茯苓 10g、枸杞子 15g、白扁豆 10g、沙参 10g、太子参 15g 天花粉 15g 醋白芍 15g、谷芽 10g、玉竹 10g、砂仁 10g、黄芪 10g 升麻 6g、柴胡 9g、炙甘草 9g。水煎服日 1 剂,1 个月为 1 疗程。

3. 肝胆郁热型

主证:脘腹胀满疼痛或灼热疼痛连及两胁,嗳气泛酸,情志刺激加重,口干口苦,大便干结,小便黄赤,舌质红,舌苔黄少津,脉弦数。

治则:疏肝利胆,内泻热结。

方药:大柴胡汤加减。柴胡 9g、枳壳 6g、栀子 9g、黄芩 9g、半夏 6g、白术 9g、砂仁 9g、陈皮 10g,白芍 15g、大黄 6g、葛根 30g、炒麦芽 9g、甘草 6g。水煎分服,每日 1 剂。1 个月为 1 疗程,疗程间隔 3 天。

4. 中气下陷型

主证:腹胀脘闷,食欲缺乏,嗳气频作,气短懒言,倦怠乏力,有时胃痛。食后脐部或脐下胀满,转侧时胁腹有振水声,形体消瘦,大便时干或有便溏,舌质淡苔薄白,脉虚弱。

治则:补中益气,升阳举陷,健脾和胃消食。

方药:补中益气汤加减。黄芪 15g、党参 12g、白术 12g、陈皮 9g、升麻 6g、柴胡 9g、炙甘草 6g、当归 15g、枳壳 10g、生姜 9g、炒山楂 10g、炒神曲 10g、炒麦芽 10g、大枣 5 枚、川芎 10g、丹参 30g。水煎服日 1 剂,1 个月为 1 疗程。

5. 虚实夹杂,痰饮内停型

主证:脘腹坠胀满闷不适,食后尤甚,喜暖喜按,心下悸动,水走肠间漉漉有声,恶心,呕吐清水痰涎,便溏,舌淡苔白滑。脉象沉细。

治则:温阳化饮、和胃降逆。

方药:苓桂术甘汤合附子理中汤加减。茯苓 20g、桂枝 10g、白术 10g、山药 20g、苡米 15g、人参 15g、半夏 10g、代赭石 15g、黄连 3g、吴萸 6g、甘草 6g。水煎服日 1 剂,每个月为 1 疗程。

(二)食疗方法

胃下垂为消化系统的常见病、多发病,病程长,治疗见效慢,所以对于胃下垂的治疗具有长期性、持久性。因此，食疗尤为重要，既免除了长期服药之苦，又减少了长期服药所造成的副作用。因此，饮食上的调理是简便易行的。强调饮食调理效果看起来不像药物、手术那样直接，但对于改善或消除症状，预防并发症是十分有益的，是经济、实惠、可靠、安全的有效方法，故应引起重视。

1. 食疗原则及具体方法　据胃下垂的特殊病理特点，其基本原则是少食多餐。胃下垂患者由于消化功能减退，过多的进食，必然会加重胃的负担，造成胃内食物滞留，从而引起消化不良。所以，饮食调理的第一要素即是少食多餐，在一日内用餐次数可以增加，以每日4~6餐为宜。进餐的食物中主餐宜少，蔬菜相对要多。譬如每日喝一杯牛奶，吃一碗蛋羹，少量进易消化的零食作为正餐的补充。加强机械性消化的作用，细嚼慢咽，使食物在口腔内消化充分，减少胃的负担。在胃下垂患者中，胃壁张力减弱，蠕动缓慢，如果狼吞虎咽，进食过快，食物没有充分磨碎，可加重胃的负担，食物就会在胃中滞留过长，从而更加重胃的下垂程度。此外，口腔对食物的咀嚼过程，可反射性的刺激胃的蠕动，从而增强胃壁张力。因此，用餐速度要相对缓慢些，细嚼慢咽以利于消化吸收及增强胃蠕动和促进胃的排空速度，缓解腹胀不适。进食物宜细软，若食物质地偏硬，进入胃内不易消化，还可能损伤胃黏膜，削弱保护因子，增强攻击因子，使胃炎或溃疡发生率增高。故进食宜细软、清淡、易消化，主食应以软饭为佳，如面条要煮透煮软，副食要剁碎炒熟，少吃生冷蔬菜。

平衡膳食，胃下垂患者大多体力不足，肌力减弱，加之消化吸收不良，易产生机体营养失衡，故较正常人更宜感到疲劳和精神不振。因此，患者要注意在少食多餐的基础上，力求使膳食营养均衡。糖、脂肪、蛋白质三大营养物质比例要适宜。其中脂肪比例要偏低些，特别是动物脂肪在胃内排空最慢，若食之过多，就会使胃的排空减慢，使胃的承受压力增加，加重食物潴留，所以要适当限制。要适当增加蛋白质食物，如鸡蛋、鸡肉、牛奶、鱼肉、豆奶、瘦猪肉、豆腐等，要做细做软，易消化吸收。蛋白质的摄入增加，可增加体力和肌力，缓解易疲劳等症状，也可改善胃壁平滑肌的肌力，使胃壁张力提高，蠕动增强。减少对胃有刺激性的食物的摄入，如辣椒、生葱、生蒜、咖啡、浓茶、烈性酒、可乐等，均能增加对胃黏膜的刺激，削弱保护因子，使反酸、胃灼热症状加重，影响病情改善，故应尽量少用，有所限制。但少量饮些果汁和淡茶是有益的，有利于减缓胃下垂的发生与发展。胃下垂患者的胃肠蠕动都比较缓慢，若饮食不当或饮水不足时，则易发生便秘，而便秘又会影响胃肠蠕动，加重胃下垂程度，因此，应特别注意防止便秘。日常饮食中，多调配些水果蔬菜，因为水果蔬菜中含有较多维生素和纤维素，尤其是后者可促进胃肠蠕动，使粪便变得松软润滑，可防止便秘发生。如清晨喝杯淡盐水或睡前喝杯蜂蜜麻油水，以缓解和消除便秘。

动静相宜，增强体力。胃下垂患者应积极参加适当的体育锻炼，有助于防止胃下垂的继续发展，还可因体力和肌力增强而增强胃张力，增强胃蠕动，改善症状。但要注意的是餐后不宜立即运动，应保证有餐后有30～60分钟的平卧休息时间，因为餐后即运动的话，会因食物的重力关系使胃下垂程度加重。

2. 家庭饮食护理

（1）为使患者能体质强壮，增加体重，使腹腔内脂肪增加，宜给予高蛋白、高热量、高糖饮食，家属应鼓励患者尽量多吃富含脂肪的食物，但烹调要细致松软，易消化便于吸收，以争取体重增加。

（2）由于胃下垂患者的消化吸收功能较差，因此食物加工应精细，食用食品要容易消化、吸收，不宜太粗糙。

（3）坚持让患者少食多餐，这样既可充分消化，又可持续不断地供助米谷之气，鼓舞中气上行，以升阳举陷。饮食必须高热量、营养丰富，且易消化，可选用羊肉、鸡肉、红枣、甘薯等。慎用辛辣刺激性食品。

（4）切忌让患者一次饮用大量茶水。

（5）胃下垂者不妨每日饮少许黄酒，但有上消化道出血病史，或同时伴肝病者，或酒精过敏者忌饮。

(6)在症状改善前,也应避免让患者进食过饱,宜少食多餐,流质和半流质食物,常易使下垂加重。

3. 胃下垂的食疗方

(1)参枣米饭

配方:党参 15g、苡米 15g、红枣 20g、山楂 10g、糯米 250g、白糖 50g。

制作:将党参、苡米、山楂、大枣放在铝锅内,加水泡发,然后煎煮 30min 左右,捞出党参、苡米、大枣,山楂、药液备用。将糯米淘洗干净,放在大瓷碗中,加水适量,经蒸熟后,扣在盘中,然后把党参、苡米、山楂、红枣摆在糯米饭上。将药液加白糖煎成浓汁倒在枣饭上即成。

食法:当正餐食用,每日 1 次,每次吃 100g。

功效:健脾益气开胃。对胃下垂患者尤佳。

(2)羊肚面片汤

配方:羊肚 1 只、胡椒 3g、花椒 3g、姜 10g、葱 10g、料酒 15g、盐 4g、面粉 500g、鸡油 25g、时蔬 100g、花生油 30g。

制作方法:将羊肚洗净,切成细丝;面粉揉成面团,用擀面杖擀成薄皮,切成 4cm 见方的块。将锅置武火上烧热,加入花生油烧六成熟时,下入姜葱爆锅,加水适量烧沸,下入羊肚、花椒、胡椒、料酒烧沸,下入面片,加入盐煮熟即成。

食法:每日 1 次,每次吃 100 ~ 150 克,吃面片,喝汤。

功效:健脾益气、补血。对胃下垂患者尤佳。

(3)黄芪陈皮炖猪肚

配方:黄芪 50g、陈皮 20g、大茴香 6g、山楂 15g、猪肚 1 只、料酒 15g、姜 10g、葱 10g、盐 6g。

制作:将猪肚洗净;黄芪切片;陈皮洗净切 4cm 见方块;姜拍破,葱切段。将猪肚、黄芪、陈皮、大茴香、姜、葱、料酒同放锅内,加水适量,置武火上烧沸,再用文火炖煮 50min,加入盐拌匀即成。

食法:每日 1 次,每次吃猪肚 50g,喝汤,既可佐餐也可单食。

功效:补中益气,健脾和胃。胃下垂患者食用尤佳。

(4)猪脾枣米粥

配方:猪脾2具、大枣10枚、少量食盐、花生油15g、川椒6g、粳米100g。

制作:将猪脾洗净切片,花生油烧热后加川椒爆锅,然后加猪脾片,加少量食盐,锅中拌炒,加入大枣、粳米添水煮粥,可酌加白糖调味。

食法:空腹服食,每日1次。半个月为一疗程。

功效:猪脾可健脾胃,助消化;大枣和胃养脾,益气安中;粳米补胃气,充胃津。共煮为粥对胃下垂引起的形体消瘦、脘腹胀满、食欲缺乏、倦怠乏力,确有康复保健之效。

(5)莲子山药粥

配方:猪肚1只,莲子、山药各50g,苡米30g、糯米100g。

制作:将猪肚去除脂膜,洗净切碎,莲子、山药捣碎,和苡米、糯米同放锅内,加水文火煮粥。

食法:早晚2次食完,隔日1剂。10天为1疗程。

功效:据中医以脏补脏的理论,猪肚"为补脾胃之要品",山药、莲子、山药、糯米补中益气而养胃阴。脾胃得补,则中气健旺,下垂的脏器即可回复。

(三)针灸治疗

1. 可选内关、足三里、中脘透梁门、脾俞、胃俞、气海、章门,任选2~3穴,以平补平泻法,留针20~30min。如胃痛属实加期门、阳陵泉;偏虚者选脾俞、胃俞、章门;泄泻加关元;便秘加大肠俞、天枢、上巨虚。

2. 以补法针刺太溪穴0.5寸左右,以平补平泻法针刺足三里1.5寸左右,三阴交1寸左右,间隔5min行针1次,留针25min。1次/天,10次为1疗程,有效率为96.94%。

3. 其他治疗　取穴脾俞、胃俞、中脘、足三里,用维生素B_1 0.1g与当归注射液0.1g混合液穴位注射,1次/天,每次3穴,交替使用,有效率为96.5%。另外,电兴奋疗法,按摩、推拿疗法、气功疗法以及几种疗法综合治疗,均有较好的疗效。

第六节　体育疗法

体育疗法是治疗胃下垂的重要方法之一。它有两方面的作用,一是通过体育锻炼增强体质,尤其是腹部锻炼,可以调整胃肠道的紧张度和增强胃肠的蠕动功能,促进食欲,加强消化吸收。二是加强腹肌力量,给腹部内脏以有力的支持。一般采用卧位进行,卧位是腹肌锻炼的最佳姿势,因为卧位时可用躯干和肢体的自身重量作为腹肌锻炼时的负荷,比较方便。下面介绍几种胃下垂的体育疗法,体弱及有其他疾患者应在医生指导下进行。

1. 屈膝抬臀　取仰卧位,屈膝,足踏床面,做臀部抬起的动作,仅用两肩及两足底着床。臀部抬起后,持续 1min 缩紧肛门之后放松,放下还原,休息一下再做,连续做 5 次。

2. 仰卧起坐　仰卧,两下肢伸直靠紧,两手掌放于头下,以腹肌用劲,慢慢把上体抬起,成坐位,再慢慢躺下还原,休息一下再做,连贯做 6 ~8 次。

3. 收腹双抬腿　仰卧,两下肢伸直靠紧,以腹肌用劲,慢慢把两下肢同时抬起,并尽可能地维持一段时间,慢慢放下还原,休息一下再做,连续做 4 ~6 次。

4. 肩背倒立　仰卧,两腿贴墙高高抬起,臀部尽量靠近墙边,两手紧托腰部,做肩背倒立姿势。此时,仅肩部着床,足底踏在墙上,倒立后,做腹式呼吸,维持 1 分钟左右,躺下休息一下再做,连续做 4 次。

第七节　中西诊疗勾玄

受胃下垂传统概念之影响,以补中益气、升阳举陷为主的补法,已成为临床治疗胃下垂的共识,但毕竟补品过于滋补,日久常有滞脾壅胃之弊,更不利于病情的回复。从中医传统理论和整体观念出发,结合脏腑之间的功能的互相联系及五行生克乘侮关系,可以认为,肝、脾、胃在病理上是相互影响的,更与肝关系密切,因此,除了直接治疗脾胃补其虚之外,可对其所不胜的克制,可肝脾同治,每多获佳效 。

一、疏肝健脾和胃法

肝为木,脾胃为土,五行的关系是木克土,在生理上肝胃对脾土有制约作用,脾与胃相表里,如果肝气旺,脾胃的功能过分受抑,所以如果胃气不足,可以考虑疏肝以治胃。多用于木郁土壅,收纳无力,腐熟无能,胃下垂伴食后为甚,胃脘胀满连胁,嗳气频作,得矢气稍舒,或恶心欲呕,泛酸口苦,大便不畅,上述诸症每因情志刺激诱发或加重,舌质淡,苔薄白,脉弦细。治宜疏肝解郁,行气和胃通滞,方用柴胡疏肝散加减:柴胡 10g、白芍 10g、川楝子 9g、郁金 10g、木香 6g、砂仁 9g、枳壳 10g、党参 15g、茯苓 15g、白术 10g、川芎 9g、香附 10g 炙甘草 9g 等水煎服日 1 剂。

二、益气化痰解郁法

脾主运化,胃主受纳,脾胃气虚,运化无力,水湿内停,聚久为痰;或感受湿邪,湿邪久羁,损伤脾胃,脾胃气虚,升举无力。胃下垂,伴有脘闷胁胀,肢体倦怠,神疲乏力,食欲缺乏,嗳气频作,呕泛痰涎,或喉中如炙脔,吐之不出吞之不下,大便稀溏或不爽,舌苔白腻,脉弦滑。《金匮要略》云:“病痰饮者当以温药和之”,治以温性药物加以疏肝解郁药,用半夏厚朴汤、温胆汤加减:半夏 9g、厚朴 10g、枳壳 10g、茯苓 15g、苏叶 9g、陈皮 9g、竹茹 9g、白术 15g、白芥子 9g、香附 9g、党参 15g、苡仁 15g、郁金 9g、泽兰 10g、桂枝 15g、远志 12g,水煎服日 1 剂。

三、清肝泻火解郁法

该法多用于情志刺激，所欲不遂，肝气郁结，日久气郁化火，横逆犯胃，热结胃腑；或久病耗阴，或过用辛燥，胃失润降。胃下垂见有，脘腹胀闷连及两胁或疼痛，胃脘嘈杂，或胃脘部灼热疼痛，痛无明显规律可循、嗳气频作泛酸，口苦咽干，大便秘结，舌红苔黄或少津，脉弦细或细数。治用丹栀逍遥散合左金丸加减：丹皮 10g、栀子 10g、柴胡 9g、白芍 15g、当归 30g、薄荷 6g、香附 12g、黄连 9g、吴茱萸 6g、海螵蛸 15g、浙贝 10g、郁金 10g、黄芩 9g、茯苓 15g、沙参 15g、石斛 15g，水煎服日 1 剂。

四、消食导滞利胆法

该法多用于因饮食不节或失宜，受纳腐熟功能失常者。"胆木赖胃土之降"，胃失和降则胆失疏泄，气机受阻，清不升浊不降，清浊相混。症见胃下垂伴脘腹胀闷疼痛，食欲缺乏，稍进食则饱胀不适，嗳气频作，或嗳腐吐酸，大便不爽，舌苔厚腻，脉滑或沉细。治用保和丸、半夏泻心汤加减：神曲 10g、麦芽 10g、茯苓 15g、半夏 9g、莱菔子 15g、木香 9g、香附 9g、郁金 10g、黄连 9g、枳实 12g、山楂 10g、大黄 9g，水煎服日 1 剂。

五、理气调肝化瘀法

该法多用于慢性病久病，病程日久，气郁而滞，伴胃下垂。气郁而滞，运行不畅，胃络失养，久之气滞更加严重，气滞不能行血，久病入血，气滞血瘀，致清浊相干，通降失和，清阳不升而下陷，升举无能，浊阴不降而影响气机升降，常伴见脘腹胀闷疼痛连及两胁，痛有定处，按之痛甚，嗳气欲呕，面色苍黄，形体消瘦，体倦乏力，神疲懒言，头晕心悸，舌质紫暗或有瘀斑，舌苔薄白或腻，脉细沉或涩。治用四逆散合桃红四物汤加减：柴胡 12g、白芍 15g、枳实 9g、桃仁 9g、红花 10g、泽兰 15g、丹参 15g、川芎 15g、香附 9g、郁金 10g、川楝子 9g、生地

10g、茯苓 15g、甘草 9g、蒲黄 15g、五灵脂 10g，水煎服日 1 剂。

中医辨证是在传统中医理论指导下，以整体观念为基本思想。脏腑之间在生理上，互根互用，互相促进，互相制约，相辅相成。在病理上互相影响，在治疗上，应把握好这些关系，采取灵活机动的治疗方法，达到了却疾病的目的。

胃下垂病程长，自身调养非常关键，胃下垂患者切勿暴饮暴食，宜少吃多餐。戒烟酒，禁肥甘、辛辣刺激之品，宜易消化、营养丰富的食品。不要参加重体力劳动和剧烈活动，特别是进食后。饭后适当休息一度阿布时间后再散步，有助本病的康复。保持乐观情绪，勿暴怒、勿郁闷。要耐心坚持治疗、食物调理和康复锻炼，要有战胜疾病的信心。

第七章　胆汁反流性胃炎

胆汁反流性胃炎(bilereflux gastritis,以下称 BRG)是临床常见病、多发病。其主要原因是由于幽门功能不全,胃窦及十二指肠协调运动失调,胃排空延迟或胆囊功能障碍等因素,导致过量含胆汁的十二指肠液反流入胃(duodenogastric reflux,DGR),破坏胃黏膜表面的黏液屏障,损伤黏膜上皮,引起黏膜充血水肿等炎症,因为反流物呈碱性,所以又称为碱性反流性胃炎。患者主要症状为:上腹部胀痛不舒、嗳气、泛酸、恶心、呕吐等消化道症状,或伴有消瘦、贫血、失眠、心悸等神经衰弱症状。其中由于手术(如胃次全切除术、胃空肠吻合术、幽门成形术、胆囊切除术等)引起者,称为继发性胆汁反流性胃炎;另一类为非手术引起者,称为自发性胆汁反流性胃炎。前者造成幽门功能不全而导致胆汁反流;后者主要是由于精神紧张、情绪波动、生活无规律、烟酒过度及患有胃肠、胆道疾病等影响了中枢神经系统及自主神经系统的稳定性,从而使胃肠功能及胃肠激素分泌功能紊乱。由此可见,胆汁反流性胃炎的病因,主要为胃大部切除胃空肠吻合术后,以及幽门功能失常和慢性胆道疾病等。发生于非手术胃的胆汁反流性胃炎,称为原发性胆汁反流性胃炎;而发生于胃幽门手术后,过多胆汁反流引起的胃炎,称为继发性胆汁反流性胃炎。

第一节　流行病学

在健康人群中十二指肠胃反流(DGR)发生率约 10%。在我国人群中总发病率尚缺乏系统报告,从胃镜检查诊断,术后胃 DGR 发生率在60%左右。DGR的严重程度以及发生情况与术式有关。最近国内有人用24h胃内pH监测法证实在凌晨2:00～5:00大约80%的健康人胃液有碱化现象,胃内pH>4的时间持续约60min,因此认为可能与生理性肠内容物碱性反流有关。

第二节　临床症状

大多数患者主诉有上腹持续性烧灼疼痛,餐后疼痛加重,服碱性药物后不能缓解,可伴腹胀、嗳气、反酸、胃灼热、恶心、呕吐、脘腹振水音、肠鸣、排便不畅、食欲减退和消瘦等。少数患者可表现为胸骨后痛,或胃部不消化感觉。胆汁性呕吐是其特征性表现,由于胃排空障碍,呕吐多在晚间或半夜时发生,呕吐物中可伴有食物,偶有少量血液。因为害怕进食后症状加重,患者减少食量,可发生贫血、消瘦、营养不良以及腹泻等表现。

第三节　病因病机

一、十二指肠反流液致病的因素

1. 胆汁在酸性介质中,尤其是在缺血条件下对胃黏膜损害作用加重。

2. 胆汁加胰液和含有溶血卵磷脂的十二指肠液对胃黏膜的破坏作用最大。

3. 胃溃疡患者,胃内胆汁浓度较高者,胃肠吸引液中革兰阴性需氧菌的生长增多。

4. 在具有临床症状的患者中,胃液中去氧胆酸的浓度增高。

5. 胃排空迟缓,延长了胆汁和胃黏膜的接触时间。

二、胆汁反流性胃炎的发病机制

胃部手术如胃大部切除一般在数月或数年后即由于胆汁反流而发生残胃炎或胆汁反流性胃炎，并产生上腹疼痛或呕吐胆汁等症状。

大量动物实验和临床观察证明，胆汁和十二指肠内容物反流到胃可引起胃炎，并发现胃炎的范围和严重性与胆汁反流的程度有线性关系，并与反流成分有关。胆酸和溶血卵磷脂是损害胃黏膜的主要成分，胆盐可以溶解来自胃黏膜的磷脂和胆固醇，并干扰胃黏膜上皮细胞的能量代谢和使溶酶体膜破裂，同时对胃黏膜表面的黏液有清除作用，损害胃黏膜屏障，使 H^+ 反向弥散增加，从而引起肥大细胞释放组胺，导致胃炎发生。大量的 DGR 不仅直接损害胃黏膜发生胃炎，而且和胃溃疡的发生有关，Rhodes J 等，在 1972 年发现胃溃疡的患者 DGR 高于正常人，其机制可能是通过细胞毒性胆盐和胰蛋白酶的过量首先损伤胃黏膜，继而发生增生性改变，肠化并形成溃疡。此外，DGR 可同时反流入食管，在反流食管炎和 Barrett 食管发生机制中起重要作用，称为十二指肠胃食管反流（DGER）。有的研究报告 DGR 与食管癌和残胃癌发生也有关。

第四节　检查诊断

如果有明确的胃部手术、胆肠吻合术等病史，有典型的症状和胃镜检查及病理组织学检查，诊断 DGR 和 BRG 并不困难；如无手术史、DGR 和 BRG 的临床症状并无特异性，诊断较为困难。可借助于超声检查、核素技术、胃内 24h pH 监测或胃内 24h 胆红素监测手段评估和诊断。

一、实验室检查

人们采用许多技术检测和评估 DGR，并试图判别生理性 DGR 与病理性 DGR。近年来由于生物医学工程技术的不断进步和发展，使得临床上能较客观的评估 DGR。

（一）胃内 pH 值监测

24h 胃内 pH 值连续监测可作为检测 DGR 的一种有效方法，试验在近似生理条件下进行，可获得白昼（包括进餐、餐后）、夜间 24h 立、卧位的全部资料。正常人空腹时胃内 pH 值很少大于 2，进食及餐后 pH 值升高，进餐可使胃内 pH 值升至 4.0 以上，约 30～40min 左右回到基线。在后半夜或清晨可见短时的 pH 值升高，pH 值从基线上升至 4～6，有人将此称之为 pH 逆转现象或胃液碱化，可能与十二指肠胃反流有关，也有人认为与迷走神经活动减弱有关或与泌酸功能低下有关。国内龚均等研究报告健康人空腹胃液 pH 值在 2.0 左右，日间有 3 次与饮食有关的 pH 值上升，凌晨 0:40～4:33 有自发的 pH 值上升，可能与十二指肠胃反流有关。有研究表明正常人也存在 DGR，但持续时间短，约 1h 左右，发生次数较少，小于 3 次/天。由于胃内，pH 值个体差异变动较大，且影响因素众多，如胃酸、饮食缓冲、胃排空、咽下唾液、自发性反流等，使建立合适的 DGR 诊断标准显得非常困难，至今国内外尚无如胃食管反流（GER）那样建立具体的、较统一的 DGR 诊断指标。有作者曾对 30 例慢性胃炎、10 例自愿受试者作 24h 胃内 pH 值监测，结果表明 DGR（+）者 pH >4 以上的时间明显增多。

（二）胃液 Na^+ 测定

十二指肠液 Na^+ 浓度较高，并稳定在 146mmol/L 左右，比肠液中胆汁的浓度还稳定（胆汁是间断的从胆道排入肠道），同时反流入胃中的 Na^+ 不被胃酸破坏和失活，并具备检测方便的特点，可作为 DGR 的一个诊断指标。有人研究，在胃腔 pH 值监测同时抽取胃液定时测定其 Na^+ 和胆酸含量，发现三者之间有良好的线性关系，Na^+ 浓度的检测不失为判断 DGR 的一种简单易行的方法。本院曾对 DGR（+）胃炎组（28 例）和 DGR（－）胃炎组（24 例）测定空腹胃液 Na^+ 浓度，DGR（+）组为（62.87 ± 8.31）mmol/L，DGR（－）组为（32.18 ±4.67）mmol/L，2 组 Na^+ 含量相差显著（$P<0.01$）。

（三）空腹胃液胆酸测定

胆酸常见于有DGR的胃内，且不被胃酸破坏，可作为十二指肠液的“标记物”。测定其在胃液内的浓度对了解反流程度有重要意义，但是插管过程的刺激易造成人为反流，即使抽取空腹胃液，其胆酸含量将受影响，可出现假阳性结果；另一方面，十二指肠液中出现胆汁依赖于胆囊的排空，胆汁若不排泄入十二指肠，会造成假阴性结果。应用^{99m}Tc－EHIDA扫描显示胆囊收缩平均间隔时间为70min。因而持续收集胃液，测定其胆酸含量可提高DGR诊断的阳性率。有作者采用持续抽吸胃液90min，以总胆汁酸量≥100μmol/h或胆酸浓度≥1000μmol/L为诊断DGR的标准，与放射性核素相比较，前者符合率为80%，后者为70%。

（四）微量胆红素测定

24h胆汁反流监测仪测定，DGR物中的主要成分是碱性肠液、胆汁及胰酶等。用胆红素的存在来评估是否有DGR发生，生理性抑病理性。近年来应用光纤维传感技术设计的微量胆红素检测仪问世。胆红素的特征吸收光谱峰值在450nm。应用此技术，不仅可以定性DGR，同时也可定量胆汁反流的多少，通过多项参数的分析，对评估胆汁反流有重要意义，同时也可监测胃食管胆汁反流的情况，常用于Barrett食管，酸性反流药物治疗无效的食管炎，胃切除后残胃炎的评价等。检查时需空腹6h以上，从鼻腔插管，将传感器置于下食管括约肌下5cm处，进标准餐为限制酒精，饮料和酸性食物以及色素等，固定导管，佩带式记录仪进行24h可移动式监测、结果经微机软件处理分析包括24h胆汁反流总次数，反流超过5min的次数，最长反流时间以及反流总时间的百分比等。该技术所检测的是胆汁反流，因此受MMC时相的影响。在某些肝病如先天体质性黄疸（Gilbert病和Dubin Johnson综合征）时则不适用。另外，在酸性环境中，由于胆红素转化为二聚体，光吸收峰值由453nm变为400nm，其检测值将降低。

二、其他辅助检查

（一）胃镜和组织学检查

胃镜下可直接观察到胆汁反流，黏液湖呈胆汁样，胃黏膜表面可见黄色胆汁样分泌物，并可见胃黏膜充血水肿呈颗粒状，血管改变较明显，组织脆弱或有糜烂、坏死及出血灶。

组织学检查除有明显的炎细胞浸润外，尚可见到小片状糜烂、坏死、肠化生、不典型增生等改变。内镜可了解反流的程度、胃炎的严重性，但内镜下不能定量，且内镜检查本身可引起反流的发生，因此有较高的假阳性率出现。

（二）放射学检查

早期诊断 DGR 是采用插管法，将导管插入十二指肠，注入硫酸钡溶液，在 X 线透视下观察钡剂反流入胃的情况，由于插管导致的患者不适感和对幽门生理功能的影响，且在判断常常时有主观色彩，因此假阳性率较高。现今此法基本被废除。

（三）胃肠压力测定

用压力传感器或灌注式导管测定胃窦、幽门及十二指肠壶腹部的压力。DGR 患者大多数有胃窦、幽门压力降低、十二指肠壶腹部压力上升。

（四）胃内碱灌注激惹试验

当胃内灌注碱性溶液（0.1mmol/L NaOH 20ml/次）后出现上腹痛、伴有或不伴有恶心者均列为灌注阳性。此试验敏感，简单易行并具有特异性。

（五）核素检查

采用通过肝由胆汁排泄的核素闪烁图，非侵入地测定反流，无机械刺激且在近似生理条件下进行，能较精确的测定有无反流及反流量。目前国内外学者一致认为^{99m}TcEHIDA 放射性核素扫描技术是 DGR 定量的“金指标”，优于胃镜检查及空腹胆酸测定。本方法敏感性较高，当胃内放射性与静脉注入总量比率 >1% 时即呈阳性，且重复性好(75%),已成为十分有价值的研究工具和临床诊断手段。但放射性核素检查也有一定缺陷,因胃的解剖位置难以准确定位而降低了此技术的准确性,以致影响 DGR 的定量结果。胃的核素集中区常常难以代表胃的真实轮廓,特别是胃窦部更难以描绘,肝、十二指肠—肠襻的覆盖也将影响其准确性,虽然可以限定范围,但这些区域的活性常不恒定。患者卧位或立位时身体活动加大核素集中区判定的难度。以上诸因素,可造成诊断偏差。

(六)超声检查

King PM 等(1984 年)首先采用实时超声法检测 DGR,随后 HauskenT 等(1991)用彩色多普勒超声技术观察胃内容物的流动和反流,此法代表 DGR 评估技术的飞跃,非侵入性,可重复性好,并能量化 DGR。具体步骤如下:禁食 1 夜取坐位,在 2min 内摄入 1 份液体试验餐(400ml 肉汤或牛奶),将探头置于幽门平面水平,观察胃窦,幽门及十二指肠近端。根据彩色信号(液体流向远端呈蓝色,反流为红色)判断是否反流,其 DGR 的严重程度可根据其频率和强度进行评估。该技术不足之处是目前只能用液体试餐测定 DGR,同时由于肠胀气或腹壁脂肪层厚等因素影响,常常带来一些技术的困难。

第五节　鉴别诊断

一、淋巴细胞性胃炎

是新近确认的一种胃炎,以 T 淋巴细胞密集浸润于胃黏膜的表面上皮及小凹上皮为特点,并以胃体黏膜最为显著。淋巴细胞性胃炎可并发于痘疹样胃炎、HP 感染胃炎、乳糜泻、胃黏膜皱襞巨肥症、淋巴细胞结肠炎、胶原性结肠炎等病,其中以痘疹样胃炎最常见。本病发病原因不清楚,可能是胃黏膜对并发疾病黏膜组织的一种免疫反应。本病也可独立发病。

二、嗜酸性胃炎

是以胃壁任何一层或各层都有显著的嗜酸性细胞浸润为特点的慢性胃炎。本病好发于有过敏性状态或外周性嗜酸细胞增多症患者,也可能是嗜酸性胃肠炎的一部分。病变最易侵犯胃窦部黏膜,儿童患者胃窦部受累几乎达100%。黏膜浸润可引起糜烂,黏膜活组织检查时可见嗜酸细胞侵入上皮细胞层内,并可见上皮细胞坏死、再生,活化的嗜酸细胞脱颗粒,提示组织损伤系由嗜酸细胞释放毒性物质所致。嗜酸性胃炎也可侵入胃窦肌层,引起胃窦局部僵硬、狭窄及排空障碍。

胃镜检查:可直接看到胃液较多,黏液湖呈胆汁样,胃黏膜充血、水肿、或呈糜烂;幽门口呈开放状态,胆汁从十二指肠通过幽门反流至胃。病理活组织检查提示胃炎。

胃吸出物测定:插胃管抽吸空腹和餐后胃液,测定其中胆酸含量,如空腹基础胃酸分泌量(BAO)<3.5mmol/h,胆酸超过30μg/ml,则可确诊胆汁反流性胃炎。

同位素测定:静脉注射2mCi99mTc－丁亚胺双醋酸,每隔5min观察肝及胆道,共1h。1h病人员饮100ml水,内含0.3mCi99mTc,以准确测定胃的位置。随后在2h内,每15min检查肝、胆囊及胃区,决定肠胃反流指数。正常值为8.6±6.0;有反流性胃炎者增至86.3±7.1。也可用^{99m}Tc标记的溶液注入十二指肠或空肠上段,然后描记胃内同位素的含量,用以了解肠胃反流的程度。

第六节　西医治疗

一、内科治疗

(一)一般治疗

卧床休息,清淡饮食,少量多餐,戒烟禁酒。

（二）药物治疗

使用能抑制或减少反流和保护胃黏膜的药物，下列药物可以选用。

1. 考来烯胺（消胆胺）是一种阴离子交换树脂，与胆汁酸有亲和力，服用后可与胆酸结合，减少可溶性胆酸的浓度，防止胃炎的发生，用药时间超过3个月，并要求补充脂溶性维生素。

2. 多潘立酮是胃多巴胺受体阻滞药，加强胃肠蠕动，促进胃排空，减少胆盐和黏膜接触时间。

3. 新一代全胃肠道促动剂西沙必利（普瑞博思）是5－HT4受体激动剂，通过兴奋胆碱能受体而增加肠肌间神经丛乙酰胆碱的释放，协调胃窦、幽门十二指肠运动增加胃排空，对控制DGR的发生有较好的疗效。

4. 由于胆酸需要在H_2的介导下才构成对胃黏膜的损伤，因此抗分泌药对保护胃黏膜有一定的作用。

5. 熊去氧胆酸（UDCA）可抑制胆酸的合成，服用后胆汁中有大量的熊去氧胆酸排出，使去氧胆酸和石胆酸的浓度相对减少，故有较好疗效。

6. 铝碳酸镁（胃达喜，Talcid）是层状晶格结构体，能迅速中和胃酸，可逆性失活胃蛋白酶，持续阻止胆酸和溶血卵磷脂对胃黏膜的损伤，增强胃黏膜保护因子作用，治疗胆汁反流性胃炎总有效率可达90%。此外，双八面体蒙脱石（思密达）、复方谷氨酰胺（麦滋林－S）、复方三硅酸镁（盖胃平）、甘珀酸钠（生胃酮）和支链淀粉等均可选用。

（三）静脉高营养治疗

使胃肠道暂时处于休息状态，减少胆汁反流的发生及对胃黏膜的损伤，并补充必要的热卡，电解质等。

二、外科治疗

病情较严重者，药物治疗效果不显著，甚至无效，常须手术治疗，手术的方式有若干,但以 Roux－en－Y 型手术效果最佳。

第七节　中医药治疗

一、中医对病因病机的认识

胆汁反流性胃炎属中医之“胃脘痛”、“呕吐”等范畴。病因多由忧思恼怒、情志不舒,致使肝失疏泄,肝气郁结,郁久化热,肝与胆相表里,移热于胆,或肝胆兼夹外邪,湿热内蕴,引起胆腑气血蕴滞,疏泄失常,肝气犯胃,影响到胃的和降功能,肝胆郁热逆乘脾胃,胃气不降而上逆。胆液不循肠腑助消化而随胃气上逆。

或因饥饱失常,劳倦过度,损伤脾胃,致脾胃虚弱,使虚者更虚,肝胆相照,木克脾土。总之,本病以脾胃气虚,升降失常为发病基础,胆邪犯胃为基本病理变化,肝胆郁火移胃为其病机。西医认为其发病与幽门功能减退,胃排空功能延迟有关,与脾胃虚弱相同。胆汁反流多合并胆道感染,胆汁不能顺利下降而逆流入胃,此与中医肝气郁结,疏泄失职,胆汁逆流入胃的理论吻合。该病发病关键在于幽门功能不全,胆汁反流入胃,使胃黏膜充血、水肿、糜烂,甚至反流到食道,这与中医之气滞血瘀,肝气横逆,乘伐胃气,胃失和降,脾不升清,胃浊上逆的病理变化相同。

二、中药治疗

胆汁反流性胃炎属中医学“胃脘痛”、“痞满”、“嘈杂”等范畴。《灵枢·四时气》云:“邪在胆,逆在胃,胆液泻,则口苦,胃气逆,则呕苦”。认为本病病位在胆与胃,多因情志所伤,肝郁气滞,疏泄不利,横逆犯胃;或饮食所伤,脾胃受损,胃失和降,胃气上逆所致。通过大量的临床资料证明,使用中医中药进行辨病辨证治疗,取得了非常满意的效果。笔者常采用疏肝解郁、清热利胆、和胃降逆的治疗原则,方用半夏泻心汤合左金丸加减,其中制半夏、干姜、黄连辛开苦降,寒热并用，散结除痞，去寒泻热；柴胡、郁金、陈皮、枳壳、厚朴疏利肝胆，和胃降逆；大枣、党参、炙甘草既扶脾胃正气，又可调和诸药。纵观全方，寒热并用，苦降辛开，补泻兼施，共同起到疏肝解郁、清热利胆、和胃降逆的功效。左金丸（黄连、吴茱萸）泻火疏肝、和胃止痛，用于肝火犯胃，脘胁疼痛，口苦嘈杂，呕吐酸水等，以加强半夏泻心汤的作用。同时嘱患者注意调畅情志，合理饮食，规律起居，劳逸适度。

三、饮食调养

饮食要清淡，不吃油腻食物，以减轻胃的负担，以免刺激胆汁分泌增多，加重反流和病情。应细嚼慢咽，忌暴饮暴食。避免饮浓茶、烈酒、浓咖啡和进食辛辣、过冷、过热和粗糙食物，以减轻对胃黏膜的损伤。

四、去除某些加重病情的因素

戒烟酒、避免精神紧张，保持心情舒畅，不服或慎服对胃黏膜有刺激的药物，如非甾体类消炎药、阿司匹林、吲哚美辛、索米痛片和保泰松等。

第八节　中西诊疗勾玄

BRG为常见病、多发病，大量的十二指肠液的反流，削弱了胃黏膜屏障，最终导致了胃黏膜的损伤，以致发生炎症。与胆囊、胰腺、十二指肠的功能失调或器质性损伤有关。在病理机制方面，中医认为其病变脏腑与胃、脾、肝胆有关。中西基本相吻合。至于本病的治疗，现代医学认为应加强胃肠蠕动，促进胃排空，减少胆盐和黏膜接触时间。中医认为应增强脾胃功能，协调肝、胆、脾胃之间的协调，促使胃气下降以改变胃气不降的病理状态，原理基本相同，目的更是一致，这是中西医的结合点。

胆汁反流性胃炎的中医药治疗，是在中医理论指导下，主要围绕肝、胆、脾胃进行辨证。胆汁反流性胃炎属中医“胃脘痛”、“呕吐”等范畴，为临床常见病、多发病之一，主要涉及肝胆脾胃诸脏，其病机属本虚标实，虚实夹杂。本虚为脾胃不足、升降失常，标实为郁热上逆、湿热内蕴、胃络瘀阻。早期多肝胆失于疏泄，脾胃升降失常，胆胃气逆。正如古人曰：“木气郁塞，而胆病上逆；木气横侵，土被其贼，脾不能升而胃不能降”；肝失疏泄，胆汁不入肠中助脾运化反上逆于胃而出现胃脘胀痛或攻窜胁背，嗳气频作、恶心呕吐、胃灼热感、嘈杂泛酸等肝胃不和之症。久病必虚，升清降浊失常，渐见脘腹痞闷，纳呆少食，便溏，乏力等脾胃虚弱之象。

《内经·灵枢四时气第十九》云：“善呕，呕有苦，长太息，心中怛怛，恐人将扑之，邪在胆，逆在胃，胆液泄则口苦，胃气逆则呕苦，故曰呕胆。取三里以下胃气逆。则利少阳血络以闭胆逆，却调其虚实以去其邪”。即是“邪在胆，逆在胃”的理论，本病是肝郁胆滞，胃失和降，出现一系列消化道的症状和表现，肝郁直接影响脾胃的升降功能，郁久又可出现脾胃虚弱的表现。随着电子胃镜的广泛应用，结合电子胃镜胆汁反流入胃腔之显像所见及患者相关临床表现，对胆汁反流性胃炎在病理上做出了“邪在胆，逆在胃”的病理概括。现代医学的胆汁反流入胃与中医的“邪在胆，逆在胃”的理论是相吻合的。故在治疗中，常以疏肝理气、降逆和胃、利胆止痛为法以治其标，补气健脾治其本，标本兼顾，虚实兼顾，寒热并举，以达到肝气得舒，胃气得降，脾气得健，胀满疼痛得除的目的。本病以肝胃不和、脾胃湿热等实证为主，采用柴胡、白芍、郁金疏肝利胆；姜半夏、厚朴和气降胃；丹参、黄连清热化瘀，苦辛相合，寒温并用。随证酌加沉香、川楝子、旋复花行气降逆；竹茹、茵陈利湿化浊；党参、白术、砂仁益气健脾。标本同治常用四逆散、四君子汤、逍遥散、柴胡疏肝散、小柴胡汤等名方加减化裁，治疗胆汁反流胃炎，疗效满意。中药具有保护胃黏膜、促进组织修复、改善胆道功能、阻止胆汁反流的作用，其机理尚待进一步研究。

在诊治本病的过程中，笔者亲自观察电子胃镜的镜下改变，直视自幽门口向胃内黄绿色胆汁的反流现象,黏液湖呈胆汁样,胃黏膜表面被黄色胆汁覆盖,伴有胃黏膜充血水肿,甚至糜烂等镜下黏膜像。因此减少反流,促使尽快排空是非常必要的。西医治疗本病,以抑制或减少反流和保护胃黏膜药物为主,取效亦良,但易复发。中医药治本病,健脾胃,泻肝胆,和胃降逆,疗效满意,复发率低。

第八章　非溃疡性消化不良

非溃疡性消化不良(NonulcerDyspepsia,以下称 NUD)是临床上消化道常见的一组症候群,系指慢性上腹部疼痛、胀满、易早饱、嗳气、反酸、恶心、呕吐、灼热感等上腹部症状,在 1 年内累计超过 12 周,而各种客观检查未能发现器质性疾病,亦称功能性消化不良(FunctionalDyspepsia,FD)、上腹不适综合征(Epigastric Distress Syndrome)、胃易激惹综合征(Irritable Stomach Syndrome)等。非溃疡性消化不良是一种功能性胃病(不能完全排除胃有轻度器质性病变),过去常将此病诊断为慢性胃炎、胃神经官能症、胃肠道自主神经功能紊乱、胃功能性消化不良、胃痉挛等。近年来,随着对 NUD 的进一步认识,我国消化内科学界倡导使用“非溃疡性消化不良”这一诊断用语,目的是求得名称统一和避免诊断混乱现象,而且更符合 NUD 的实质。

据流行病学调查,NUD 是胃的多发病和常见病,在人群中的发病率高达 10% 左右。其主要临床特点是:间歇性或持续性上腹隐痛(偶有剧痛)和不适、恶心、呕吐、暖气、反酸、胃灼热、餐后腹胀和“出虚恭”(肠道排气)等上消化道症状。但经电子胃镜、上消化道钡剂造影和肝、胆、胰 B 超等临床检查,并未发现胃和其他脏器有引起上述症状的器质性病变(或病变轻微),即胃的临床症状虽然很多,但辅助检查阳性发现少或无。其单一或多因素致发病的发病原因尚未彻底弄清楚,可能与胃的运动功能障碍有关,胃的运动是指胃壁平滑肌的舒张和收缩活动,是胃对食物进行容纳、研磨、消化和传输的动力,是一种正常的生理活动。如果胃的运动功能发生障碍,食物在胃内滞留时间过长，不能及时将食物顺利排入十二指肠，必然导致消化不良。

第一节　流行病学调查

NDU是一种全球性多发病、常见病。是指任何持续时间超过4周的上消化道症状，包括上腹痛或不适、胃灼热、反酸、恶心或呕吐。当宽松定义时，全体人群中每年都有40%发生消化不良，5%到全科诊所就诊和1%转诊行内镜检查。在症状和体征严重到要进行内镜检查的患者中，40%为功能性或非溃疡性消化不良，40%为胃食管反流，13%为各种形式的溃疡。清除幽门螺杆菌对消化性溃疡的治疗很重要。胃和食管癌非常罕见，在内镜检查患者中占3%，但在住院检查时可另外发现许多病例。消化不良的就诊率每年从25～44岁者的355例/万人上升到75～84岁者的789例/万人。消化不良的最常见原因是胃食管反流性疾病（GERD）、消化性溃疡疾病和非溃疡性消化不良。

根据1999年罗马Ⅱ标准诊断，我国消化系统疾病患者的胃镜诊断结果，基本提示慢性胃炎诊断。在排除其他疾病的基础上，如为轻、中度慢性浅表性胃炎，具有相应的症状，也应诊断为非溃疡性消化不良。

第二节　发病机制

NUD的发病机制尚未彻底明了，发病机制还不是很清楚，可能与多种因素有关。目前认为，上胃肠道动力障碍是主要的病理生理学基础，精神因素和应激因素也一直被认为与其发病有密切关系。患者存在个性异常，焦虑、抑郁积分显著高于正常人群和十二指肠溃疡组。另外，胃及十二指肠慢性炎症、幽门螺杆菌感染、胃酸、神经激素因素等，在NUD发病中的作用难以定论，推测其发病是上述多种因素共同作用的结果。本病胃镜检查多显示浅表性胃炎,但二者无因果关系。

NUD 是一种功能性胃病(不能完全排除胃有轻度器质性病变),过去医生常将此病诊断为慢性胃炎、胃神经官能症、胃肠道自主神经功能紊乱、胃功能性消化不良、胃痉挛等。胃十二指肠轻度炎症,据普查发现,在非溃疡性消化不良患者中,有 1/3 ~ 1/2 的人证实胃有慢性浅表性炎症,约 1/5 的人有十二指肠炎。

一、幽门螺杆菌(HP)感染

在半数的非溃疡性消化不良患者的胃黏膜中可检出 HP。有的患者饭后腹胀,可能与这种细菌有关,因为 HP 能产生大量尿素酶,分解胃黏膜上的尿素,进而形成氨与二氧化碳气体,产生腹胀症状。

二、精神因素

有研究表明,非溃疡性消化不良患者多数存在焦虑、抑郁、心绪不宁和疑病症(特别是恐癌症);少数有失眠、精神紧张、说话夸张等神经症状,患者常把自己的病形容得非常严重,似乎后果不堪设想,致终日忧心忡忡。精神因素能通过自主神经系统,影响胃肠道的运动、分泌及供血等,最终导致非溃疡性消化不良的发生。

三、其他可能机制

餐后胃底松弛损害或对扩张的感觉异常可能与早饱有关。约 50% FD 患者的胃、十二指肠对机械性刺激高敏,这可以解释 FD 患者进食量虽少,但很容易出现上腹饱胀症状。

第三节 诊断标准

1. 过去 1 年中至少 12 周(不必连续)出现下列症状:上腹部疼痛、上腹饱胀、早饱、恶心、呕吐等上腹不适症状。

2. 内镜检查未发现胃以及十二指肠溃疡、糜烂、肿瘤等器质行病变，未发现食管炎，也无上述疾病史。

3. 症状与排便无关。

4. 实验室、B 超、X 线检查排除肝胆胰疾病。

5. 无糖尿病、肾脏病、结缔组织病及精神病。

6. 无腹部手术史。

第四节　非溃疡性消化不良分型

1. 溃疡型　以上腹中部疼痛为主要症状。

2. 动力障碍型　以上腹中部非疼痛性不适为主要症状，通常伴有腹胀，早饱或恶心。

3. 非特异型　症状不符合上述两种亚型的表现。

第五节　鉴别诊断

非溃疡性消化不良主要应与下列器质性病变相鉴别。

一、消化性溃疡

消化性溃疡是指发生在胃或十二指肠球部的溃疡。在临床上消化性溃疡也可以表现为上腹部疼痛、饱胀感、嗳气、反酸、胃灼热、恶心、呕吐、食欲减退等消化不良的症状，但上消化道钡餐透视可发现有突出到胃壁内的叫做“龛影”的不透光影，胃镜检查更能直接看到溃疡病灶的大小及溃疡周围炎症的轻重。

二、慢性胆囊炎和胆石症

慢性胆囊炎或胆石症者，常有右上腹部的疼痛和饱胀感、嗳气等消化不良的症状，有些患者可有反复发作的急性上腹部绞痛史（此即所谓胆绞痛）。通过腹部 B 型超声检查以及胆囊造影，结合曾经反复发作的上腹部绞痛常能作出诊断。

三、胃癌

胃癌的早期常无特异的症状，只有胃镜和病理检查才能发现，但随着肿瘤的不断增长，影响到胃的功能时会出现消化不良的类似症状，在临床上主要表现为上腹部疼痛或不适感，食欲减退，恶心呕吐等。但胃癌的发病年龄多在40岁以上，会同时伴有消瘦、乏力、贫血等提示恶性肿瘤的所谓“报警”症状，通过胃镜检查及活组织病理检查不难确诊。

第六节　非溃疡性消化不良的治疗

对无报警症状、年龄在45～50岁以下的消化不良患者可采取经验治疗，即溃疡样型消化不良患者可试用抑酸剂（质子泵抑制剂）治疗；动力障碍样型消化不良患者用促动力剂治疗。如经上述处理无效，可互换药物治疗，即抑酸剂治疗无效者接受促动力剂治疗，促动力剂无效者则接受抑酸剂治疗。服药时间为一般为2周，如症状减轻或消失，则进一步支持临床判断；如无效，则建议作进一步检查。内镜检查是确诊器质性或功能性消化不良的最好方法。内镜的检查结果对向患者解释病情非常有用，通过消除顾虑和耐心解释即可达到改善症状的效果。

非溃疡性消化不良在治疗时应根据自身的病情采取以下综合性措施。

一、一般治疗

（一）耐心解释，增强信心

说明本病不是器质性病变，仅属功能失调所致，既要把心胸放宽，不要惊恐和紧张，又要积极地配合医生坚持进行正规的治疗。虽然非溃疡性消化不良在短时间内较难彻底治愈，但它一般不会出现严重的不良后果，也不会发展为胃癌经调理和治疗是可以治愈的。要保持心情舒畅，增强战胜病的信心。必要时给予镇静和抗焦虑治疗，如阿米替林、多塞平、马普替林（路滴美）、氟西汀、氯米帕明、安定、谷维素、氯美扎酮和柏子养心丸等。

（二）避免刺激性食物和药物

不吃辛辣、肥腻冷硬食物，避免浓茶、咖啡、烟、酒和非甾体抗炎药（NSAIDs）。对早饱、餐后腹胀明显者，建议低脂肪及少食多餐。

二、西药治疗

应根据不同的临床类型选择用药。

（一）运动不良样亚型

主要选择促动力药。

1.多潘立酮　是一种新型胃动力药和高效止吐药。能增加食管下括约肌张力，加强胃的收缩，尤其是胃窦的收缩，提高胃排空力，并使幽门扩大，从而加强胃的排空，同时加强胃窦及十二指肠的协调运动。每次10mg，每日3次，餐前半小时口服。4～6周为1疗程。

2.西沙必利　是80年代国外合成新一代的促动力药，具有全胃肠促动力作用，能促进肠肌间神经丛中乙酰胆碱的生理性释放，协调并加强胃肠排空。每次5～10mg，每日3～4次，餐前15min口服。连服4周为1疗程。

3.红霉素　目前认为红霉素可使空腹状态的胃窦部动力增加，但对小肠动力则无影响，使餐后状态的胃窦十二指肠的动力学协调作用增加，但小肠动力则有中度抑制。红霉素所致胃窦部收缩，可以促进胃排空。另外，还有增高食管下端括约肌压力、促进胆囊收缩等作用。但目前只有在病人对上述的促动力药不能耐受或无效时，才可试用红霉素。常用剂量为每次0.2～0.4g，每日3次，整片吞服。餐后的促动力作用比空腹时作用力小。

（二）反流样亚型

1.促动力药　可增强下食管括约肌压力，加速食管内酸的清除，减少反流。常用的药物如甲氧氯普胺,每次 10mg,每日 3 次,口服。多潘立酮,每次 10mg 每日 3 次,西沙必利每次 5 ~ 10mg,每日 3 次。但单用此类药物不佳,常与抑酸和胃黏膜保护剂合用。

2. 抑酸剂　主要选用 H_2 受体拮抗剂和质子泵抑制剂,如雷尼替丁、法莫替丁、奥美拉唑等,但疗程更长,一般需要 8 ~ 12 周。疗程结束后,仍需维持一般时间。

3. 黏膜保护剂　首选仍为硫糖铝、复方谷氨酰胺颗粒、果胶铋、丽珠得乐等。

(三)吞气症型

此型功能性消化不良患者治疗较困难,患者应少量或正常饮水,排除隐性忧郁症,以精神治疗主为,服用抗忧郁药如多塞平,每次 25mg,每日 3 次,口服。

(四)非特异性型

根据患者各自的临床表现,酌情选用促动力药、抑酸剂和胃黏膜保护剂等,亦可根据病情采用心理、精神疗法。

(五)抑酸药物

对反流样或溃疡样症状的患者,可适当选用中和胃酸的药物;H_2RA 和 PPI,疗程 2 ~4 周。

(六)抗幽门螺杆菌(HP)治疗

对于 HP 阳性的慢性胃炎活动期患者,根治 HP 还是必要的,三联疗法:奥美拉唑 10mg Bid、阿莫西林 1. OBid 及甲硝唑 0. 2Bid。

(七)对症治疗

1. 非溃疡性消化不良患者若出现上腹痛,可选用溴必利、溴丙胺太林、颠茄片、阿托品或 654 -2 等药物进行治疗。

2. 若出现腹胀、嗳气症状可选用二甲硅油或消胀片等药物进行治疗。

3. 若出现恶心、呕吐症状可选用维生素 B。或硫乙拉嗪等药物进行治疗。

4. 若出现胃灼热、反酸症状可选用复方氢氧化铝、雷尼替丁、法莫替丁、奥美拉唑或甲氰咪呱等药物进行治疗。

(八)其他药物

1. 内脏止痛剂非多托素(Fedotozine,为 Kappa 激动剂)能降低胃的高敏性,有止痛作用。

2. 5 - HT1 激动剂如舒马普坦(Sumatriptan)、丁螺环酮(Buspirone)能改善胃的容受性、改善与进食有关的症状。

3. 止呕剂恩丹司琼(Ondansetron)或格雷司琼为 5 - HT4 受体拮抗剂,对恶心呕吐症状有效。

4. 抗焦虑抑郁药,阿普唑仑(佳乐定)0.4mg/次,1/晚或 3/d;帕罗西汀 20mg,1/d,对症状顽固及精神症状者有效。

第七节　中华医学会消化病学分会幽门螺杆菌若干问题的共识意见

1. H. pylori 感染与 NUD 的关系不明确。

2. 根据我国国情,对消化不良患者,在诊断程序上胃镜检查和 B 超检查仍然是优先考虑的检查方法。胃黏膜活检病理检查及有关 H. pylori 的 i 检查是否列为常规检查,可视各地情况而定(如胃癌高发区可考虑列为常规检查)。

3. 对 H. pylori 阳性的 FD,根除 H. pylori 治疗对大部分患者的消化不良症状可能帮助不大,但对改善胃黏膜的活动性炎症有肯定作用。

4. H. pylori 阳性的慢性胃炎有明显异常者,可进行根除 H. pylori 治疗。

结论:非溃疡性消化不良 H. pylori 的根除指征不明确。

(中华医学会消化病学分会)

第八节　非溃疡性消化不良中医药治疗

NUD属祖国医学“痞满”、“胃痛”、“嘈杂”等证的范畴。近年来临床研究报道较多。辨证论治是中医的一大特色,临床效果也非常突出,目前认为NUD应从肝、脾胃论治。脾虚是发病的基础,肝郁是发病的条件,形成的病理机制是胃气不降,从而引发诸症。因此,健脾益气、疏肝解郁、和胃降逆为基本法则。辨证分型以气滞型为主,虚寒型次之,常用方如四磨汤、半夏泻心汤、枳实消痞丸、四君子汤等,多种经验方亦应用于临床。目前考虑其作用与促进胃肠运动功能、调节激素分泌、辅助克服心理障碍、提高身体整体素质有关。

一、中医对NUD发病机理的认识

(一)精神情志因素

情志刺激,所欲不遂,精神紧张,肝气郁结,疏泄功能失调,气机不畅,胃肠节律功能的紊乱。中医所说精神情志与肝肾有关,也就是说肝肾涵盖了消化、精神、神经等多个系统,其功能失调可以影响到消化功能。肝之主要功能为主疏泄,其疏泄的正常,则能保障情志的调畅、气血的运行和饮食物的消化与吸收。当因情志抑郁,心情不舒畅时,则可导致肝气郁滞,影响到肝的疏泄功能,其结果可出现两种现象,一是出现精神焦虑,紧张易怒;二是肝气犯胃,导致胃肠消化和运动功能失调。亦有因脾胃久病累及于肝(如消化不良影响患者的睡眠,引起精神的紧张和不畅)。二者的病理特点均是肝失疏泄,气机阻滞,横逆犯胃或脾土侮肝,中焦气滞,胃失和降,出现上腹部疼痛、痞满、嗳气等症。曾有调查显示,NUD患者常有神经质现象、性格内向、易于焦虑等个性特点。忧思气结则伤脾,暴怒伤肝则气逆,悲忧则气郁,肾主惊恐,惊恐则气乱等等,均可造成气机逆乱,升降失调。忧思伤脾,脾被伤,其运化功能减弱。在性格缺陷的基础上,不良的社会心理因素可作为诱因,导致消化不良症状和抑郁、焦虑情绪等情绪的发生。心理因素和消化不良相互影响,互为因果,形成恶性循环,中医多归纳为肝脏和脾胃之间功能的失调。

(二)脾胃虚弱

中医认为脾胃居于中焦,主腐熟收纳水谷,主运输水谷,化生气血,主四肢肌肉。主要包括消化和运动系统,消化功能的紊乱实质是脾胃功能失常。分而言之,脾主升清,脾气能够上升,则营养物质才能输布全身,即《黄帝内经》之"脾气散精,上归于肺";胃主降浊,胃气得降,则饮食物才得以消化与吸收,其糟粕方能排出体外,这种脾升胃降的相互协调,完成了饮食物的消化、吸收、排泄的生理全过程。水谷从口下行,胃充实了,但是肠还是空虚的,食物经过转化,精气滋养贮藏在五脏,糟粕向下,肠充实了,胃此时变得空虚。这种胃实肠虚,肠实胃虚的更迭变化,是胃肠功能的协调的结果,《内经·五藏别论篇第十一》"六腑者,传化物而不藏,故实而不能满也。所以然者,水谷入口则胃实而肠虚,食下则肠实而胃虚。故曰实而不满,满而不实也"。

在脾胃虚弱的情况下,气机升降发生逆乱,则必然会出现消化能力的紊乱和运动功能的减退。导致脾胃虚弱的原因较多,如先天禀赋不足,肾病及脾,体质性的消化功能薄弱;或因劳倦过度,脾胃受伤;或因大病久病之后,累及脾胃;或因饮食不节,损伤脾胃,导致脾胃的虚弱,运化失常,饮食不能消化,升降失司,浊气滞留胃脘,中焦痞塞不畅,而发生胃痞,出现上腹部胀满、隐痛、食欲减退等症状,即《内经》"饮食自倍,肠胃乃伤"。且脾胃虚弱一般又分为脾胃气(阳)虚和胃阴不足,两者均可出现消化不良和运动障碍的症状。

(三)肺主气,大肠互为表里

《灵枢·本输》曰:"肺合大肠,大肠者,传道之府"。肺与大肠相表里,二者表里相对。因肺主气,居高临下,有华盖之称,以肃降为顺,以节制全身之气,主气机的升降,肺为水之上源,而大肠的传导功能,必须接受肺气与肺中之水液,还必须有赖于肺的肃降作用,才能完成糟粕排泄的功能。在生理上相互协调,病理上互相影响,如肺气肃降正常,则大肠传导如常,大便通畅;若肺失肃降,津液不能下达,气机不能条达,则大便秘结,可出现腹胀便秘等消化不良的症状。

(四)食(湿)滞胃脘,胃气失降

在临床上,NUD患者常见的上腹部饱胀疼痛,餐后加重,早饱,厌食,舌苔厚腻等,依中医辨证而言,多归属于饮食的停滞和湿浊的阻滞,其形成的主要原因,多由于饮食不节,饥饱失调,或因暴饮暴食,反复伤胃,食阻胃肠,肠胃失调食滞难化,阻滞气机,升降失常,或有脾胃素弱的基础,不能正常的运化,难以使纳入的食物得到很好的消化、吸收和排泄,这不仅易导致饮食物的停滞,影响到脾的运化水湿的功能,易酿生湿浊之邪,蕴结于中焦脾胃,使气机的升降失常,痞结不开,表现为痞满之证,这也是诱发非溃疡性消化不良的主要因素和病机的关键。

二、非溃疡性消化不良的中医辨证要点

(一)辨有邪无邪

痞满有虚实之别,有邪者为实,无邪者为虚,及《内经》之“邪气盛则实精气夺则虚”,因此首当辨别邪之有无。如伤寒表邪末解,邪气内陷,阻遏中焦所成之痞;食饮无度,积谷难消,阻滞胃脘所成之痞;情志不遂,气机郁滞,升降失调而成之痞皆属有邪。若脾胃气虚,运化无力,升降失司所成之痞,则属虚证。

(二)辨虚实寒热

痞满不能食,或食少不化,大便溏薄者为虚;痞满能食,大便闭结者为实。痞满时减,喜揉喜按者为虚;痞满不减,拒按者为实。痞满急迫,渴喜冷饮,苔黄,脉数者为热;痞满绵绵,得热则舒,口淡不渴,苔白,脉沉紧者属寒。同时还应该注意寒热虚实的兼夹症状。

(三)治疗非溃疡性消化不良的常用方法

1. 疏肝理气法　适应于肝胃不和证。

主证:上腹部胀满,攻撑作痛,嗳气频繁,或有泛酸,每因情志因素诱发或加重,苔多薄白,脉弦。平素性情抑郁或易怒。

辨识要点：非溃疡性消化不良症状+体质壮实或为女性伴有情志症状。

处方：柴胡疏肝散加减。柴胡10g、白芍15g、香附10g、陈皮10g、枳壳10g、川芎10g 木香10g、乌药10g、槟榔10g、沉香3g（后下）、甘草3g。水煎服日一剂。

常用中成药：疏肝和胃丸、逍遥丸、气滞胃痛冲剂。

2. 辛开苦降法　适应证于湿浊（热）痞阻证。

主证：上腹部痞满，或有烧灼样痛，泛酸嘈杂，厌食嗳气，口干口苦或口中粘腻，舌红，苔腻或黄腻，脉弦滑。

辨识要点：功能性消化不良症状+胃脘痞满+苔腻。

处方：半夏泻心汤加减。半夏10g、干姜10、黄芩10g、黄连3g、党参15g、陈皮6g、厚朴10g、枳壳10g、砂仁10g 甘草3g。水煎服日一剂。

3. 消食导滞法　适应于饮食积滞证。

主证：上腹部胀满疼痛，嗳腐吞酸，厌食或呕吐不消化食物，呕吐或矢气后痛减，或大便不爽，苔厚腻，脉滑。

辨识要点：功能性消化不良症状+嗳腐厌食+苔垢腻。

处方：保和丸加减。半夏10g、陈皮10g、枳实10g、木香6g、槟榔10g、神曲15g、焦山楂15g、茯苓10g、莱菔子15g、炒谷芽30g、炒麦芽30g、鸡内金10g、甘草3g。水煎服日一剂。

常用中成药：保和丸、健胃消食片。

4. 健脾和胃法　适应于脾胃虚弱证。

主证：上腹部隐痛，空腹亦甚，食欲缺乏，脘胀不适，神疲乏力，大便溏薄，舌淡苔白，脉虚弱。

辨识要点：非溃疡性消化不良症状+体质虚弱

处方：香砂六君子汤加减。党参15g、白术10g、茯苓10g、甘草5g、陈皮6g、半夏10g、木香6g、砂仁3g（后下）、炒谷芽20g、炒麦芽20g、鸡内金10g。水煎服日一剂。

常用中成药：香砂六君子丸、人参健脾丸、参苓白术丸等。

5. 益胃养阴法　适应于胃阴不足证。

主证:上腹部隐隐作痛,或有烧灼感,饥而不欲食,嘈杂,口燥咽干,大便干结,舌红少津,无苔或花剥苔,脉细数。

辨识要点:非溃疡性消化不良症状 + 舌红无苔或花剥苔。

处方:益胃汤加减。沙参 15g、麦冬 15g、玉竹 15g、石斛 15g、乌梅 6g、生地 15g、佛手 10g、绿梅花 6g、炒谷芽 20g。水煎服日一剂。

常用中成药:养胃舒。

第九节　中西诊疗勾玄

非溃疡性消化不良,是临床上最为常见的疾病之一,患者虽有上消化道症状,但经电子胃镜等检查未能找到确切的病因,或仅有慢性非萎缩性胃炎。本病的病因目前仍很不明确,一般被认为是异源性的,患者 Hp 感染稍高于无症状对照者,表明 Hp 感染可能是某一亚组患者产生症状的原因。NUD 在治疗上无特别有效的方法,在西药治疗方面,疗效确切的药物还很有限。尽管大部分患者预后良好,但有的报道还发现 3% 患者可发展为消化性溃疡,其中约 25% 患者可多年不愈,有的甚至可终身罹患。

中医没有 NUD 的病名,根据 NUD 的症状,可以将其归属在“腹胀”、“胃脘痛”、“反胃”等范围。《血证论》曰:“木之性疏泄,食气入胃,全赖木气以疏泄之,而谷气乃化。设肝不疏泄水谷,飧泄中满之证在所难免”。《景岳全书》曰:“嗳气多,由滞逆,滞逆多由气不行”。究其病因多为情志内伤、饮食失节、劳倦过度、外邪侵袭所致。其病位在胃,涉及肝脾,其病机大致可归为脾胃损伤、纳运失常;肝气郁结、气机不利;气血瘀阻、痰湿阻胃。脾虚为本,气滞血瘀、食积痰湿等实邪为标,本虚标实,肝郁脾虚,贯穿疾病的始终。故应标本同治,予以疏肝理气、健脾和胃。因此采用中西医结合治疗本病,有着明显的优势。本病的临床表现多为虚实相兼,寒热错杂。因此,治疗本病宜通补兼施,寒热并用,方能使脾气得以升发,运化功能恢复正常。

根据饮食失调、劳倦过度、情志内伤的致病因素以及脾虚健运失常、胃气不降，腐熟无力、气机阻滞的基本病机，临床上宜辨证治之。一般而言，临床表现以上腹部“痞满”为主症时，应属于中医“痞满”病的范畴，此时西药可用促动力药，中医可按“痞满”辩证，或用半夏泻心汤加减，可加用中药香砂六君子汤加苏梗、枳实、降香等；出现以上腹部或胸骨后疼痛为主症时，则应按中医“胃脘痛”辨治，西药可用黏膜保护剂，中药可根据情况进行辨证施治，可用柴胡疏肝散、逍遥散加减，随证加入元胡、香附、三七、焦山楂、焦神曲、焦麦芽等等；出现以胃灼热、反酸为主症时，则应归属于“嘈杂”病范畴，此时西药可用抑酸剂，中药加用乌贼骨、煅瓦楞、黄连、吴茱萸等。根据三个主症分析，运动障碍型 NUD，基本相当于中医的“痞满”，反流样型 NUD 相当于中医的“嘈杂”。据此，在确定了中医病名之后，与西医的临床分型有相吻合之处，将更有利于中医药的辨证论治与现代医学的分型治疗，同时也能提高诊疗效果。

中医药治疗本病是我国有特色的疗法之一，特别是对体质虚弱的患者及有湿浊中阻，升降失司，舌苔厚腻等临床表现者，有一定的治疗优势。脾升胃降是脾与胃的运动规律，理气药的应用，可以获得改善脾与胃的生理功能，协调脾与胃的运动形式，特别是降气药尤为突出。当脾胃虚弱时，健脾和胃药的应用，其运化功能受到影响，因此影响到饮食物的消化与吸收，健脾药物可以改善脾的健运功能。中药治疗 NUD 是针对整个机体的全面调整，而不是单纯对某一局部证候的来调节，使身体逐步恢复正常，达到标本兼治之目的。中药有其独到的疗效，该组方药源广、价格低廉，近期疗效肯定，无明显副反应，便于推广，具有广阔的应用前景。

第九章　幽门螺杆菌

胃细菌学的研究，长期以来是一个被忽视的领域。1983 年 Marshall 和 Warren 从慢性活动性胃炎患者的胃黏膜活检标本中分离到幽门螺杆菌（Helicobacter pylori，Hp）是对这一领域重大的突破。此后不久即在国际消化病学界引起了巨大轰动，它的发现对消化病学、特别是胃十二指肠病学的发展起了极大的推动作用。现在已经清楚它是许多慢性胃病（慢性胃炎、消化性溃疡、胃癌等）发生发展中一个重要致病因子。

幽门螺杆菌（Helicobacter pylori）是一种感染人体胃部的細菌，为革兰阴性杆菌。该菌呈螺旋状，长 2～4μm，端生鞭毛数根，用来协助菌体呈螺旋状前进。只能寄居于人体胃部，聚集在胃壁的黏液层内，并且靠近胃黏膜层的部分，细菌会分泌碱性氨云（用来保护細菌不被胃酸杀死），也是人类已知的生物中，少数能活在強酸环境之下的。会产生一些会引起发炎反应的酵素，破坏胃黏膜原有的保护机制，再加上它会誘发胃酸分泌增加，不少胃溃疡、胃炎等病皆与幽门螺旋杆菌有关，但大多数的带菌者均不会出现病症。

1979 年，病理学医生 Warren 在慢性胃炎患者的胃窦黏膜组织切片上，首先观察到一种弯曲状细菌，并且发现这种细菌邻近的胃黏膜总是有炎症存在，因而意识到这种细菌和慢性胃炎可能有密切关系。

1981 年，消化科临床医生 Marshall 与 Warren 合作，他们对 100 例接受胃镜检查及活检的胃病患者为对象进行研究，证明这种细菌的存在确实与胃炎相关。此外，他们还发现这种细菌还存在于所有十二指肠溃疡患者、大多数胃溃疡患者和约一半胃癌患者的胃黏膜中。

经过多次失败之后,1982 年 4 月,Marshall 终于从胃黏膜活检样本中成功培养和分离出了这种细菌。为了进一步证实这种细菌就是导致胃炎的罪魁祸首,Marshall 和另一位医生 Morris 竟然喝下含有这种细菌的培养液,结果大病一场。

基于这些结果,Marshall 和 Warren 提出幽门螺杆菌,涉及胃炎和消化性溃疡的病因学。1984 年 4 月 5 号,他们的成果发表于在世界权威医学期刊《柳叶刀》(lancet)上。成果一经发表,立刻在国际消化病学界引起了轰动,掀起了全世界的研究热潮。世界各大药厂陆续投巨资开发相关药物,专业刊物《螺杆菌》杂志应运而生,世界螺杆菌大会定期召开,有关螺杆菌的研究论文不计其数。通过人体试验、抗生素治疗和流行病学等研究,幽门螺杆菌在胃炎和胃溃疡等疾病中所起的作用逐渐清晰,科学家对该病菌致病机理的认识也不断深入。

2005 年 10 月 3 日,瑞典卡罗林斯卡研究院宣布,2005 年度诺贝尔生理学或医学奖授予这两位科学家,以表彰他们发现了幽门螺杆菌以及这种细菌在胃炎和胃溃疡等疾病中的作用。

据大量研究表明,超过 90% 的十二指肠溃疡和 80% 左右的胃溃疡,都是由幽门螺杆菌感染所导致的。目前,消化科医生已经可以通过内窥镜检查和 C13、C14 呼气试验等诊断幽门螺杆菌感染。抗生素的治疗方法已被证明能够根治胃溃疡等疾病。幽门螺杆菌及其作用的发现,打破了当时已经流行多年的人们对胃炎和消化性溃疡发病机理的错误认识,被誉为是消化病学研究领域的里程碑式的革命。由于他们的发现,溃疡病从原先难以治愈反复发作的慢性病,变成了一种采用短疗程的抗生素和抑酸剂就可治愈的疾病,大幅度提高了胃溃疡等患者获得彻底治愈的机会,为改善人类生活质量作出了贡献。

这一发现还启发人们去研究微生物与其他慢性炎症疾病的关

系。人类许多疾病都是慢性炎症性疾病，如局限性回肠炎、溃疡性结肠炎、类风湿性关节炎、动脉粥样硬化。虽然这些研究目前尚没有明确结论，但正如诺贝尔奖评审委员会所说："幽门螺杆菌的发现加深了人类对慢性感染、炎症和癌症之间关系的认识"。

第一节　Hp的特征

一、形态学特征

Hp是一种单极、多鞭毛、末端钝圆、螺旋形弯曲的细菌。长2.5～4.0μm，宽0.5～1.0μm。革兰染色阴性。有动力。在胃黏膜上皮细胞表面常呈典型的螺旋状或弧形。在固体培养基上生长时，除典型的形态外，有时可出现杆状或圆球状。

电镜下，菌体的一端可伸出2～6条带鞘的鞭毛。在分裂时，两端均可见鞭毛。鞭毛长约为菌体1～1.5倍。粗约为30nm。鞭毛的顶端有时可见一球状物，实为鞘的延伸物。每一鞭毛根部均可见一个圆球状根基伸入菌体顶端细胞壁内侧。在其内侧尚有一电子密度降低区域。鞭毛在运动中起推进器作用，在定居过程中起抛锚作用。Hp经鞣酸处理，发现其外表面被厚达40mm的糖萼（glycoculyx）所包裹。电镜下，由于其呈细丝网状，与胃上皮细胞表面连接，因此亦有人称之为纤毛或拟菌毛。它成为Hp黏附于胃上皮细胞表面的主要物质基础。Hp定居于胃上皮细胞表面，除了鞭毛和糖萼的作用以外，在电镜下，尚可见到菌体细胞壁与胃上皮细胞细胞膜表面直接相贴的现象。这种现象的机理可能与藉糖萼粘连的机理不一样。其本质及其有何特殊意义有待研究。

二、生理学和分子生物学特征

Hp是微需氧菌，环境氧要求5%～8%，在大气或绝对厌氧环境下不能生长。许多固体培养基可作Hp分离培养的基础培养基，布氏琼脂使用较多，但需加用适量全血或胎牛血清作为补充物方能生长。常以万古霉素、TMP、两性霉素 B 等组成抑菌剂防止杂菌生长。

Hp 对临床微生物实验中常用于鉴定肠道细菌的大多数经典生化实验不起反应。而氧化酶、触酶、尿素酶、碱性磷酸酶、r－谷氨酰转肽酶、亮氨酸肽酶这 7 种酶反应是作为 Hp 生化鉴定的依据。

Hp 的全基因序列已经测出，其中尿素酶基因有四个开放性读框，分别是 UreA、UreB、UreC 和 UreD。UreA 和 UreB 编码的多肽与尿素酶结构的两个亚单位结构相当。Hp 的尿素酶极为丰富，约含菌体蛋白的 15%，活性相当于变形杆菌的 400 倍。尿素酶催化尿素水解形成氨云保护细菌在高酸环境下生存。此外，尚有 VacA 基因和 CagA 基因，分别编码空泡毒素和细胞毒素相关蛋白。根据这两种基因的表达情况，又将 Hp 菌株分成两种主要类型：Ⅰ型含有 CagA 和 VacA 基因并表达两种蛋白，Ⅱ型不含 CagA 基因，不表达两种蛋白，尚有一些为中间表达型，即表达其中一种毒力因子。现在多认为Ⅰ型与胃疾病关系较为密切。

第二节　培　养

用于培养的胃黏膜活检标本应置于生理盐水、营养肉汤或 20% 葡萄糖中，然后立即转送到细菌室培养。如果标本不能在 4h 内培养，就应放在 4℃保存，但不宜超过 24h。长期保存用于培养的活检标本的唯一方法是将其置于－70℃或液氮之中。

培养幽门螺杆菌的培养基包括非选择性及选择性两种。常用的非选择性培养基基础为脑心浸液琼脂、哥伦比亚琼脂、胰蛋白胨大豆琼脂以及 Wilkins－Chalgren 琼脂。培养基中需加 7%～10% 的去纤维蛋白马血。羊血、人血、马血清、氯化血红素、淀粉、胆固醇或环糊精(cyclodextrins)也可代替马血。选择培养基则是在上述培养基中添加一定的抗菌药物，如万古霉素、啶酸、二性霉素 B、多粘菌素 B 以及甲氧苄氨(TMP)。常用的有 Skirrow 配方及 Dent 配方。前者原用于弯曲菌的培养，亦可用于幽门螺杆菌培养。后者为前者的改良，即将多粘菌素用头孢磺啶取代，因为少数（5%左右）幽门螺杆菌菌株对多粘菌素敏感。Drnt配方为万古霉素（10mg/L）、头孢磺啶（5mg/L）、TMP（5mg/L）以及二性霉素B（5mg/L）。有报道指出，部分菌株对啶酸敏感，因而培养基中应尽量避免作用该抗生素。

第三节　感染与致病机理

近20多年的研究发现，幽门螺杆菌感染是慢性活动性胃炎、消化性溃疡、胃黏膜相关淋巴组织（MALT）淋巴瘤和胃癌的主要致病因素。1994年，世界卫生组织/国际癌症研究机构（WHO/IARC）将幽门螺杆菌定为Ⅰ类致癌原。

一、Hp感染

Hp进入胃后，借助菌体一侧的鞭毛提供动力穿过黏液层。研究表明，Hp在黏稠的环境下具有极强的运动能力，强动力性是Hp致病的重要因素。Hp到达上皮表面后，通过黏附素，牢牢地与上皮细胞连接在一起，避免随食物一起被胃排空。并分泌过氧化物歧化酶（SOD）和过氧化氢酶，以保护其不受中性粒细胞的杀伤作用。Hp富含尿素酶，通过尿素酶水解尿素产生氨，在菌体周围形成“氨云”保护层，以抵抗胃酸的杀灭作用。

二、Hp与胃炎

正常情况下，胃壁有一系列完善的自我保护机制（胃酸、蛋白酶的分泌功能，不溶性与可溶性黏液层的保护作用，有规律的运动等），能抵御经口而入的千百种微生物的侵袭。自从在胃黏膜上皮细胞表面发现了Hp以后，才认识到Hp几乎是能够突破这一天然屏障的唯一元凶。goodwin把Hp对胃黏膜屏障在破坏作用比喻作对“屋顶”的破坏给屋内造成灾难那样的后果，故称为“屋漏”学说。目前对 Hp 感染的研究能归入这一学说的资料最多。主要包括:①使 Hp 穿透黏液层在胃上皮细胞表面定居的因素;②对胃上皮细胞等起破坏作用的毒素因子;③各种炎症细胞及炎症介质;④免疫反应物质等。

这些因素构成 Hp 感染的基本病理变化,即各种类型的急、慢性胃炎。其中近年来得到最重要关注的是空泡毒素 vaca、细胞毒素相关蛋白质 caga,和尿素酶等的作用及其分子生物学研究。

三、Hp 与消化性溃疡

Hp 感染明显地增加了发生十二指肠和胃溃疡的危险性。大约 1/6Hp 感染者可能发生消化性溃疡病。治疗 Hp 感染可加速溃疡的愈合和大大降低溃疡的复发率。不用抑酸剂,单用抗 Hp 药物治疗,表明也能有效地治愈胃和十二指肠溃疡。Hp 感染已经与一些引起溃疡病的原因找到了联系。例如:胃酸增加、十二指肠胃化生、黏膜屏障性质的改变、胃窦黏膜产生炎症代谢产物等。这些患者中的发现已在动物实验中得到初步证明。实际上消化性溃疡涉及几个复杂的相互作用的机制。如细菌的毒力因素(vaca 和 caga 等),宿主的反应性(例:如易感性的遗传、十二指肠上皮的胃化生、黏膜屏障和炎症的相互作用、泌酸反应、神经调节作用)和环境因素(例如饮食、获得感染的年龄)的综合作用导致溃疡的最后结果。过去临床上对溃疡的发生有一句谚语,叫“no acid,no ulcer”。现在,从现代理论来看,“no hp,no ulcer”应得到更多地强调。

四、Hp 与胃癌

胃癌是世界上肿瘤中仅次于肺癌的死亡原因。美国胃癌于 1930 年占肿瘤死亡原因首位。到现在已下降到较低水平(1985 年为第 9 ~ 10 位)这一发生率的显著下降有利于研究这一疾病的致病机制事实上,作为结果,胃癌可被认为在人类恶性病变中了解最清楚的。自从发现了 Hp 以后,对胃癌的发生提出了一些新的看法。

从早期描述的流行病学和临床资料研究的结合,肠型胃癌的学说早已形成。当时认为环境因素导致胃刺激,引起浅表性和萎缩性胃炎。低胃酸症,接着发生细菌过量生长,使亚硝酸盐转化成N-硝基胺(N-nitrosamines),引起组织异化,最后发生肿瘤。维生素C和β-胡萝卜素凭借它的抗硝基胺作用和抗氧化物作用会防止疾病的后期发展。这一得到广泛支持的学说是很有力的,但不能解释所有问题。自从清楚Hp感染是慢性胃炎主要原因,且在未治疗条件下几乎可以持续终生,引起了人们对胃癌形成学说的修正。从近年来对Hp感染的大量研究中提出了许多Hp致胃癌的可能机制:①细菌的代谢产物直接转化黏膜;②类同于病毒的致病机制,Hp DNA的某些片段转移入宿主细胞,引起转化;③Hp引起炎症反应,其本身具有基因毒性作用。在这些机制中,后者似乎与最广泛的资料是一致的。体外和体内实验中,均见Hp引起细胞增殖。有人提出这是淋巴因子中的上皮细胞生长因子引起的。另一些人把它与尿素酶产生的氨联系起来。炎症细胞的增加对上皮细胞的增殖会增进危险性。中性粒细胞产生O_2、H_2O_2、HOCL和氯胺等都能引起DNA键断裂,损害碱基对,和姊妹染色单体交换(sister chromatid exchanges)。突变原性的反应性O_2产物的过量产生也已被Hp感染人类黏膜组织的化学发光(chemiluminesence)所证实,由此,Hp感染不仅引起有丝分裂,还提供了内源性突变原的来源。

Hp感染引起的细胞增殖,通过复制错误、内源性炎症相关突变原、饮食中外源性突变原三种机制增加对DNA损坏的危险性。大多数损坏的DNA能被机体正常的保护机制所修复。但是检查和修复的能力并不是总是那样的完美无缺的。上皮细胞中引起的有些DAN损坏可保留很长时间。感染期越长,不适当的修复可能性越大。最后转化成恶性。人们感染Hp在年轻时期,他们产生明显的炎症反应,会增加肿瘤的危险性。假若这些人包含中会有较高的外源性致癌原和较低的抗氧化剂,它们的危险性会互加起来。虽然有些个体中感染或饮食已能单独解释肿瘤的成因,但两者的互加更能显示它们之间的协同作用。

从近年来对 Hp 感染的大量研究中提出了许多 Hp 致胃癌的可能机制:①细菌的代谢产物直接转化黏膜;②类同于病毒的致病机制,HpDNA 的某些片段转移入宿主细胞,引起转化;③Hp 引起炎症反应,其本身具有基因毒性作用。在这些机制中,后者似乎与最广泛的资料是一致的。

第四节　流行病学

慢性胃炎患者的胃黏膜活检标本中 Hp 检出率可达 80% ~ 90%,而消化性溃疡患者更高,可达 95% 以上,甚至接近 100%。胃癌由于局部上皮细胞已发生异化,因此检出率高低报道不一。在自然人群中初出生的新生儿血清中抗 Hp - IgG 水平却很高,接近成人水平,可能从母体获得被动免疫抗体之故。半年后迅速下降。在我国及大多数发展中国家中阳性率待降至 10% ~20% 后又迅速回升。大约在 10 岁以后即迅速上升达到或接近成人阳性检出率水平。人群 Hp 感染率因国家因地区有所不同。低达 20%,高达 90%。人群中总感染率高于发达国家。这些基本资料说明了如下几个问题:①胃病患者中 Hp 检出率远高于人群中总的检出率,这说明 Hp 感染者并不都得胃病。这可能还蕴藏着与致病有关的其他因素,特别是遗传因素(宿主的易感性和菌株的型别差异等)。②人群中的 Hp 感染率与胃病的发生率,发展中国家高于发达国家。这又与社会经济、卫生状况有关。特别是现已证明胃癌高发区不仅与该地区人群中 Hp 感染率高有关外,还与人群中 Hp 的早发感染有关。③人类一旦感染 Hp 后,若不进行治疗,几乎终身处于持续感染中。因此感染率总的讲来随着年龄增长而增长。

第五节　诊断方法

自 1983 年通过胃镜取活检标本分离培养成功以来,对 Hp 感染的诊断已发展出了许多方法,包括有细菌学、病理学、血清学、同位素示踪、分子生物学等。但总的讲来,从标本采集角度看,可以分为侵袭性和非侵袭性两大类。

侵袭性方法主要指必须通过胃镜取活检标本检查的方法,是目前消化病学科的常规方法。它包括细菌的分离培养和直接涂片、快速尿素酶试验,药敏试验。

非侵袭性方法主要指不通过胃镜取活检标本诊断 Hp 标本感染的方法。这类方法包括血清学和同位素踪两大类。

HP 的检测主要有 5 种检测手段:①细菌培养;②黏膜病理组织切片染色;③快速尿素酶试验;④UBT(即 12C 或 14C 尿素酶呼吸试验);⑤其他有血清学方法和 PCI 发如 HpigAigG 和 CagA VacA 测定。

第六节　治疗方法

Hp 感染现在主要靠抗 Hp 药物进行治疗。尽管 Hp 在体外对许多抗菌药物都很敏感,但是在体内用药并不那样如意。这是因为 Hp 主要寄生在黏液层下面,胃上皮细胞表面。注射途径用药,对它无作用,经口局部又因为胃酸环境。黏液层的屏障及胃的不断排空作用,使药效也大大地受到了限制。再加上有些药长期应用易产生严重的副作用或耐药菌株等问题。因此 Hp 感染引起的急慢性胃炎。消化性溃疡等疾病,本来看起来很容易治疗的问题,实际上效果并不总是很理想。何况目前缺乏合适的 Hp 感染的动物模型,可供帮助制订有效的治疗方案。因此目前的治疗方案几乎全凭临床经验制订,有很大的局限性(因地区、人群的差异)。总的讲来,目前不提倡用单一的抗菌药物,因为它的治愈率较低,一般<20%,且易产生耐药性。

治疗方案的选择原则是:①采用联合用药方法;②Hp的根除率>80%,最好在90%以上;③无明显副作用,患者耐受性好;④病人经济上可承受性。判断Hp感染的治疗效果应根据Hp的根除率,而不是清除率。根除是指治疗终止后至少在一个月后,通过细菌学、病理组织学或同位素示踪方法证实无细菌生长。

目前国内外常用的抗Hp药物有阿莫西林、甲硝唑、克拉霉素、四环素、多西环素、呋喃唑酮、有机胶态铋剂(de-nol等)、胃得乐(胃速乐)、乐得胃、西皮氏粉和胃舒平等。溃疡病患者尚可适当结合应用质子泵抑制剂或H_2受体拮抗剂加上两种抗生素,或者质子泵抑制剂(如奥美拉唑)加上一种抗生素。疗程一般为两个星期。由于治疗Hp感染抗菌方案的广泛应用,有可能扩大耐药性问题的产生。因此,将来替换性的治疗或预防策略,如疫苗预防或免疫治疗的研究是值得重视的。

幽门螺杆菌三线治疗法:欧洲一些学者提出“三线根除治疗”方案,即首先选用现行的三联用药作为一线疗法;若未能达到有效根除目的,再改用传统的四联用药作为二线疗法;如果均失败,再根据药物敏感试验,选用两种抗生素与一种抑酸剂构成三联用药作为三线疗法。“三线根除治疗”可获得很高的累积根除率,同时证实传统给药方法仍然有效。

一线方案:系由奥美拉唑、阿莫西林和克拉霉素构成的三联用药,作为一线方案,其具有可靠疗效,是目前应用最广泛的用药方案之一,有效根除HP率达到73%~78%。

二线方案:系由奥美拉唑、铋剂、甲硝唑和四环素构成的四联用药。这是在传统三联用药基础上加上奥美拉唑所形成的四联疗法,主要用于退出一线治疗患者的治疗。据报道,接受这一方案治疗的有效根除HP率达到69%~73%左右。

三线方案:系由奥美拉唑、阿莫西林、左氧氟沙星构成的三联用药。这一方案主要用于上述两种疗法均失败的患者,资料显示其有效根除 HP 率达到 70% 左右。或者考虑进行药敏试验,然后再根据药敏试验结果确定三线方案。

“三线根除治疗”方案的最终观察研究结果表明,累积根除 HP 率总的可达到 87% ~98%,显著优于现行任何单一根除治疗方案,值得临床借鉴和应用。

第七节　幽门杆菌可能的影响

台湾成功大学近期的一项研究发现表明,幽门杆菌可能会影响孩子的正常发育,而岛内近一成的小学生都有感染幽门杆菌的情况发生。另外,包括孩子们以及普通民众使用的快餐盘上也可能携带有大量的细菌。正所谓,细菌的存在可谓是无处不在,令人防不胜防。

台湾成功大学通过近 1 年的调查发现,大约有近 10% 的儿童感染幽门杆菌,而且这些孩子都普遍偏瘦以及身高增长缓慢。虽然还不知道幽门杆菌是否是影响孩子发育的关键因素,但是已知幽门杆菌会导致胃溃疡甚至胃癌,医生建议,如果孩子出现胃痛症状,应及时到医院检查。

台大小儿科教授张美惠说:“学童以后,尤其高年级小朋友,(幽门杆菌)就一直增加,还有小朋友有胃痛、肚子痛,尤其是胃痛的小朋友要注意。”

医生表示,如果家中有人出现胃痛症状,尤其是小朋友一定要注意勤洗手,尽量避免幽门杆菌的交叉传染。

另外,台湾最新研究发现,大多数民众使用的餐盘即便经过清洗,上面仍然会残留很多细菌。其中像是小朋友最常用的“美耐皿”餐具,由于材质相对较软又极易产生刮痕,更是方便了细菌的大量残留。

台湾荣总医院毒物科主任林杰梁说:“比如一般我们使用合成材质,一般可能用一些洗碗或大量清水,但是由于餐盘本身有刻痕,有细菌不容易清洗干净。假如你餐盘细菌含量高的话,那引起生病机会就大,像肠胃炎啊,严重可能引起细菌性的败血症”

医生提醒,餐具器皿除了得定期消毒外,刮痕严重的餐具,也得定期淘汰更换。尤其体质较弱的小朋友和老人,应该尽量使用可以高温杀菌的不锈钢餐具,以避免病从口入,影响健康。

第八节 预 防

一、注意口腔卫生、防止病从口入

幽门螺杆菌是经口腔进入人体的,因为这种细菌常存在于病人和带菌者的牙垢与唾液中。因此,注意口腔卫生、防止病从口入,就是预防幽门螺杆菌感染、预防胃病与胃癌的重要措施。中国有不少婴幼儿感染了幽门螺杆菌就与大人口对口喂食有关。南京曾有1岁多的孩子得胃病住院的事,后来查明是奶奶喂食时习惯用嘴吹凉食物,甚至先将食物放在嘴里嚼碎后再喂孩子,从而把自己的胃病传给了孙辈。非洲小孩的幽门螺杆菌感染率高,也是母亲习惯先咀嚼再喂食的缘故。

亚洲人使用筷子在一个大碗里吃菜的习俗,使唾液里的细菌有机会通过筷子传播到食物上并在相互传染。当然,这种用餐方式还可传播其他疾病,所以我国医学家早就呼吁:要改变用餐方式,宜选择分餐制或使用公筷。

二、注意饮水安全

科学家在一些拉美国家的饮水中发现了幽门螺杆菌,研究还发现这些细菌可在河水中存活3年。专家也证实幽门螺杆菌可在自来水中存活4－10天。因此,要做到喝开水不喝生水、吃熟食不吃生食,牛奶则要在消毒后再饮用。

三、与 HP 阳性者接触的危险性

实验证明,与溃疡病患者接吻,也有传播此病的危险,应加警惕。

第九节 中医药诊疗幽门螺杆菌感染

幽门螺杆菌(简称 Hp)在人群中的感染是个世界性难题。60 岁以上的人群感染率可达 60% 以上。据最新调查,中青年感染 Hp 有逐年上升趋势。研究表明:Hp 是造成各种胃部疾病(包括慢性活动性胃炎、消化性溃疡、胃癌等)重要的致病性病原体。因此,专家建议,杀灭和根除 Hp 是治愈消化性溃疡、慢性胃炎和防治胃癌的关键性环节。

一、Hp 感染与胃炎机理的相互关系

在消化性溃疡与慢性胃炎的患者当中,经现代医学病检所证实,Hp 是存在较为普遍的致病菌,由于历史条件的限制,在中医学中并无此认识。它属于中医"胃脘痛"、"痞症"范畴。病因则为肝郁气滞、寒犯中焦、热灼胃络、虚劳虫积等等。由于历史因素,古代中医不可能认识到 Hp 感染,更认识不到胃内黏膜出现炎症和溃疡的病理性改变。因此,中医辨证也多从脾胃的功能异常上去考虑,通过灵活地辨证施治,确确实实地取得了非凡的治疗效果。至今,古代的治胃名方仍在临床中沿用,在中医常用的一些药物当中,恰恰也有抗 Hp 的作用。

Hp 在人群中的感染率因人而异,导致病变的程度浅深有别,轻重不一。怎样才能诊断出溃疡和胃炎是 Hp 感染所致呢,除临床特征表现外,还要结合现代科学知识而得知。而 Hp 感染之胃内黏膜极易形成破坏性炎症组织,释放强有力的炎症介质,产生一系列的炎症性疼痛、消化不良、动力欠佳等症状,何况又有诸多因素的干扰,譬如:情志因素、恣食生冷、嗜酒过量等等,影响了胃腑的受纳和消化,

久而久之，虚况日下，胃气虚损日甚一日，而 Hp 感染造成胃黏膜的炎症性损害便日见严重。最终形成胃黏膜充血水肿、糜烂溃疡等病理性改变。

二、Hp 感染的特征表现

想要测知 Hp 感染的数值标准，可通过胃内组织的病理检验和快速尿素酶测定、C13、C14 呼气试验等即可得出结果。还可需通过临床观察病人的特征表现断定是否有 Hp 感染，感染的程度如何，所占比例多少，据临床观察有以下七项指征可作为 Hp 感染的参考。(1)有慢性胃病史多年；(2)面见暗红色斑者；(3)口有秽味；(4)胃内灼热，嘈杂刺痛；(5)形瘦疲惫；(6)舌质暗红或光剥；(7)胃黏膜镜下可见充血水肿伴有黏滞像等。

三、Hp 感染性胃炎的辨证施治原则

治疗 Hp 感染性溃疡和胃炎与传统中医辨治胃脘痛的原则方法基本相同，也必须分清寒热虚实，只不过是胃黏膜有炎症性的病理改变为要点，所不同的是在调整胃腑功能的同时，以清热解毒为主，调整整体机能为辅。具体方法是：解毒去病因，活血则瘀去；益气增保护，护膜防邪侵。在治疗 Hp 感染性胃炎体会有三：一者治胃先解毒。毒乃病之因，毒除则胃安。毒该如何去？何药为先？据大量临床证明和本人体会有效的 应为：黄连、连翘、栀子、黄芩、川楝子、半枝莲、青木香、五倍子、败酱草、大黄、白屈菜等药为上，但性偏寒易伤胃，耗气伤中，尤其长期患溃疡者，脾胃虚挟寒者多，故宜少佐温阳之品，制约其寒，以求其和 。否则，助寒败胃，胃痛复作，反致呕逆，不可不慎。二者解毒必活血，热毒结于局部可致臃肿疮疡，并致充血灼痛，以至气血瘀滞，脓腐糜烂者有之，治当清热解毒，凉血活血为法，药用金银花、丹皮、公英、虎杖、赤芍之类，毒解则炎消，凉血则热解，毒解热消则气血运行流畅。当 Hp 感染形成溃疡时，在运用上述药物的同时，佐配乳香、没药、血竭、儿茶、三七粉、海螵蛸、浙贝、煅瓦楞

子等药，清热制酸，活血生肌，修复胃黏膜。既利于溃疡愈合，又防胃酸及 Hp 毒素刺激，有益康复，三者应从整体观念出发，仔细辨其孰轻孰重、轻重缓急，以确定治疗主次。久患胃疾，其气必虚，后天有损，可乘虚而入。感染 Hp 会加重病情，影响到消化和吸收，日久气血必耗，故面现萎黄，精神不振，肌肉不丰，形寒疲惫等症。此时，若一味地杀 Hp，置脾胃气虚于不顾，恐有败胃损正之虞，焉能振奋生机，补养后天。故须整体调整，选方建中四君或肾气丸之类，益气养胃，后天先天并补，扶正与祛邪同用，对恢复脾胃功能和驱杀 Hp 大有裨益。

由于 Hp 感染的复杂性、难于根治性，中西医结合方案是值得研究和探索的领域。因此中医药在治疗 Hp 感染性胃病方面存在着很大潜力。大量的研究表明，中医药治疗 Hp 感染已取得一定的成绩，许多学者进行了 Hp 感染与中医证型关系的研究，显示脾胃湿热证 Hp 感染率最高，提示脾胃湿热有利于 Hp 的侵入、定居、繁殖，清除湿热对 Hp 感染治疗十分重要。也体现了湿邪致病缠绵难愈的特点。在经过多年的临床研究观察发现大多数 Hp 感染患者都有“中虚”这一病理基础存在，并常伴有气滞、血瘀、郁热、湿阻等标实证候，甚至在病程某个阶段以标实为主，说明本病多为虚实夹杂之证。也研究表明脾胃虚弱是 Hp 感染的病理基础，此即李东垣所说：“百病皆由脾胃衰而生也”。而在其基础上形成的气滞、血瘀、郁热、湿阻等病理变化为 Hp 附着、繁殖致病提供了客观条件。Hp 感染后可进一步损伤脾胃，加重脾胃虚弱的程度，使机体祛邪无力，不能清除 Hp。临床与病理的研究进一步表明：Hp 在中虚气滞的情况下不仅检出率高、菌量多、引起细胞变性崩解多，且活动性慢性胃炎、重度炎症也与其他证型组间存在显著差异。健脾益气能调整免疫功能，不仅可以改善临床症状和病理，也有助于清除 Hp，防其复发，从而支持脾胃虚弱为本病的病理基础、发病之本。对中药抑杀 Hp 作用的筛选研究也取得了可喜成果，天津王绪霖等的实验涉及药物最多，观察了 200 种中药，发现其中 38 种有不同程度的抗菌作用，而以黄芩、黄连、大黄、黄柏、桂枝、地丁、土茯苓、乌梅、山楂最为明显,这些结果为治疗 Hp 感染的用药提供了依据。临床治疗方面对 Hp 感染有不少辨证分型,但大多采用专方治疗。从治疗 Hp 感染的专方用药来看,黄连使用的几率最多,从药物分类看,使用最多的是清热药,尤其是清热燥湿药,还有补气、活血化瘀、理气药等,除专方治疗外,也有用单味中药及中成药治疗取得疗效的。

第十节　中西诊疗勾玄

随着 Hp 感染的中西医研究深入,各种研究方法及治疗措施风起云涌,已日趋逐渐成熟,中医药治疗方面有着不可比拟的优越性,其不仅疗效稳定可靠,且副作用少,药源丰富,价格合理,符合国情,具有广阔的前景。值得注意的是:在临床有很多资料表明,一方面有部分患者虽无症状出现,也无胃黏膜病变发现,却有 Hp 感染;另一方面,而现有的检测方法未发现 Hp 感染,胃黏膜却有溃疡或炎症改变。因此,可以说 Hp 只是胃黏膜损害的攻击因子之一,在整个发病机制中,胃黏膜的保护和防御因素是非常重要的。《黄帝内经》指出"正气存内,邪不可干","邪之所凑,其气必虚",特别重视正气在发病学中的的重要性,同时,对于发病邪气也是根据邪气的性质而有区别的。从微观角度而言,Hp 当属中医"邪气"的范畴,且多具"毒"的性质,这是近年来中医界在研究 HP 的过程中,所达成的共识,从理论上揭示了组方配伍清热解毒药的依据,但中医对疾病的认识必须是在整体观念指导下进行的,仅限于"邪","毒"的狭隘范围,而轻投清热解毒药,忽视了人体的整体性,常致苦寒而损伤脾胃的后果。据多年的研究结果认为,Hp 感染,邪气侵袭,正邪相争,终致正虚邪实,即《内经》云:"邪之所凑,其气必虚"。在扶正祛邪的治疗原则指导下,不仅对 Hp 有直接杀菌和抑菌作用,而且还能通过调整机体全身的机能,增强胃黏膜局部的屏障功能,既能增强保护因子,又能削弱攻击因子,以达到辅助抑杀并改变 Hp 寄居的微环境,使之不利 Hp

定居或繁殖，两者相辅相成，达到治疗 Hp 感染的目的。然而，Hp 感染的中医治疗还存在许多问题亟待解决，目前多为临床疗效观察且病例数较少，缺乏严格的科研设计及诊疗标准，要减少主观因素对疗效结论的影响。首先要搞好严格的科研设计，它主要包括：一是病例选择及诊断标准的确切性。二是评估疗效指标的敏感性、规范性和可重复性。三是采用随机双盲双模拟法，这是评估中医疗效的重要前提。从科学的角度出发，要开展大量病例的前瞻性研究，在临床疗效观察的同时，注意建立实用且符合中医证型的 Hp 感染动物模型，过去所进行的体外抑菌试验虽已做了不少工作，但其本身固有的缺陷无法说明中医药真正的疗效机制。因此，凭借病证结合的整体动物模型来阐明 Hp 感染的致病特点及中医药治疗机制、疗效评估等是当务之急。此外，目前研究多注重在 Hp 阴转和病理形态的改善方面，而从 Hp 本身改变方面的研究较少。因此，只有从多方面、多层次探讨来中医药治疗 Hp 感染的作用机制，才能充分显示中医学的特点，且又能突破传统的辨证论治，对促进中医病因学和治疗学的发展将起一定的作用。

第十章 慢性胆囊炎

慢性胆囊炎(chronic cholecystitis)系胆囊慢性炎性病变,大多数合并胆囊结石,由于结石长期刺激胆囊黏膜发生炎症所致,胆囊结石可反复阻塞胆囊管或反复刺激胆囊壁而造成急性胆囊炎反复发作,久而久之演变为慢性胆囊炎,少数为非胆石性慢性胆囊炎。本病大多数为慢性起病,亦可由急性胆囊炎反复发作而来。临床上可无特殊症状。

慢性胆囊炎在我国较多见,女性发病率高,女:男为2~3:1。其病因繁多复杂,包括年龄、性别、种族、饮食习惯、肥胖、遗传、胆道感染、胆汁滞留等诸多因素,为综合性因素作用的结果。随着我国人民生活水平的提高和卫生状况的改善,国民平均寿命延长,近10年来胆囊结石的发病率逐日增高,尤其是大城市增高更明显,据统计占全部胆石病的70%左右。

第一节 病因与发病

现代医学认为,本病多发生于胆石症的基础上,且常为急性胆囊炎的后遗症。其病因主要是细菌感染和胆固醇代谢失常。

一、病因

1. 感染性胆囊炎 是最常见的一种。胆囊病变较轻者,仅有胆囊壁增厚,重者可以显著肥厚,萎缩,囊腔缩小以至功能丧失。常见的致病菌为大肠杆菌,产气杆菌,绿脓杆菌等,大多从胆道逆行而来。

2. 梗阻性胆囊炎　当胆囊管阻塞(结石等)时,结石在胆囊管内嵌顿引起梗阻、胆囊内胆汁郁积潴留,浓缩的胆盐损害胆囊黏膜或胆色素被吸收,引起胆汁成分改变,刺激胆囊发生炎症。

3. 代谢性胆囊炎　由于胆固醇的代谢发生紊乱,而致胆固醇沉积于胆囊的内壁上,引起慢性炎症。

二、发病

1. 胆囊是胆囊管末端的扩大部分,可容胆汁 30 ~ 60ml,胆汁进入胆囊或自胆囊排出都要经过胆囊管,胆囊管长约 3 ~ 4cm,直径 2 ~ 3mm,胆囊管内黏膜又形成 5 ~ 7 个螺旋状皱襞,使得管腔较为狭小,这样很容易使胆石,寄生虫嵌入胆囊管。嵌入后,胆囊内的胆汁就排不出来,这样,多余的胆汁在胆囊内积累,长期滞留和过于浓缩,对胆囊黏膜直接刺激而引起发炎。

2. 供应胆囊营养的血管是终末动脉,当胆囊的出路阻塞时,由于胆囊黏膜仍继续分泌黏液,造成胆囊内压力不断增高使胆囊膨胀、积水,胆囊壁的血管因此受压而缺血、坏死。当胆囊缺血时,胆囊抵抗力下降,细菌就容易生长繁殖,趁机活动起来而发生胆囊炎。

3. 由于胆囊有储藏胆汁和浓缩胆汁的功能,因此胆囊与胆汁的接触时间比其他胆道长,而且,接触的胆汁浓度亦高,当此时人的胆道内有细菌时,就会发生感染,形成胆囊炎的机会当然也就增多了。

第二节　病　史

反复发作性右上腹部或中上腹部疼痛,并向右肩胛下区放射。腹痛常发生于餐后,但亦可与饮食无关,疼痛常呈持续性。可伴有反射性恶心,少有呕吐及发热、黄疸等症状。可伴有反酸、嗳气等消化不良症状,并于进油腻食物后加重。在急性发作或结石嵌顿在胆管时,可有急性胆囊炎或胆绞痛的典型症状。问诊时应询问既往有无反复发作胆绞痛的病史、起病急缓、疼痛的部位、性质特点、放射方向、时间及伴随症状。

第三节　体格检查

右上腹部压痛,急性发作时与急性胆囊炎的表现相同。部分患者可无阳性体征。右上腹可有不同程度不同范围的压痛反跳痛及肌紧张,墨菲征阳性,并可扪及肿大而有触痛的胆囊,如胆囊病变发展较慢病史较长,大网膜可粘连包裹胆囊形成边界不清且固定的压痛性包块;如病变发展快,胆囊发生坏死穿孔可出现弥漫性腹膜炎表现。

第四节　实验室检查

在急性发作时与急性胆囊炎的实验室检查相同,无急性发作时可无异常改变。口服胆囊造影检查可观察胆囊收缩功能是否存在,胆囊内有无结石等。急性发作期,血常规白细胞总数和中性白细胞计数增高。当有胆(肝)总管或双侧肝管梗阻时,肝功能测定,显示有一定损害。尿常规仅胆红素阳性、尿胆元及尿胆素阴性,但肝功损害严重时均可阳性。

影像学检查以超声诊断为主,B 超检查可探知胆囊的大小、壁的厚薄、是否毛糙,有无结石等,其次为,腹部 X 线平片、口服法胆囊造影、静脉法胆道造影、经皮肝穿刺胆道造影术、电子内窥镜逆行胰胆管造影、术中胆道造影、CT 检查、核素扫描、腹腔镜检查对急性胆囊炎的诊断有很大意义,同时还可作有关进一步检查或治疗。

第五节　诊断标准

1. 持续性右上腹钝痛或不适感,或伴右肩胛区疼痛。

2. 有恶心,嗳气、反酸、腹胀和胃部灼热等消化不良症状,进食油腻食物后加重。

3. 病程长,病情经过有急性发作和缓解交替的特点。

4. 胆囊区可有轻度压痛和叩击痛。

5. 胆汁中黏液增多,白细胞成堆,细菌培养阳性。

6. B 超可见胆囊结石,胆囊壁增厚、毛糙,胆囊缩小或变形。

7. 胆囊造影可见胆结石,胆囊缩小或变形,胆囊收缩功能不良,或胆囊显影淡薄等。

第六节　鉴别诊断

应于消化性溃疡、慢性胃炎、慢性肝炎、泌尿系感染等疾病相鉴别。

1. 胃炎及溃疡病　胃炎常在餐后半小时左右疼痛发作,其程度多数并不剧烈。溃疡病呈节律性疼痛,一般持续时间较长,往往在 1 周以上。

2. 急性胰腺炎　疼痛、压痛多在左上腹,血清淀粉酶增高。但胆道疾病,常可同时诱发急性胰腺炎,须加注意。

3. 急性阑尾炎　高位急性阑尾炎可误为胆囊炎。但阑尾炎发病年龄一般较轻,过去无类似慢性发作史,可资鉴别。

4. 原发性胆囊癌　本病较少见,多继发于慢性胆囊炎与胆石症,主要症状是腹痛、腹块与进行性消瘦,黄疸不多见。多有胆囊区持续性过敏性压痛,上腹部阵发性绞痛,逐渐转为持续性钝痛或刺痛,程度逐渐加剧,可与慢性胆囊炎的间歇性绞痛相鉴别。

第七节　治　疗

一、治疗总则

1. 如慢性胆囊炎伴有胆石者,症状反复不缓解,无其他严重疾病，可行外科手术治疗。

2. 如患者不同意手术或症状较轻无反复发作者，可内科保守治疗。嘱病人平时低脂饮食、可口服消炎利胆片 6 片每日 3 次或 33% ~50% 硫酸镁 10ml 每日 3 次，另外可口服一些溶石或排石的中药治疗。

3. 如患者有急性发作，按急性胆囊炎处理(详见急性胆囊炎)。

二、具体治疗方法

(一) 内科治疗

内科治疗主要是消炎利胆的方法，如消炎利胆片、苯丙醇、曲匹布通、去氢胆酸以及熊去氧胆酸等，有些患者有效，但难根治。

(二) 手术治疗

手术治疗胆囊炎，是目前腹部外科最常见的手术之一。全世界每年有上百万的患者要作这种手术，但是手术治疗也不是十分理想的治疗方法，有的术后还会产生并发症，仍有 0.5% ~3% 的病死率。特别是因病情突然恶化而被迫施行手术者，病死率更高。一般来说，手术疗效取决于患者年龄，手术时机。年龄越大，手术时间越晚，效果越差。随着现代医学的发展和手术方法的改进，已使手术安全性和治愈率有了很大提高，术后一般都能取得满意的效果。临床上对于有下列情况者，就要及时选择手术治疗。

1. 临床症状严重，药物治疗无效，病情继续恶化，非手术治疗不易缓解的病人。

2. 胆囊肿大或逐渐增大，腹部压痛明显，腹肌严重紧张或胆囊坏疽及穿孔，并发弥漫性腹膜炎者。

3. 急性胆囊炎反复发作，诊断明确，经治疗后腹部体征加重，有明显腹膜刺激征者。

4. 化验检查，血中白细胞明显升高，总数在 20×10^9/L 以上者。

5. 黄疸加深，属胆总管结石梗阻者。

6. 畏寒，寒战，高热并有中毒休克倾向者。

手术治疗急性胆囊炎，其手术方式一般有2种：一是胆囊切除术；二是胆囊造瘘术，造瘘术多用于较晚期的患者，估计难以耐受胆囊切除或者有严重并发症的患者，以引流脓液或去除结石，一般经6~8周，病情稳定后再行胆囊切除术，如全身情况极度虚弱，也可长期安置胆囊造瘘管引流，至经胆管系统造影无结石存在时，可以拔除造瘘管。如果诊断不能十分确定，或合并有心肺等严重疾患者，可待诊断明确或全身状况得到改善后再行胆囊切除术。临床实践表明，发病后48h内施行手术治疗者，其中15%已有胆囊坏疽甚至穿孔，如发病超过72h，手术病死率增加，所以一旦出现手术指征应及早手术治疗。

（三）其他治疗

经常保持愉快的心情，注意劳逸结合，寒温适宜。劳累、气候突变、悲观忧虑均可诱发此病急性发作。常服用利胆药物及食物，保持大便通畅。

第八节　慢性胆囊炎患者的注意事项

慢性胆囊炎是胆囊的慢性炎症性病变，多发生于中老年人，约有70%患者合并有胆囊结石。该病症状常不典型，绝大部分患者有胆绞痛病史，尔后有厌油腻食、腹胀、嗳气等消化道症状。

也有时有右上腹和腰背部隐痛或不适，但很少有畏寒，高烧和黄疸。慢性胆囊炎的治疗要依据起病的因素及并发症等因人而异，针对具体病情，采用适当灵活的治疗原则。

慢性胆囊炎如能积极治疗，大部分患者的病情能够得到控制。部分患者因治疗不彻底或机体抵抗力降低，可引起反复发作。少数长期慢性胆囊炎及合并胆道结石阻塞的患者，可引起急性胰腺炎或胆汁性肝硬化的发生。

慢性胆囊炎的膳食，应根据病情给予低脂肪、低胆固醇的半流质食物或低脂肪，低胆固醇的软食。

低脂肪:指脂肪总量以 20 ~ 30g/d 为宜,并把这些脂肪总量分在各餐中。

低胆固醇:指忌食用含胆固醇较高的食物。如蛋黄,脑,肝、肾及鱼子等,因鱼油中含大量多烯酸,能降低血中胆固醇水平,所以平日可多食用些鱼类食物。

蛋白质:蛋白质食用要适量,每日 50 ~ 70g,足量的蛋白质有利于损伤组织的修复,但过量的蛋白质会增加胆汁的分泌,不利于胆囊炎性组织的修复。

碳水化合物:慢性胆囊炎的患者的热量主要来源于碳水化合物:碳水化合物易消化,利用率亦高。但过于肥胖的人患胆囊炎,同时合并有冠心病或高脂血症时,则需要适当限制碳水化合物的摄入,包括主食及含糖糕点,糖块的摄入,以利于减轻体重。

大量饮水:保持每日 1 500 ~ 2 000ml 水量的摄入,以利于胆汁的稀释,减少胆汁滞积。

忌食用刺激性食物或浓烈的调味品。

避免便秘发生,因其能影响胆汁的排出,所以适当用些含粗纤维的蔬菜和水果。

此外还可采用如下饮食疗法,少量多餐。

金钱败酱茵陈茶:金钱草、败酱草、茵陈各 30g,煎汁 1 000ml,加白糖适量温服代茶饮。

黄瓜藤饮:黄瓜藤 100g,洗净煎水 100ml,取汁冲服。

萝卜汤:取新鲜萝卜 1 个,切成小块,适量水,放少许食盐,共煮之,取汁饮用,每周 3 次服。

第九节　中医药治疗

中医虽无慢性胆囊炎病名,据临床症状属于“胁痛”、“黄疸”的范畴。从病因而论,多因情志不遂、饮食不节等因素导致肝胆郁滞,湿热内蕴。肝胆主疏泄,郁滞不通,则右胁下疼痛。由气及血,气血不畅,瘀结胆囊,故右胁下压痛。肝失疏泄,肝木克脾土,脾胃虚弱,运化失司,湿热内生,出现神疲乏力,食少便溏,恶心呕吐;湿热久羁,耗伤肝阴,可见口干咽燥,心中烦热。总之,慢性胆囊炎病位在胆,而涉及肝与脾胃。

一、辨证分型

(一)气滞血瘀型

证候:右上腹部或胁肋胀痛或刺痛,痛向肩背放射,痛处固定不移,情志刺激加重,食欲缺乏,口苦咽干,胁下或有积块,面色黄褐,右上腹压痛。舌暗红或有瘀斑,苔白或微黄,脉弦或沉涩。

证候分析:情志刺激,肝郁气滞,阻于胁络,气血运行不畅,故见胁肋胀痛。气为血之帅,气郁日久,气滞血瘀,脉络痹阻,则胁痛如刺,痛处固定不移。瘀血停滞,积久不散,着而不去,渐成痞块,故可有积块和压痛明显。肝气失于疏泄,横逆脾土,影响到脾胃的升降功能,故见食欲缺乏。面色黄褐,舌暗红或有瘀斑,苔白或微黄,脉弦或沉涩,均为气滞血瘀之征。

(二)肝胆湿热型

证候:右胁及上腹部疼痛,口苦,脘闷纳呆,恶心呕吐,伴发热,黄疸,尿赤,便秘,舌质红,苔黄腻,脉弦数或弦滑。

证候分析:湿热蕴结于肝胆,肝络失和,胆不疏泄,故胁痛而口苦。湿热阻于中焦,脾胃失于和降,则纳呆、恶心、呕吐。湿热熏蒸,故见发热。湿热交蒸,胆液不循常道而外溢于肌肤,则身目发黄。湿热下注膀胱则尿黄。舌质红,苔黄腻,脉弦数或弦滑,为肝胆湿热之征。

(三)肝郁脾虚型

证候:右胁腹部隐痛,脘腹胀闷,情志刺激加重,神疲倦怠乏力,食少便溏。舌淡红,苔薄白,脉细弦或细弱。

证候分析:情志抑郁日久,肝胆失于疏泄,肝气不舒,经脉不利,肝之经脉布两胁,故见胁肋隐痛。肝气横逆,克犯脾土,脾胃虚弱,中气受伤,则脘腹胀满,神疲乏力,食欲缺乏。脾虚湿停,运化无力,清浊不分,下趋大肠则便溏。舌淡红,苔薄白,脉细弦或细弱,是肝郁脾虚之征象。

（四）肝阴亏虚型

证候:右胁下隐痛,口苦咽干,心中烦热,食欲缺乏,头晕目眩,大便秘结,小便短赤。舌质红,苔少,脉细弦而数。

证候分析:肝气郁结,日久化热,耗伤肝阴,或久病体虚,肝阴亏虚,不能濡养肝络,故胁肋隐痛。阴虚生内热,则口苦咽干,心中烦热。肝阴亏虚,不能上荣清窍,故头晕目眩,热耗阴津,阴虚内热,则大便秘结,小便短赤。舌质红,苔少,脉细弦而数,均为阴虚内热之征。

二、辨证治疗

（一）气滞血瘀型

治法:疏肝理气,活血止痛。

方药:柴胡疏肝散合失笑散加减。方中柴胡疏肝解郁;陈皮、枳壳、川芎、香附助柴胡行气疏肝、和血止痛;五灵脂、蒲黄相须为用,通利血脉、祛瘀止痛,主治肝经血瘀者;白芍养阴柔肝;合甘草缓急止痛。

泛恶作呕者加竹茹;脾胃虚弱加党参、山药;有胆石者加海金砂、鸡内金;兼夹湿热者加茵陈、山栀。

（二）肝胆湿热型

治法:疏肝利胆,清利湿热。

方药:大柴胡汤合茵陈蒿汤加减。方中柴胡疏肝利胆;茵陈清利湿热、退黄疸;栀子、黄芩助茵陈清热化湿:大黄、枳实通腑泻热;半夏辛开苦降,有助清化湿热;芍药缓急止痛。

（三）肝郁脾虚型

治法:疏肝健脾,理气止痛。

方药:逍遥散加味,方中柴胡疏肝解郁;当归、白芍养血柔肝、行气缓急;白术、茯苓健脾祛湿;炙甘草益气补中、缓肝之急;生姜温胃和中;薄荷助柴胡散肝之郁。

脾虚重者可加党参、黄芪;脾阳虚者加制附子、干姜。

(四)肝阴亏虚型

治法:滋阴疏肝。

方药:一贯煎加味。方中重用生地,滋阴养血以补肝肾;配伍沙参、麦冬、当归、枸杞子滋阴养血生津以柔肝;用少量川楝子疏泄肝气而止痛。

如烦热而渴,加知母、生石膏;大便秘结者加瓜蒌仁;有虚热或汗多加地骨皮;舌红而干、阴亏过甚者,加石斛。

三、全国现代名老中医经验

(一)蒲辅周经验

慢性胆囊炎中医辨证为胆火上逆,胃气受阻,以致胆胃不和。治法先宜清疏肝胆,和胃降逆,用四逆散、左金丸加味。

(二)董建华经验

我认为一定要抓住肝胆郁滞的病机,注意气滞血瘀、湿热蕴阻、肝病及脾、肝气犯胃,或土壅木郁之兼并,选方多以柴胡剂为主,随证加减用药。

(三)岳美中经验

大柴胡汤加味治慢性胆囊炎。借鉴仲景《伤寒论》大柴胡汤,以柴胡疏解少阳胆经之热,更有黄芩助之,枳实合芍药能除心下郁塞感,大黄能诱导瘀热下行,半夏、大枣以和胃,重用生姜以制止呕恶;外加金钱草利胆清热,滑石利尿泄热,鸡内金化积热。此方用以治黄疸症及胆结石亦有效。

(四)黄文东经验

治疗以疏肝利胆、清化湿热为主要法则,以大柴胡汤、承气汤为常用方剂。大便秘结者攻泻药用量宜重,但脾胃虚弱者,又不宜连续猛攻。

（五）路志正经验

近年来多以大剂清利，甚或“总攻”治之，施于肝胆湿热者，收效恒多。而用于体质素亏、脾胃虚弱、排石无力者，则非攻下所宜。故仲景有“见肝之病，知肝传脾，当先实脾”之教，岂能忽之。而纯事清下，不予辨析，致苦寒伤胃者有之。因此，我对于此类病症多以健脾和胃和清利湿热法同用，寓攻于补，攻补结合。如曾治一胆总管树皮状结石患者王某，经中医会诊皆认为胆管阻塞，胆囊膨胀到鸡蛋大，毫无收缩能力，结石排出不易，必须手术。但患者年逾花甲，不愿手术，根据其体质虚弱等病情，而用香砂六君、补中益气等健脾益气，佐以清利肝胆湿热之品，治疗三月，竟将结石排出而收功。

（六）赵绍琴经验

1. 胆囊炎早期　可见右胁下时常作痛，伴见舌苔糙垢根厚、质红且干，脉多弦滑而数，大便干结，小溲赤少。此为胆热郁滞，气机不畅，治宜清泻胆热，疏调气机，以缓疼痛。处方：柴胡60g，黄芩10g，旋覆花10g，片姜黄6g，杏仁10g，苏子梗各10g，焦山楂、神曲、麦芽各10g，槟榔10g，鸡内金10g。在治疗期间必须注意饮食调摄，减少食量，以青菜为主，忌食油腻之品，每天早晨必须走路以助消化。

2. 急性发作期　多由慢性胆囊炎转来，临床表现为右胁剧烈疼痛拒按，发热，恶寒，呕吐，恶心，舌苔垢厚，心烦急躁，两脉洪滑而数，大便数日未通，小溲赤热，急以清泻胆热，攻下利胆为治，用大柴胡汤加减：柴胡6g，大黄3g，枳实6g，黄芩10g，半夏10g，郁金10g，杏仁10g，香附10g。

慢性胆囊炎长期不愈者仍需轻泻胆热，增强其消化功能，用药沿清热调肝利胆法：竹茹6g，陈皮6g，半夏10g，蝉衣6g，杏仁10g，莱菔子6g，焦山楂10g，鸡内金10g。

体弱气血不足而消化功能过差者，宜用益气补中、健运缓痛法，并嘱其坚持体育锻炼以期配合治疗。方用：木香6g，砂仁2g，白术10g，茯苓10g，太子参6g，陈皮6g，竹茹6g，黄芪10g，焦麦芽10g，枳壳6g。

胆囊炎经常发作,脉象细弦,舌红口干,又有阴伤阳亢之象者,当用养血柔肝,疏调木土法:当归10g,白芍10g,木瓜10g,生牡蛎20g,香附10g,片姜黄6g,旱莲草10g,女贞子10g。

若阴伤而阳热过亢者,两脉细小弦滑数,心烦口干急躁,夜寐梦多,形体瘦弱,甚则午后低热,当用养血柔肝折热法:金铃子10g,元胡6g,香附10g,旋覆花10g,柴胡6g,夏枯草10g,郁金6g,焦山楂、神曲、麦芽各10g,杏仁10g。

四、胆囊炎、胆石症的针刺疗法

针刺治疗胆道疾病具有解痉止痛、利胆排石、降逆止呕作用,可单独使用,也可配合其他疗法使用。

(一)体针

1.针刺

穴位:胆俞、中脘、足三里、治胆穴、阳陵泉。绞痛加合谷;高热加曲池;呕吐加内关。

针法:选以上穴位2~4个,深刺、重刺,持续捻针3~5min,留针30min,每日2次。

2.电针

穴位:右胆俞(阴极),治胆穴,日月,太冲(阳极)。

方法:进针,有针感后接电针仪,使用可调波,强度由弱逐渐加强,以可耐受为度,每次30min,每日2~3次。

3.水针

穴位:胆俞,足三里、中脘、治胆穴。

方法:选1~2个穴位,每穴注射当归液或红花液2ml;或10%葡萄糖液5ml,进针有针感后快速推注,每日1~2次。

威海市文登中心医院采用体针治疗219例胆石症,排石者185例,占84.5%。该组185例排石者共排1cm×1cm×1cm以上大小结石151块,其中最大为4.5cm×3.5cm,最大横径3.5cm。有的患者在排出同时还排出蛔虫残体及炊帚苗为核心的结石。取穴右侧日月、期门。上腹疼痛较剧和胆囊胀大者用巨阙透腹哀、治胆穴。进针后接电针仪，通电60min，每日1次，疼痛重者也可一日2次。同时口服33%硫酸镁40ml。

（二）耳针

穴位：肝、胆、脾、胃、十二指肠、神门、交感。

针法：选上述反应明显的2～3穴，重刺激，留针30min，每日2次。

近年，全国各地多处有人采用王不留行籽、白芥子或莱子贴压取穴，配合猪蹄等高脂饮食治疗胆石症，有较好的排石效果。

五、按摩疗法治疗胆囊炎、胆石症

1. 点、按法　在背部寻找痛点，大多在第9胸椎旁及两侧胆囊穴。用点或按法先刺激背部压痛点3～5min，然后刺激胆囊穴3～5min。日1次，7日为1疗程。

2. 一指禅推或揉右胆囊穴，阳陵泉，右肝、胆俞以及双侧太冲穴以舒肝利胆。

3. 施掌擦法于两侧胁肋部。

4. 点穴治疗胆绞痛　病种包括胆囊炎、胆石症。取穴：胆俞（双）。指压，以患者能耐受为度，每次10～15min，痛甚酌情增时。再用大鱼际循本穴上下推揉30次。本组100例，显效（疼痛完全缓解）65例，有效30例，无效5例，有效率95%。另设点穴（10分钟）、空白对照组胆囊有功能者各50例，用Aloka－190型超声仪检测胆囊及胆总管最大切面后拍片，结果：两组胆囊、胆总管呈收缩改变分别为45例、42例，扩张分别为2例、5例。两组比较有显著性差异（$P<0.01$）。

5. 特定按摩手法治疗肝内胆管结石　用扩胸晃法（医者双手搬两肩，膝部抵胆俞穴，向前用力扳晃2～3次）、贯法（医者握空拳轻叩放在百会穴上的一手掌背1～3次）、四指叩击法（根据结石部位分别仰、侧、先仰后侧卧位，自上而下叩击肝区3～5遍，以无痛苦为度)。点按法:点按背部胆俞、肝俞和阿是穴、至阳穴;再点按期门、日月、鸠尾、中脘、阳溪、足三里、公孙、太冲、丘墟,按子午流注法每次取3~4穴,每穴15~30s,得气为度。每次15min,日1次,10次为1疗程。本组36例,用3个疗程,痊愈9例,有效21例,无效6例。

6. 推拿背部腧穴对胆囊炎止痛作用的观察 本组45例,其中伴肝内胆管结石者3例,胆囊结石3例,胆总管结石1例。治法:均以推拿心俞、督俞、膈俞穴为主。患者取俯卧位,术者用拇指的指腹或大、小鱼际,或用掌根部在穴位上进行按揉,每次10~20min,日2次,5日为1疗程。部分患者在背部压痛区结合拔火罐。结果:有效40例,无效5例(均伴有肝胆结石,经按摩后疼痛虽缓解,但维持时间较短。

7. 胆石症按摩四法 ①第一法:第七至第九胸椎背部压痛点及两侧胆囊穴,用点法或按法重刺激2~3min。②第二法:左背部压痛点平面的脊柱棘突作旋转复位。③第三法:沿背部两侧膀胱经用推法治疗,约6min,再按胆俞、肝俞、膈俞各1min,最后用擦法治疗背部膀胱经,以透热为度。④第四法:在两侧胁肋部用擦法治疗,以微微透热为度,然后施按、揉法于两侧章门、期门各1min,以酸胀为度。

六、胆囊炎患者的生活注意事项

1. 宜多食各种新鲜水果、蔬菜,进低脂肪、低胆固醇食品如:香菇、木耳、芹菜、豆芽、海带、藕、鱼肉、兔肉、鸡肉、鲜豆类等。

2. 宜多食干豆类及其制品。

3. 宜选用植物油,不用动物油。

4. 少吃辣椒、生蒜等刺激性食物或辛辣食品。

5. 宜用煮、蒸、烩、炒、拌、氽、炖的烹调方法,不用油煎、炸、烤、熏的烹调方法。

6. 山楂10g,杭菊花10g,决明子15g,煎汤代茶饮或饮用绿茶。

7. 平时喝水时,捏少许山楂、沙棘、银杏、绞股蓝草放入水杯中当茶饮用。

第十节 中西诊疗勾玄

慢性胆囊炎患者，胆囊的功能受到很大的损害，可经常感到上腹或右上腹疼痛，以及上腹饱胀不适、反酸嗳气、恶心、呕吐等消化不良的症状。甚至有的患者可有急性胆囊炎的发作，少数患者还会引起胆囊癌。而目前还没有特效药物可以根治慢性胆囊炎，各种杀菌消炎的抗生素，对治疗慢性胆囊炎缺乏好的效果。因此，慢性胆囊炎一经明确诊断，应积极综合治疗为宜。对症状较轻，胆囊内没有结石，胆囊的浓缩和收缩功能只有轻度减退的患者，可以采用利胆的药物来治疗，如口服去氧胆酸、胆酸钠或消炎利胆片等。对这些患者的饮食，一般不需特别限制。还有人认为，在饮食中含有一定量的脂肪，可以促进胆囊的收缩，反而对治疗慢性胆囊炎有一定的帮助。当然饮食中的脂肪量不宜太多，以免引起患者的疼痛加重。实践证明，中药或中西医结合治疗可取的非常好的疗效。

慢性胆囊炎早期，可见右上腹部胁下时常作痛，纳油腻食物加重，伴见舌质红少津，或苔黄糙，脉多弦滑而数，大便干结，小便短赤。此为胆热郁滞，气机不畅，治宜清泻胆热，疏调气机，以缓疼痛。可用柴胡疏肝散加减，处方：柴胡15g、枳壳10g、白芍15g、香附10g、陈皮10g、黄芩10g、金钱草30g、元胡15g、川楝子10g、杏仁10g、苏梗10g、焦山楂10g、神曲10g、麦芽10g、槟榔10g、鸡内金10g。水煎服日一剂。在治疗期间应注意饮食调摄，减少食量，以清淡为主，忌食油腻之品，饭后适量活动以助消化。

急性发作期：多由慢性胆囊炎急性发作，临床表现为右胁剧烈疼痛拒按，发热，恶寒，呕吐，恶心，舌苔垢厚，心烦急躁易怒，脉弦数，大便秘结，小便短赤，急以清热利胆，攻下实热为法，用大柴胡汤加减：柴胡6g、大黄6g、枳实6g、白芍15g、黄芩10g、半夏10g、郁金10g、杏仁10g、香附10g。水煎服日一剂。

慢性胆囊炎长期不愈者仍需轻泻胆热，增强其消化功能，用药沿清热调肝利胆法：竹茹6g、陈皮6g、半夏10g、蝉衣6g、杏仁10g、莱菔子6g、焦山楂10g、焦麦芽10g、鸡内金10g。水煎服日一剂。

若阴伤呈现阴液不足者，心烦口干急躁，夜寐梦多，食欲缺乏，脉弦细数，形体瘦弱，甚则午后低热，当用养阴柔肝清热法，可选用一贯煎加减，金铃子10g、元胡6g、枸杞子10g、沙参15g、麦冬15g、香附10g、旋覆花10g、柴胡6g、夏枯草10g、郁金6g、焦山楂10g、神曲10g、麦芽10g。水煎服日一剂。

久病消化功能过差，气血不足，宜用益气补中、健运脾胃法，平素坚持体育锻炼以配合治疗。方用补中益气汤加减：黄芪10g、白术10g、陈皮6g、柴胡10g、升麻6g、木香6g、砂仁2g、茯苓10g、太子参6g、竹茹6g、焦麦芽10g、枳壳6g。水煎服日一剂。

胆囊炎经常发作，食欲缺乏或饥不欲食，口苦口干，脉象弦细，舌红少苔，见有阴液不足之象者，当用养阴柔肝，疏调木土法：当归10g、白芍10g、石斛10g、沙参10g、花粉15g、生牡蛎20g、香附10g、柴胡10g、片姜黄6g、旱莲草10g、女贞子10g、元胡10g、川楝子10g。水煎服日一剂。

慢性胆囊炎的诊疗，并非一日之功，除了药物治疗以外，还应积极的配合食疗，注意多饮水，多活动，适当的参加一些体育锻炼，增强体质，避免过度劳累，保持一种平和的心态，调节情志，避免烦躁易怒。中医学认为，情志不调，肝气郁结，疏泄失职，胆汁郁滞是形成结石的一个主要因素。保持一个愉快平静的心态，气血调和，肝的疏泄功能正常，胆汁就不易潴留，排泄正常，可减少慢性胆囊炎的发生。

第十一章　慢性胰腺炎

慢性胰腺炎(Chronic Pancreatitis,以下称 CP)是由于胆道疾病或乙醇中毒等多种因素引起的胰腺组织和功能的持续性、永久性损害。胰腺出现不同程度的腺泡萎缩、胰管变形、纤维化及钙化,并出现不同程度的胰腺外分泌和内分泌功能障碍,从而出现腹痛、消瘦、营养不良、腹泻或脂肪痢等症状,后期可出现腹部包块、黄疸和糖尿病等相应的临床症状。其发病率较低,临床诊断有一定的困难。

1984 年,在法国马赛举行的第二届国际胰腺炎讨论会上,一致通过了胰腺炎的修订分类。将其分为急性胰腺炎和慢性胰腺炎两类。慢性胰腺炎的特征是反复发作或持续的腹痛,出现胰腺功能不全的表现:如(脂肪泻、糖尿病),胰腺出现形态学改变,如不规则性硬化性病变伴外分泌腺组织破坏与永久性丧失,病变可为节段性和弥漫性分布,可伴有不同程度、不同节段的管道系统扩张。常可发生与管道系统相通的囊肿或假性囊肿。慢性胰腺炎又分为 3 类:①慢性胰腺炎伴灶状坏死。②慢性胰腺炎伴节段性或弥散性纤维化。③慢性胰腺炎伴或不伴钙化(结石)。

此外,该分类将阻塞性胰腺炎单独分开作为慢性胰腺炎的一种特殊类型,特征为主要管道受阻,管道系统近端扩张,弥漫性间质萎缩及纤维化。阻塞排除后,其形态学与功能性改变可得到一定程度的恢复。目前这一分类已被大多数学者采纳。新的分类系统中不再强调诊断分类中的病因因素。

第一节　流行病学

经慢性胰腺炎全国多中心临床流行病调查,随着人们生活水平的提高,其发病率有逐渐增高趋势,严重影响着人们的工作和生活质量。我国尚无大宗流行病学调查资料,对 CP 的患病率、致病因素及发病机理至今尚不清楚,各家报道不一。尸解中所占比例为 0.18% ~2.8%。欧美的报道显示近年来发病率有增高趋势。人口调查的发病率为 1/10 万人 ~10/10 万人。男性与女性患者的比例为 3∶1,高发年龄在 30 ~50 岁之间。我国的慢性胰腺炎发病率较欧美国家低。近年来随着对该病的认识加深和诊断手段的进步,诊断的水平亦在不断的提高。有关报道也逐渐增多。

第二节　病　因

我国慢性胰腺炎的常见病因并非酒精,而是胆道疾病,与国外的报道有所不同。各种胆道疾病占我国慢性胰腺炎病因的 47% ~65%。其中包括急慢性胆囊炎、胆管炎、胆石症、胆道蛔虫、Oddi 括约肌痉挛或功能障碍等。胆系的炎症可波及胰腺,如结石嵌顿或炎症导致的胰管狭窄使胰液排泌不畅,因而胰腺炎症反复发生。

根据国外报道显示,乙醇性慢性胰腺炎是最常见病因。在发达国家中,60% ~70% 的慢性胰腺炎患者,在出现临床症状前有长期(6 ~12 年)的酗酒史(平均每天 150 ~170g)。事实上,酗酒 10 年,每天 20g 以上即有可能引起慢性胰腺炎。这类慢性胰腺炎患者多为 35 ~45 岁的男性。酒精的致病机制见急性胰腺炎。高蛋白饮食可加重酒精的损伤作用。创伤后的胰管狭窄、假性囊肿、胰管括约肌动力或结构改变以及壶腹周围肿瘤等引起的胰管阻塞亦可导致慢性胰腺炎。这类患者往往胰管扩张明显且胰腺外分泌功能下降明显。

家族高脂血症。Ⅰ、Ⅳ、Ⅴ型患者常易发生慢性胰腺炎。其原因尚不太清楚,可能是脂肪微粒栓于胰毛细血管,由胰酶分解产生脂肪酸,对毛细血管有刺激作用,使胰腺血循环障碍,导致水肿甚至出血,可使炎症慢性化。此外,高钙血症,由甲状旁腺功能亢进引起的高钙血症,也可导致慢性胰腺炎,其理由是:钙离子可以激活胰酶,破坏胰腺组织;钙在碱性环境中易沉淀,一旦阻塞胰管,则胰液引流不畅。

热带性胰腺炎发生于非洲与亚洲贫困地区的年轻人,可能与营养不良、蛋白质缺乏或摄入如木薯根中的氰等有毒物质有关。慢性胰腺炎还可能与囊性纤维化等遗传病有关。近年来有些学者认为与某些免疫疾病如系统性红斑狼疮、结节性动脉炎、舍格伦综合征(干燥综合征)等有一定联系。胰腺的血管病变如动脉硬化等可造成胰腺的慢性损害。在血液病患者,铁易沉积于胰腺导致纤维化。一部分至今病因不明的慢性胰腺炎统称为特发性慢性胰腺炎,多为 15 ~ 30 岁的年轻人和 50 ~ 70 岁的老年人。前者往往伴有严重腹痛、胰腺钙化及外分泌功能不足。而后者多为无痛性的。

第三节 病理生理

因病情轻重不同,病理有较大变化。胰腺表面光滑,但不平整,呈木或石样硬度。体积缩小,切面呈白色。主胰管狭窄,远端扩张。重者可波及第 1、2 级分支。其末端常形成囊状。管内有白色或无色液体,多数无细菌生长。常可见蛋白沉淀为结石的前身。头颈部可见大小不等的囊肿,与主胰管相通。大者可以压迫周围脏器,有时可与周围组织形成窦道。胰周围硬化可影响邻近组织,如胆总管狭窄,胃、十二指肠动脉狭窄,门脉受压或血栓形成可引起门脉高压。显微镜检查可见腺细胞变性坏死、叶间小管扩张、纤维组织增生、炎性细胞浸润及组织硬化。血管变化不大,胰岛受累最晚,约 27% 的病例腺细胞虽已严重受累甚至消失,但胰岛尚清楚可见。

其病理生理改变表现为胰腺腺泡细胞大量分泌蛋白质,而胰管细胞分泌的液体及碳酸氢盐并不增加。推测由于胰腺腺泡细胞分泌的胰石蛋白(Lithostathine)与GP2(一种可形成管型的蛋白)的浓度下降,且易在胰管中沉淀,与慢性胰腺炎的形成密切相关。胰外组织变化,常有胆道系统病变、消化性溃疡病。胰静脉血栓形成、门脉高压亦不少见。少数病人有腹水形成及心包积液。脂肪坏死型者可出现皮下组织坏死,形成皮下结节。

第四节　症状体征

轻重不等,临床症状可不明显,亦可以有明显的多种临床表现。

1.腹痛　存在程度不同的腹痛的患者大约90%左右,发作时为持续性疼痛,间隔数月或数年发作1次。多位于中上腹部的钝痛或隐痛。亦可偏左或偏右,常放射到背部。疼痛的部位与炎症部位一致。根据实验,用电刺激胰头部,疼痛发生在右上腹,刺激胰尾部,疼痛在左上腹。除向背部放射外,少数向下胸部、肾区及睾丸放散。横膈受累时,疼痛可放射到肩部。疼痛为深在,持续性。轻者只有灼热感或压重感。少有痉挛样感觉。饮酒,高脂、高蛋白饮食等可诱发症状,疼痛严重时伴恶心、呕吐。这类患者的腹痛常有体位的特点。患者喜蜷曲卧位、坐位或前倾位,平卧位或直立时腹痛加重。

2.腹泻　轻症患者无腹泻症状,但重症患者因腺泡破坏过多,分泌减少,即出现腹泻症状。表现为腹胀与腹泻,每天大便3~4次,量多,色淡,表面有光泽和气泡,恶臭,多呈酸性反应。由于脂肪的消化、吸收障碍,粪便中的脂肪量增加。此外,粪便中尚有不消化的肌肉纤维。由于大量脂肪和蛋白质丢失,患者出现消瘦、无力和营养不良等表现。

3.其他　胰腺功能受损严重的患者,常见有消化不良症状如腹胀、食欲下降、恶心、乏力、消瘦等。如胰岛受累明显,可影响糖代谢,约10%有明显的糖尿病症状。此外,合并胆系疾病或胆道受阻者可有黄疸。假性囊肿形成者可触及腹部包块。少数患者可出现胰性腹水。此外,胰腺纤维化或囊肿形成压迫脾静脉,可形成门静脉血栓造成门脉高压，且慢性胰腺炎患者合并消化性溃疡的概率较高，因此慢性胰腺炎可出现上消化道出血。持续酗酒者可出现酒精性胃黏膜损伤。慢性胰腺炎患者可发生多发性脂肪坏死。皮下脂肪坏死常在四肢出现，可在皮下形成硬性结节。

第五节　辅助检查

慢性胰腺炎的诊断常有困难，因其临床表现多变且无特异性，非典型者更难明确诊断。对反复发作的急性胰腺炎、胆道疾病或糖尿病患者，有反复发作性或持续性上腹痛、慢性腹泻、体重减轻不能用其他疾病解释，应怀疑本病。临床诊断主要根据病史、体格检查并辅以必要的 X 线、超声或其他影像学检查、上消化道内镜及有关实验室检查等。

一、慢性胰腺炎最新的诊断标准（日本胰腺病学会，1995）

（一）慢性胰腺炎确诊标准

1. 腹部 B 超胰腺组织内有胰石存在。

2. CT 胰腺内钙化，证实有胰石。

3. ERCP　胰腺组织内胰管及其分支不规则扩张并且分布不均匀；主胰管部分或完全阻塞，含有胰石或蛋白栓子。

4. 分泌试验　重碳酸盐分泌减少，伴胰酶分泌或排出量降低。

5. 组织学检查　组织切片可见胰腺外分泌组织破坏、减少，小叶间有片状不规则的纤维化，但小叶间纤维化并非慢性胰腺炎所特有。

6. 导管上皮增生或不典型增生、囊肿形成。

（二）高度疑诊慢性胰腺炎标准

1. 腹部 B 超胰腺实质回声不均，胰管不规则扩张或胰腺轮廓不规整。

2. CT 胰腺轮廓不规整。

3. ERCP　仅有主胰管不规则扩张，胰管内充盈缺损，提示有非钙化性胰石或蛋白栓子。

4. 分泌试验　仅有重碳酸盐分泌减少,或胰酶分泌及排出减少。

5. 非插管试验　苯甲酸—酰胺—对氨基苯甲酸(BT - PABA)试验和粪糜蛋白酶试验在不同时间检查均异常。

6. 组织学检查　组织切片可见小叶间纤维化,以及有以下 1 项异常:外分泌组织减少、郎汉斯细胞团分离或假性囊肿形成。在诊断中不应考虑属哪种临床类型,并尽量应用可行的检查方法明确其发病原因。很多情况下,只能暂时怀疑为慢性胰腺炎,再通过长期的治疗和随访观察来明确诊断。

二、实验室检查

1. 急性发作时血白细胞升高,各种胰酶活性增高,发作间期胰酶活性正常或偏低。

2. 粪便检查　镜下可见脂肪滴和不消化的肌肉纤维。经苏丹Ⅲ酒精染色后可见大小不等的红色小圆球。该法可作为简单初筛的基本方法。

3. 其他　如糖耐量检查、血胆红素,碱性磷酸酶等均有助于慢性胰腺炎的诊断或帮助全面了解肝功能及胆道梗阻的情况。

4. 胰腺外分泌功能检查。用脂肪及氮平衡试验,可以了解脂肪酶和蛋白酶的分泌情况。淀粉耐量试验可以了解淀粉酶的分泌情况。

(1)胰腺刺激试验　用肠促胰液肽(secretine)、缩胆囊素—缩胆促胰酶素(cholecys - tokinin - pancreozymin, CCK - PZ)或雨蛙肽(caerulin)静脉注射,可以刺激胰腺分泌,按时从十二指肠引流管取出胰液,观察胰液量、碳酸氢钠及各种胰酶分泌量。当慢性胰腺炎时,分泌量减少。

(2)PABA 试验　虽较简便,但敏感性较差,所受影响因素较多。胰腺功能损害较严重者易有阳性结果。

(3)粪便糜蛋白酶测定对早期慢性胰腺炎者 49% 出现下降,严重的晚期慢性胰腺炎患者80% ~90%明显下降。

(4)胆固醇 - ^{13}C - 辛酸呼吸试验　亦是一种非侵入性的检查胰腺外分泌功能的方法,如胰腺分泌的胆碱酯酶减少则可由呼出的 ^{13}C 标记的 CO_2 测出。其敏感度及特异性均较好。

(5)最近的报道还显示,测定粪便中的弹力蛋白酶含量对于慢性胰腺炎有重要帮助,其敏感性达79%,如除外小肠疾病等影响因素,其特异性可达78%。弹力蛋白酶在慢性胰腺炎时粪便排出量下降。

(6)用放射免疫学方法测定血中CCK - PZ含量,对诊断慢性胰腺炎有帮助。正常空腹为60pg/ml,慢性胰腺炎病人可达8 000pg/ml。这是由于慢性胰腺炎时胰酶分泌减少,对于CCK - PZ分泌细胞的反馈抑制减弱所致。

三、胰腺影像学检查

B超可发现胰腺形态及大小变化、有无结石及囊肿。CT断层扫描可进一步明确胰腺形态学的变化。ERCP在慢性胰腺炎的诊断中具重要作用。可发现胰管的扩张、变形,并可发现结石及囊肿。磁共振及磁共振胆胰管成像(magnetic resonancecholangiopancreatography, MRCP)是近年来发展的一项无创且能较精确反映胰腺形态学改变的方法。它可形成三维图像,从不同角度更清晰地显示胰胆管的分支走行情况,其在慢性胰腺炎诊断中的作用已越来越受重视。其他如上消化道造影时可发现累及十二指肠受压现象。腹部X线平片可在胰腺部位发现钙化点。

第六节　诊断与鉴别诊断

慢性胰腺炎临床诊断较为困难,慢性上腹痛与脂肪泻等病史非常重要,粪便检查可发现脂肪滴和不消化的肌肉纤维,胰腺外分泌功能试验减退,有时出现尿糖,腹部X线平片显示胰腺部位钙化影,超声波检查和逆行胰胆管造影有慢性胰腺炎的图像或影像改变等,均有助于本病的诊断。

在鉴别诊断上,主要应与下列几种病变相鉴别:

1. 慢性复发性胰腺炎和急性复发性胰腺炎　后者在发作期血清淀粉酶显著增高,胰腺分泌功能试验多正常,腹部平片一般阴性,在缓解期后,不遗留组织学或胰腺功能上的改变,预后良好;前者最终可发展为胰腺功能不全,预后较差。

2. 乏特壶腹和其周围病变　慢性胰腺炎压迫胆总管出现梗阻性黄疸时,常与胰头癌、壶腹部肿瘤、胆总管结石等相混淆。逆行胰胆管造影、B 超检查有助于鉴别,但有时需剖腹探查才能明确诊断。

3. 消化性溃疡　慢性胰腺炎反复上腹痛与溃疡病的鉴别有赖于病史,胃肠钡透与胃镜检查等。

此外,胰原性腹泻尚需和小肠性吸收不良综合征相鉴别,D 木糖试验在前者正常,后者则示吸收障碍。借助胰外分泌功能试验,亦有助于鉴别。

第七节　治疗方案

治疗的基本原则是去除病因,并以控制症状、改善胰腺功能和治疗并发症为重点;强调以个体化治疗为原则的治疗方案;注意兼顾局部治疗与全身治疗,进行病因治疗和对症治疗、保守治疗和手术治疗相结合的综合治疗。目前,多数治疗均旨在通过减少胰腺外分泌以让胰腺“休息”,然而其效果欠佳。治疗的基本目的是减轻疼痛、纠正胰腺功能不全及并发症的处理。

一、一般治疗

1. 慢性胰腺炎患者须绝对戒酒,避免暴饮暴食。

2. 慎用某些可能与发病有关的药物:柳氮磺吡啶、雌激素、糖皮质激素、吲哚美辛、氢氯噻嗪、甲基多巴等。

3. 慢性胰腺炎患者常因食欲减退、吸收不良及腹泻，尤其是脂肪泻，常有体重减轻及营养不良的表现，应给予高热量、高蛋白、高糖、高维生素及低脂肪饮食。保证每天总热量供给的前提是胰酶制剂的补充。总热量的40%应由糖供给，每天补充的蛋白质不少于100～200g，其中一半应为动物蛋白，如鱼、肉类及鸡蛋等。脂肪的供给应强调补充水溶性的、易被机体吸收的中链脂肪酸，其吸收后进入门静脉而不是肠淋巴系统。某些长链脂肪酸有强烈的刺激作用，不宜使用。对长期脂肪泻患者，应注意补充足够的脂溶性维生素，如A、D、E、K及B族维生素，适当补充各种微量元素。对少数胰腺外分泌功能严重丧失的晚期慢性胰腺炎患者，还可采用胃肠外营养（TPN）的治疗措施，即从静脉途径给入葡萄糖、中链脂肪乳制剂、氨基酸和白蛋白、电解质、脂溶性维生素等，以保证热量的供给。TNP治疗可持续数周或数月，也有维持数年的报道。

4. 在急性发作期，特别是伴有胆道感染的患者，应使用抗生素。如急性发作呈重症表现，应进行严密监护并选用生长抑素等药物积极治疗。

二、腹痛的治疗

腹痛是慢性胰腺炎最主要的症状。疼痛的程度可由偶尔的餐后不适到伴有恶心、呕吐及体重减轻的持续上腹痛。腹痛严重影响患者的生存质量，并可能导致麻醉止痛剂的成瘾。

（一）腹痛的原因

1. 胰腺的急性炎症　慢性胰腺炎常可多次发生急性炎症，每次发作症状类似，但一般后续发作时的腹痛程度较第1、第2次为轻。

2. 神经系统受累　支配胰腺的神经系统有炎症，是慢性胰腺炎疼痛的又一重要原因。有研究发现胰腺小叶间及小叶内神经束的数量增多，直径增大，并有周围神经髓鞘的崩解，当髓鞘发生崩解以后，炎症细胞在神经周围聚集，释放炎症介质刺激神经末梢，导致疼痛；但尚不清楚为何类似变化亦发生于无痛患者。

3. 胰管内压力增高　许多研究观察到，扩张的胰管内、假性囊肿内及有腹痛的慢性胰腺炎的胰腺实质内，在慢性胰腺炎手术时可发现胰管内压明显增加，手术后其压力恢复正常。

4. 十二指肠或共同通道的狭窄　通常是由于胰头纤维化引起，亦与腹痛有关，具体见“并发症及其处理”。

（二）治疗

腹痛的治疗应根据病人疼痛的程度、持续的时间而定。对部分病例，控制疼痛是十分困难的，而且应注意到，许多研究中发现有近30%的病例安慰剂治疗有效。目前的治疗是采取综合性的措施。主要方法有：

1. 止痛药物　一般是先使用少量非麻醉性止痛剂，如阿司匹林、索米痛片（去痛片）、吲哚美辛、对乙酰氨基酚等非甾体类抗炎药以及布桂嗪（强痛定）、曲马朵等较强的镇痛药。若腹痛严重，确实影响生活质量者，可酌情应用麻醉性止痛药，如可卡因、盐酸罂粟碱、哌替啶等阿片衍生物，也可使用小剂量的吗啡缓释片，如美斯康定等，大剂量吗啡可增高 Oddi 括约肌的张力，不宜采用。医生在给予止痛药物，尤其是麻醉剂时，应尽量减少成瘾的可能。另外，使用止痛药时，注意防止便秘，而且，因便秘导致腹部不适有可能被认为是腹痛而被再次加用止痛剂。

2. 减少胰腺实质炎症　慢性胰腺炎若因急性炎症而使病情恶化时，其治疗与急性胰腺炎相同，尚无预防急性炎症发作的特异饮食方法。

3. 禁酒　禁酒是必须的，尤其对于酒精性胰腺炎，绝对禁酒后可使75%的患者疼痛症状得以缓解。酒精性胰腺炎患者若继续饮酒，其病死率大大提高。

4. 低胰管内压力

（1）抑制分泌　①质子泵抑制剂（PPI）和 H_2 受体阻滞药：若胰液分泌过多导致胰管内压力过高而引发疼痛，则使用 PPI 或 H_2 受体阻滞药可通过减少胰液分泌，将十二指肠内 pH 值提高至 4.5 以上而预防胰源性疼痛。②胰酶替代治疗:胰酶制剂常用于减轻慢性胰腺炎患者的疼痛。该方法可试用于大多数严重腹痛患者的最初治疗。治疗机制:口服胰酶制剂在十二指肠内通过抑制反馈回路,调节 CCK 的释放,而 CCK 是刺激胰腺分泌消化酶的激素。胰蛋白酶可以使 CCK 失活,但其在慢性胰腺炎中常有分泌下降,补充胰蛋白酶可以纠正这种缺陷,从而减少 CCK 介导的胰腺分泌。疗效评价:胰酶治疗腹痛的效果不一,部分患者对安慰剂有应答率。其疗效差的一个原因是抑制反馈回路需要很高的胰蛋白酶活性,事实上蛋白酶在十二指肠内停留时间极短,这也可以解释一些胰酶缓释剂失效的原因。③奥曲肽治疗:这类药物亦可减轻疼痛。其机制是可以减少胰腺的分泌,使胰腺处于暂时的“休息”状态,从而使胰管内压力降低而缓解疼痛。在一个前瞻性的随机双盲研究中,每餐前给予 200μg 的奥曲肽,连续 4 周,疼痛缓解率为 65%,安慰剂为 35%。至此,尚不推荐常规使用。

(2)内镜下支架置入术和胰管括约肌切开术　使用本方法的依据是慢性胰腺炎患者其腹痛的产生可能是由于 Oddi 括约肌功能紊乱及主胰管的狭窄。内镜下胰管括约肌切开术的目的是使胰管通畅,降低胰管内压力,减轻胰管的扩张,从而缓解患者疼痛。切开的方法是在 Vater 壶腹乳头口 1 ~ 2 点处切 3 ~ 10mm 长,与胆管括约肌切开术不同,后者是在 11 ~ 12 点之间切开。括约肌切开后,可继续进行取石术或放置引流管等。放置支架可显著缓解胰管梗阻,缓解患者的腹痛症状。主胰管直径、狭窄程度及其最远端位置是决定支架和位置的主要因素,通常应使支架通过狭窄最远端,并尽量放置较大直径的支架。疗效评价:内镜下胰管括约肌切开术对于大多数病例来说,效果并不好,但也有例外。而内镜下支架置入术对一部分病例则行之有效。有一组报道,对于胰管狭窄或主胰管有结石的患者,支架置入术加上碎石可使 50% 的患者疼痛缓解。内镜下支架置入术存在的一个问题是,支架置入后可能使 80% 的正常外观的胰腺出现慢性胰腺炎的形态学变化,而且,其远期后果尚不清楚。到目前为止,内镜下介入治疗慢性胰腺炎的疼痛尚不成熟,有待进一步的前瞻性随机对照试验的观察研究。

(3)手术治疗　对于内科治疗失败的疼痛患者可考虑手术治疗。最常用的是胰管减压术和胰腺次全切除术。胰管减压术常采用胰空肠吻合术,即 Puestow 术式。胰腺次全切除术是切除胰腺的一部分,通常是胰尾或胰头。胰管减压术对于80%的疼痛患者有效,但有较多病例其症状在1年内复发,可能是由于次级胰管的阻塞或手术疏通不彻底。对于胰空肠吻合术无效的患者,再次行胰腺次全切除术可大大改善患者的症状。有报告认为,早期通过减压手术疏通胰管,可以预防随后的胰腺扩张术引发的功能受损。但也有研究观察到,即使行胰空肠吻合术,胰腺的内、外分泌功能也是进行性地受损。因此仍然主张,手术只是适用于内科治疗无效的具有腹痛和胰管扩张(>6cm)的慢性胰腺炎患者。

5. 阻断腹腔神经　将乙醇或类固醇激素经皮穿刺或在内镜下注入腹腔神经丛,当腹腔神经丛被阻断后,能使疼痛缓解或减轻数小时或数月,但总体效果并不理想。而且,注射乙醇可引发直立性低血压和轻度偏瘫。因此,该方法应用上受到限制;建议用于合并胰腺癌而其他治疗效果较差时。使用类固醇激素阻断神经比乙醇效果好,但也最多只有50%的患者疼痛得到部分缓解。在这些产生应答的患者中,其症状常在2~6个月内复发,但再次治疗有效。

6. 抗氧化治疗　有资料表明,慢性胰腺炎患者存在抗氧化剂的不足。有些报告提示抗氧化治疗在一定程度上可缓解疼痛,但仍须进一步观察研究。

总结:对于大多数慢性胰腺炎腹痛患者来说,内科治疗并不满意;内镜治疗前景乐观,但有待进一步观察研究;手术治疗可明显改善症状,但也须与其他治疗手段进行前瞻性随机试验,比较分析其效果;通过改善神经传导一般无效,但可对其方法进行改进。

多数慢性胰腺炎患者并不需要强有力的治疗。若患者每3~6个月才有1~2次的腹痛,且其生存质量未受到影响,则可采用传统的止痛药物治疗。早期手术或内镜治疗可能可以保护胰腺功能,但不能因此认为其适应证可以放宽。

三、消化吸收不良

(一)脂肪消化不良的原因

在严重慢性胰腺炎病例,常有脂肪、蛋白质和糖类的消化吸收不良。未被吸收的脂肪和蛋白质经过结肠出现于大便中,分别称为脂肪泻和肉质泻,而未被吸收的淀粉则在结肠被细菌分解代谢。只有当胰腺的分泌功能下降到胰腺最大输出量的5%～10%时,才会出现脂肪、蛋白质和糖类的消化不良。一般来讲,脂肪的消化不良发生较蛋白质和糖类要早。主要原因是:

1. 小肠内脂肪的消化主要依赖于胰腺脂肪酶,而慢性胰腺炎时脂肪酶的分泌不足较其他酶发生早。

2. 胰腺功能不足时,碳酸氢盐分泌不足致十二指肠内pH下降,这样对于脂肪酶的影响大于对其他酶的影响;而且,pH的下降易致胆盐沉积,不利于混合性胶粒的形成,而胶粒对脂肪的吸收非常重要。

3. 脂肪酶在小肠腔内较其他酶更容易被降解。因此,在严重慢性胰腺炎,治疗脂肪泻比治疗蛋白质和糖类的丢失更为重要。

(二)影响脂肪泻治疗的因素

据估计,每次进餐时在十二指肠内需有3万U脂肪酶才可避免脂肪泻。然而,口服浓缩的胰腺提取物,到达Treitz韧带时,只有22%的胰蛋白酶和8%的脂肪酶保留活性。在大多数情况下,口服胰酶制剂只能减少而不能消除脂肪泻。影响脂肪泻治疗的因素有:

1. 口服脂肪酶易为胃酸破坏,而蛋白酶受胃酸影响小,故采用肠衣型胰酶制剂。

2. 胰酶制剂中,脂肪酶易为蛋白酶所失活。

3. 在胃内,胰酶制剂与食物并不是同步排空。

4. 肠衣型胰酶制剂中,脂肪酶的释放可能不是在十二指肠或近端空肠,而是在更下端处。

(三)脂肪泻的治疗

1. 治疗脂肪泻的第一步是限制脂肪的摄入,限制的程度依脂肪吸收不良的严重程度而定,一般每天少于20g 即可,若限制脂肪摄入无效,则须开始药物等内科治疗。

2. 内科治疗首要原则是每餐至少供应 3 万 U 的脂肪酶。服用肠衣型胰酶制剂是一种相当有效的方法。治疗的目的是控制症状,而不是使脂肪吸收不良恢复至正常。

3. 治疗策略　美国胃肠道临床委员会推荐以下方案用于治疗胰源性脂肪泻 。另有几点建议:胰酶制剂易被胃酸失活,加服 H2 - 受体拮抗药和奥美拉唑可增加疗效;肠溶性微粒制剂有较高的脂肪酶浓度(如 Creon),可能会更有效;缓释片不利于脂肪酶在十二指肠内释放,此时可通过增加剂量而解决该问题。

4. 国外已用于临床的胰酶制剂有胰酶(Viokase)、胰脂肪酶(Cotazym)、胰脂肪酶(Ilozyme)及胰酶(Creon)等。这些药物一般为 3 ~ 4 次/d,餐前服用,30 天为一疗程,有条件者 30 天后可继续服用。

5. 对于有体重下降且对饮食、胰酶治疗无效的严重脂肪泻患者,可给予中链三酰甘油(MCTs),MCTs 可为机体供给能量,它不像长链三酰甘油,需要胆盐和胰酶。MCTs 易为胃及胰脂肪酶降解,不需要胆汁。另外,MCTs 可被小肠黏膜直接吸收,对胰腺分泌刺激小。国外已有肠衣制剂 Peptamen,每天服用 3 ~4 罐,连续 10 周。

6. 胰酶制剂的副作用　胰酶制剂的副作用包括口中感觉疼痛、肛周刺激、腹部不适、高尿酸血症及对猪蛋白过敏;使用大剂量的胰酶制剂,在儿童可引起回肠末端和升结肠纤维化,导致肠梗阻等,需行肠的部分切除。大剂量的微粒型胰酶制剂在小肠释放可致局部损害。因此,临床上不主张使用大剂量的胰酶制剂。

7. 展望　目前关于脂肪泻治疗的研究集中在两个方面。一是减少胰酶制剂中蛋白酶的含量,因为蛋白酶可以破坏脂肪酶;二是使用微生物产生的脂肪酶,其在胃酸环境中更加稳定,在治疗脂肪泻中分解脂肪的作用超过猪胰酶制剂。

四、糖尿病的治疗

（一）慢性胰腺炎合并糖尿病的特征

1. 糖尿病常发生于严重的晚期慢性胰腺炎患者，只有当80%以上的胰腺组织遭到破坏才可能出现。

2. 严重慢性胰腺炎患者，不断有胰岛细胞的破坏，胰岛素释放减少，而且有α细胞的破坏和高血糖素释放减少。因此，慢性胰腺炎合并的糖尿病常表现为脆性糖尿病，给予外源性胰岛素可能导致血糖的突然下降，并持续数小时，因为没有足够的高血糖素对抗胰岛素引发的低血糖。

3. 慢性胰腺炎合并的糖尿病较少发生糖尿病酮症酸中毒。

4. 原来认为慢性胰腺炎合并的糖尿病引发的血管变化要比糖尿病Ⅰ型少。但越来越多的证据表明，它和糖尿病Ⅰ型一样，也可以引发视网膜病变和肾病等微血管并发症。

（二）治疗

1. 控制饮食，配合胰酶制剂加强脂肪和蛋白质的吸收。

2. 由于对胰岛素敏感，应给予低剂量胰岛素，以每天20～40U为宜，血糖不必降到正常或正常以下，适当控制即可。治疗时应告知患者辨认有关低血糖的症状，进行密切监测，注意个体化原则，避免低血糖的发生。

3. 手术治疗问题：whipple术式常合并有血糖稳态的破坏，而保留十二指肠的胰头切除术则很少发生这种情况。部分胰腺自体移植术和胰岛细胞移植术，则由于技术问题和相应的并发症，其应用受到限制。

五、内镜治疗

随着内镜诊断和治疗技术的不断提高，慢性胰腺炎在临床上越来越多地采用内镜治疗。对于轻中度慢性胰腺炎，内镜治疗可以避免手术，缓解疼痛，改善胰腺功能，扩展了治疗的手段。内镜治疗的并发症有出血、穿孔、胰管损伤及术后急性胰腺炎和胰腺脓肿等。

具体方法有：

（一）胰管狭窄的内镜治疗

1. 内镜下支架置入术和胰管括约肌切开术，已如前述。

2. 内镜下胰管扩张术传统使用导管或气囊导管扩张，手术比较困难。有人提出当胰管过于狭窄，无法通过常规扩张导管时，可采用 7 – Fr Soehendra 取回器扩张严重狭窄的胰管，利用其顶端螺纹进行胰管扩张。本方法有可能同时获得组织标本。

3. 内镜下肉毒杆菌毒素括约肌注射：肉毒杆菌毒素可使 Oddi 括约肌失去收缩能力，近年来被用于慢性胰腺炎的治疗。

（二）胰管结石的内镜治疗

传统上常用取石篮、气囊导管取石，但胰管结石常紧密地嵌顿在二级胰管中，内镜下无法移动，器械也无法通过。故内镜下取出胰石难度极大。子母镜下液电碎石可用于治疗胰管结石。

（三）胰腺假性囊肿的内镜治疗

假性囊肿按是否与胰管相通分为交通性与非交通性假性囊肿，可分别采用经十二指肠乳头的间接引流术及内镜下经胃或十二指肠壁引流术。

（四）其他

1. 内镜下治疗胰腺外瘘：置入适当长度的胰管支架，使胰液不流瘘管外口，降低胰内压力。可作为保守治疗无效的首选治疗。

2. 另有超声内镜引导下行腹腔神经丛阻滞治疗胰源性腹痛和超声内镜引导下行胰腺囊肿引流。

六、外科治疗

对慢性胰腺炎反复发作且症状剧烈者，倾向外科手术治疗。

（一）手术治疗的目的为

1. 缓解患者的疼痛症状（保守治疗无效）。

2. 处理并发症。

3. 明确诊断。

4. 去除病因。

（二）手术时机

分为急诊手术和择期手术。

1. 急诊手术适应证为　假性囊肿出现并发症时，如假性囊肿化脓性感染、破裂造成的消化道或腹腔内大出血。

2. 择期手术适应证为　①顽固性疼痛经内科治疗无效者。②胰腺有假性囊肿并发症或胰腺有结石者。③伴有可手术治疗的胆道疾病，如结石、胆管狭窄。④慢性胰腺炎引起难以消退的阻塞性黄疸。⑤不能排除胰腺癌者。

（三）手术方法

胰管内引流、胰腺远端切除术、胰十二指肠切除术、全胰切除术、胰腺支配神经切断术及针对病因的有关手术等。手术方法的选择必须充分考虑到胰腺残留内分泌和外分泌功能的储备，以维护胰腺部分功能，保证患者的生活质量。

（四）手术原则

1. 明确由胰管远端梗阻所致可行括约肌切开或支架引流。

2. 体尾部有局限狭窄合并近侧梗阻的慢性梗阻性胰腺炎，可行近侧胰腺切除术。

3. 胰管扩张并结石的病人可行改良的 Puestow 术。

4. 胰头炎性包块病人应行保留或不保留幽门的胰十二指肠切除术，亦可行 Frey 或 Beger 手术，单纯胆道引流效果不佳。

5. 积极处理胆道结石等疾患。慢性胰腺炎的病因复杂，临床表现多样，尚无一种手术能适合于所有病人，外科治疗应强调个体化原则。

（五）手术并发症

出血、胆总管损伤、胰瘘、胆总管梗阻及假性囊肿等。

七、并发症

慢性胰腺炎主要表现为慢性腹痛及胰腺内、外分泌功能不全，它与胰腺癌的发生有关。还可引发其他一系列并发症，最常见的并发症是假性囊肿的形成及十二指肠、共同通道的机械性梗阻，较少见的并发症有脾静脉血栓形成并门脉高压、假性动脉瘤的形成（尤其是脾动脉）及胰源性胸、腹水。下面将详细阐述慢性胰腺炎的并发症及其处理。

（一）假性囊肿

1. 形成机制　慢性胰腺炎并发假性囊肿有两个重要机制：①胰管内压力增高致胰管破裂，胰液外渗。因无活动性炎症，胰液常为清亮。②活动性炎症合并脂肪坏死（也可能有胰腺实质的坏死），胰液自小胰管外渗。因含坏死组织，胰液常有变色。

2. 假性囊肿　发生于约 10% 的慢性胰腺炎病例。假性囊肿可为单个或多个，或大或小，可位于胰腺内、外。绝大多数假性囊肿与胰管相通，富含消化酶。假性囊肿的壁由邻近结构构成，如胃、横结肠、胃结肠网膜及胰腺。假性囊肿的内膜由纤维或肉芽组织构成，因无内皮组织而与胰腺真性囊肿区分开。假性囊肿一般无症状，但可通过机械性压迫产生腹痛或胆道阻塞等症状。当其侵蚀血管时，可引发出血、感染或破溃，导致胰瘘或腹水形成。假性囊肿的诊断可通过 CT 或超声检查明确。若已置管引流，则可测量囊液淀粉酶水平，如有升高则符合假性囊肿的诊断。

3. 治疗　①引流：引流的适应证包括囊肿迅速增大、囊肿压迫周围组织、引发腹痛和感染征象。引流方法有经皮引流和内引流。前者需放置引流管数周至囊腔消失，有可能并发感染。依假性囊肿的位置和现有设施，可通过内镜或手术治疗，80% 的病例行内镜治疗有效。囊肿的复发率为 20%，病死率为 3%。②手术治疗包括囊肿胃造口术、囊肿十二指肠造口术及 Rou – X – en – Y 式囊肿空肠吻合术。局限于胰尾的囊肿可作胰腺远端切除。

（二）胆道或十二指肠梗阻

1. 胆道和(或)十二指肠的症状性梗阻　发生于5%～10%的慢性胰腺炎病例。十二指肠梗阻主要表现为餐后腹痛和早饱;腹痛和肝功能异常(包括高胆红素血症)常提示有胆管狭窄。本并发症多见于有胰管扩张的患者,主要是由于胰头部炎症或纤维化、假性囊肿所致。ERCP 最常用于胆道梗阻的诊断,MRCP 亦可得到同样质量的胆道显像,并可能最终取代 ERCP。十二指肠梗阻可通过上消化道内镜等检查明确诊断。

2. 治疗　若是假性囊肿引发的梗阻,则可按上述方法处理。否则,可选用胃空肠吻合术及胆总管小肠吻合术。胆道的良性狭窄可行内镜下支架置入术。应该强调解压术,因为其可逆转胆道梗阻引发的继发性胆道纤维化。

（三）胰源性胸、腹水

1. 胰源性胸、腹水的形成　可能是由于胰管破裂,与腹腔和胸腔形成瘘管,或是假性囊肿的破溃致胰液进入胸、腹腔。临床上,胰源性腹水可呈浆液性、血性或乳糜性,后二者较少见。胰源性胸腔积液以左侧多见,具有慢性、进行性、反复发作及胸水量多的特点,也可为浆液性、血性或乳糜性。通过腹穿或胸穿分析腹水或胸腔积液的性质可获得诊断,若积液内淀粉酶升高,尤其是大于1 000U/L时,具有较大的诊断价值。

2. 治疗　非手术治疗包括反复穿刺、使用利尿药、奥曲肽及胃肠外营养。若有胰管破裂,内镜下支架置入在短期内行之有效,长期疗效则依病因而定。

（四）脾静脉血栓形成

1. 脾静脉血栓形成　在慢性胰腺炎中的发生率约为2%。其产生的原因是脾静脉受压、慢性胰腺炎的急性发作及纤维化过程引起血管病变有关。临床上可出现胃底或食管下段静脉曲张等门脉高压的表现,因而可引发消化道出血,偶尔可并发肠系膜上静脉或门静脉的闭塞。

2. 脾切除治疗有效。

(五)假性动脉瘤的形成

1. 在慢性胰腺炎中,假性动脉瘤的发生率为5% ~10%。产生的机制有3个:①伴发急性炎症时释放的消化酶被激活,对血管壁有消化作用。②假性囊肿增大进而侵蚀血管。③胰管破裂,致富含消化酶的假性囊肿形成,常位于动脉附近。

假性动脉瘤可致消化道出血,其可以是缓慢、间歇性的出血,也可以是急性大出血。受累的血管常靠近胰腺,包括脾动脉、肝动脉、胃十二指肠动脉及胰十二指肠动脉。CT 或 MRI 可发现该病变,表现为胰腺内类似于假性囊肿样的囊样结构,彩色超声可显示假性动脉瘤内部的血流情况。

2. 肠系膜造影可确定诊断,同时在此操作过程中可对假性动脉瘤进行栓塞治疗。手术治疗比较困难,有一定风险。

(六)急性胰腺炎

1. 慢性胰腺炎可出现胰腺的急性炎症,多为间质性,偶也可表现为坏死性胰腺炎,易致后期胰腺和肝脏脓肿的发生。慢性胰腺炎 Whipple 术后也可能并发胰腺坏死和脓肿。

2. 其处理与急性胰腺炎大致相同。

(七)胰腺钙化和胰管结石

1. 胰腺钙化　是各种原因引发的慢性胰腺炎的一个共同特征。慢性胰腺钙化的存在也提示有胰管结石。应注意排除其他引发胰腺钙化的原因,如囊性新生物、血管瘤及血肿机化等。在酒精性胰腺炎中,约25% ~60%的患者出现胰腺钙化,多在症状出现后8年内发生。只有50% ~60%有胰腺钙化的患者合并有脂肪泻或显性糖尿病,故发现胰腺钙化并不表明是终末期慢性胰腺炎。

2. 治疗　除内镜下取石、体外震波碎石及外科手术外,对胰管结石也可用口服枸橼酸盐治疗。国外研究发现,枸橼酸盐可增加胰石的溶解度,每天口服枸橼酸盐5 ~10g,3 ~27 个月后38.9%的患者其胰石有缩小。

（八）胰腺癌

慢性胰腺炎是胰腺癌的一个重要危险因素，尤其是酒精性、遗传性和热带性胰腺炎。发生率约为4%。目前尚无有效的监测手段，CA19－9难以发现早期病变。ERCP、CT及超声内镜也较难对其做出诊断。当鉴别有困难时，应予手术探查。

（九）胰瘘

1. 包括胰腺外瘘和内瘘　外瘘常发生于胰腺活检、胰腺坏死、外科引流术后、手术中的胰腺损伤或腹部钝伤后。内瘘常发生于慢性胰腺炎主胰管或假性囊肿破裂后，常合并有胰源性胸、腹水。酒精性胰腺炎易出现内瘘。

2. 治疗

（1）外瘘的治疗　以前一直采取TPN和禁食处理，并且证明是有效的。近年来发现，使用奥曲肽50～100μg，每8小时1次，是使外瘘闭合的安全有效措施，但疗程过长可能会抑制胆囊排空而诱发胆石症。且其费用昂贵，近年来采用内镜下支架置入术，通过ERCP显示导管破裂部位，经Vater壶腹部进入主胰管置入支架，停留4～6周，第二次ERCP术时予以取出。若此时仍有外瘘存在，可再次置入支架，并使用奥曲肽以减少胰液量。奥曲肽常被用于围术期预防胰瘘等并发症。

（2）内瘘的治疗　内瘘采用TPN和反复抽取胸腔积液和腹水的方法，也证明是有效的。亦可采用奥曲肽、内镜下支架置入术及手术治疗。

（十）其他并发症

1. 骨质损害的发生相对少见，主要包括骨软化症和特发性股骨头坏死。

2. 有脂肪泻的慢性胰腺炎，常有脂溶性维生素A、D、E、K的不足。

3. 维生素B_{12}吸收不良发生于50%的严重慢性胰腺炎病例，予口服胰酶制剂后，可使维生素B_{12}的吸收恢复正常。

4. 慢性胰腺炎患者因免疫功能紊乱而合并有较高的贾第鞭毛虫感染率。若脂肪泻对胰酶制剂治疗无效时,应行大便检查排除贾第鞭毛虫感染。

5. 偶尔,慢性胰腺炎患者可出现横结肠或降结肠的部分或全部狭窄。

预后:酒精性胰腺炎的预后较差,虽然部分病例疼痛可自行缓解,但大多数患者在10年后仍有腹痛。戒酒后,有些患者的疼痛可以改善,有些则无变化。一般来讲,手术可在一定时间内缓解腹痛的症状,但经过一段时间后,腹痛仍可发作。慢性胰腺炎患者生存质量低下,常有失业或提前退休。酒精性胰腺炎的存活率明显降低,其预后差的原因与饮酒、吸烟、肝硬化及诊断较晚有关。不足25%的死因与慢性胰腺炎直接相关,包括手术后的死亡及糖尿病、胰腺癌引起的死亡。其中一个导致慢性胰腺炎存活率低的原因是胰腺癌和胰腺外癌发生率的增高。部分酒精性胰腺炎患者没有出现钙化和内、外分泌功能不全,这部分患者可出现长时间的腹痛缓解。特发性胰腺炎的自然病程较酒精性胰腺炎者要好,发展至内、外分泌功能不全的速度慢,生存时间更长。热带性胰腺炎的预后亦好于酒精性胰腺炎,其多死于胰腺癌和糖尿病肾病,而不是营养不良、肺结核和脆性糖尿病等。

预防:病因治疗在发病的早期,如治疗胆道疾病,戒除饮酒,可以缓解本病的发展,对于改善预后,不无好处。

第八节　家庭调养法

慢性胰腺炎多由急性胰腺炎未彻底治愈发展而来,也可因慢性胆囊炎胆石症致胰腺管引流不畅而形成胰腺的慢性炎症。现在糖尿病患者增多,常有糖尿病合并慢性胰腺炎者。酗酒、暴饮暴食也是引起胰腺炎的重要因素。

慢性胰腺炎患者常反复发作左上腹痛,且向背部、两胁、肩胛放射，伴有恶心呕吐，腹胀腹泻等症。常因饱食、饮酒诱发或加重。

慢性胰腺炎急性发作应立即去医院，慢性期则可在家庭调养，重点在预防急性发作，其次是选用家庭能办到的简便的天然药物促进其康复。

一、严禁酒，吃低脂

饮酒和吃高脂肪大肥大肉的食物是引起慢性胰腺炎急性发作或迁延难愈的重要原因，因此一定要禁酒，禁吃大肥大肉。有因暴饮暴食引起坏死性胰腺炎而丧命者。

二、富营养，食勿饱

慢性胰腺炎易脂泻（稍吃油荤即腹泻），加之长期难以根治，故患者易出现营养不良，应吃富含营养的食物，如鱼、瘦肉、蛋白、豆腐等，米、面等碳水化合物以及新鲜蔬菜宜适当多吃，但每顿不能过饱，吃七、八分饱即可。（若合并有糖尿病者，则应适当控制碳水化合物的摄入）。饮食中宜少吃煎炒，多吃蒸炖，以利消化吸收。盐也不宜多，多则增加胰腺充血水肿，故以淡食为好。蔬菜可多吃菠菜、青花菜和花椰菜、萝卜，但须煮熟吃，将纤维煮软，防止增加腹泻。调味品不宜太酸、太辣。因为能增加胃液分泌，加重胰腺负担。水果可选桃子、香蕉等没有酸味的水果。易产气使腹胀的食物不宜吃如炒黄豆、蚕豆、豌豆、红薯等。

三、兼胆病，应同治

慢性胰腺炎又兼胆囊炎胆石症者，若胆道疾病不除，胰腺炎就很难根治，因此要同时治疗胆道疾病，胆道疾病治好了，慢性胰腺炎常常也同期而愈。

四、心欢乐，忌忧郁

肝胆疾病、心脑疾病都要求心情开朗乐观，胰腺病特别是慢性胰腺炎，特忌忧郁烦恼。生气、忧郁使免疫系统功能降低，慢性炎症更难以消除。家人应尽量营造欢乐气氛，患者更要善于排郁解忧。

五、求根治，寻验方

慢性胰腺炎根治甚难，手术不宜，西药无方，原三军医大成都医学院万焕文老教授有一验方，经临床试用，疗效甚佳，特介绍于此，使用时患者可请当地医生结合自己的情况适当加减药味。原方：佛手、明沙参、茯苓、焦山楂、丹参各15g，炒白术、郁金、制香附、炒谷芽、炒麦芽各10g，青皮、陈皮、枳壳、厚朴、焦栀子、黄芩、苍术各5g，制大黄3～5g，水煎服，一日3次，每天一剂。便溏泻者去大黄加炒扁豆15g。另用鸡内金炒研成粉，每次用上方煎液冲服3～5g，连服2～4周。

第九节　中医辨证治疗慢性胰腺炎

中医学医学文献虽对慢性胰腺炎无特殊记载，但亦可在“脾心痛”、“脘痛”、“胁痛”、“癥瘕”中见到类似慢性胰腺炎的症状记录。病因病机分为以下几类。

1. 情志因素　情志活动异常可伤及内脏，致气机紊乱，功能失调而表现为慢性胰腺炎发作。

2. 饮食因素　暴饮暴食导致饮食积滞，生湿蕴热，湿热内阻，蕴结肝胆而发病。

3. 外邪侵扰　外邪侵袭人体导致经络不通。

4. 劳累及虫积阻滞　导致肝胆瘀阻失于疏滞，气机不利而发病。

临床上常见有消化不良，消瘦，反复发作的上腹部疼痛，并向背部、两胁、肩胛等处放射等症状，常因饮酒、饱食或劳累而诱发。临床上常与热、虚、湿、滞有关。

据临床上观察胃肠积热者较多见。主症可见上腹部胀痛或连及后背、拒按，恶心欲吐，口干，大便秘结，小便短赤，舌质红，苔黄燥，脉滑数。感受外邪，外邪入里化热，或过食辛辣肥甘，湿热食滞交阻，结聚于里，气机不畅，腑气不通。治宜清热化湿，理气通滞。方用大柴胡汤加减：柴胡15g、大黄9g、枳实10g、半夏10g、黄芩12g、白芍12g、黄连6g、木香6g、银花30g，玄胡12g、芒硝（冲服）6g，厚朴15g。水煎服日一剂。

肝与胆相表里，肝主疏泄，性喜条达而恶抑郁，外邪内侵或饮食不调，以致湿热蕴结于肝胆，使其失于疏泄条达，日久化热。症见上腹部疼痛、两胁疼痛，性情急躁易怒，每因情志刺激诱发或加重，厌食油腻，发热，恶心，身重倦怠。舌苔黄腻，脉滑数。治宜疏肝泄胆、清热利湿。方用龙胆泻肝汤加减：龙胆草15g、生山栀15g、柴胡15g、黄芩12g、生地10g、车前子15g、泽泻10g、胡黄连10g、白芍12g、木香6g、生大黄（后下）10g、莱菔子30g、茵陈30g、金钱草30g、苡仁30g、苍术10g、焦三仙各10g。水煎服日一剂。

脾胃为后天之本，中医学的脾胃的功能实际上包括了现代医学消化系统的功能，因此也包括了胰腺的功能。素体脾胃虚弱，复因暴饮暴食，脾运不及，肠胃受伤，食积停滞，气机失畅。症见胃脘胀闷、纳呆，餐后上腹部饱胀不适，泄泻，大便酸臭或有不消化食物，面色萎黄，形体消瘦，倦怠乏力，舌淡胖，苔白，脉虚弱。治宜健脾益气，调畅气机。方用枳实化滞丸合四君子汤加减：焦白术20g、炒山楂15g、炒神曲15g、炒麦芽15g、黄芪30g、茯苓20g、枳实10g、银花30g、黄芩10g、柴胡10g、泽泻20g、陈皮10g、苡仁30g、木香6g水煎服日一剂。

病程日久，久病入络，导致瘀血内结，气机不通。症见脘腹疼痛，固定不移，拒按、上腹或左胁下可触及包块，X线片或B超发现胰腺有钙化或囊肿形成。舌质紫暗或有瘀斑、瘀点，脉沉涩。治宜活血化瘀，理气止痛。方用少腹逐瘀汤合桃核承气汤加减。香附10g、元胡15g、没药10g、当归10g、川芎10g、赤芍10g、蒲黄15g、五灵脂10g、柴胡10g、苡仁30g、黄芩10g、桃仁10g、大黄6g、丹参30g。水煎服日一剂。本病病机常病情复杂，虚实兼杂，但有所侧重。偏实者，肝胆湿热，胃失和降，治宜清肝利胆、和胃缓下，重在通腑，但收效则在柔肝健脾益胃法;偏虚者,脾气虚弱,肝气横逆,气血瘀滞,治宜扶脾柔肝、益气祛瘀,收效在于健脾柔肝、益气祛瘀法。现代研究也认为中药对于胰腺炎的治疗,能发挥多方面的作用,其中大黄、黄连、黄芩、白芍能抑制胰酶活性;大黄、银花、连翘、黄芩、黄连、蒲公英除具有抗菌作用外,还具有明显的抗内毒素作用;大黄、丹皮、赤芍、延胡索能改善微循环,增加胰腺血液灌注量;大黄还具有明显的抑制疼痛作用,柴胡、木香、延胡索具有利胰作用。

第十节　中西诊疗勾玄

中医学虽无慢性胰腺炎的病名,应属于中医"胃脘痛"、"腹痛"、"胁痛"、"呕吐"范畴。由于临床表现主要有腹痛、脂肪泄、消瘦或糖尿病的表现,并与胆囊疾患关系密切,在消化系统疾病治疗中对本病的治疗也引起了高度的重视。

西医认为:慢性胰腺炎胆道疾病或酒精中毒等多种因素导致胰腺局部的,节段性或弥漫性进行性、持续性及不可逆性的慢性炎症,最终导致胰腺实质硬化及钙化,内外分泌功能衰退或衰竭。本病都因胆道疾病或慢性酒精中毒引起,系在已有胰腺损伤的基础上反复发作或由胰腺炎持续演变而来,新近有人提出发病与自身免疫反应、吸烟也有关系。中医认为:本病主要是由暴饮暴食、恣食膏粱厚味、贪凉饮冷;或暴怒伤肝,情志不畅等引起。脾胃损伤,运化失司,内生湿浊,湿热蕴酿,与食滞积于肠道成阳明腑实;湿热熏蒸于肝胆,胆汁外溢而形成黄疸;因情志不遂;暴怒伤肝,肝气横逆克脾,引起肝脾或肝胃气滞;气滞又与湿热互结,形成气滞血瘀。本病与肝胆脾胃大肠关系密切。从病因病机的角度讲,虽语言不尽相同,但其含义中西医有着相同之处。

中医对慢性胰腺炎的辨证施治也是多方面的,临床证见突然发作脘腹疼痛,两胁胀满,恶心呕吐,身热,口干苦,便秘。舌红苔薄黄,脉弦数。此肝郁气滞化热,治宜行气止痛,通腑泄浊,方用大柴胡汤加味。证见脘腹胀满疼痛,发作剧烈,呈阵发性加剧,拒按,呕吐频作,大便秘结,小便短赤,身热烦躁。舌红苔黄燥,脉弦滑数。此阳明腑实,治宜通里攻下,清热解毒处;方用大承气汤、大柴胡汤加减。证见胁腹胀满疼痛,拒按,身热汗粘,目黄染,恶心呕吐,大便干结不畅,小便短赤。舌红苔黄腻,脉弦滑数。此肝胆湿热,治宜清利肝胆,通腑泄热。方用茵陈蒿汤、清胰汤加减。证见胃脘胀闷隐痛不适,恶心纳呆,便溏,在进食油腻时便溏加重,面色萎滞,神疲乏力,口干不饮,或现低热、舌淡红苔灰腻或白腻,脉缓。此中虚湿阻,治宜建中补虚,理气渗湿;方用参苓白术散加减。总之,应在辨证施治的原则指导下,采用灵活多变的治疗措施,通过临床治疗观察,可以看出,“通”贯穿于治疗的始终,体现了“六腑以通为用”的观点。

治疗胆道疾患是预防慢性胰腺炎复发的重要措施。为了减少急、慢胰腺炎复发,应做到节制饮食,勿暴饮暴食,绝对禁止饮酒、吸烟,保持心情愉快,情绪稳定。加强对胆道疾患必须治疗。急、慢性胰腺炎因胆道病引起的超过50%,尤其是胆石性胰腺炎复发率更高。故在胰腺炎治愈后,彻底根除胆道疾患对预防慢性胰腺炎复发有着重要的意义。胆石症在中医药的治疗方面,有着非常鲜明的效果。同时对胆囊炎、胆道蛔虫症均应积极治疗。只有消除胰腺炎的发病根源,方可有效地防止再复发。

《内经》云:“六腑能化物而不藏焉”,“六腑以通为用”。食物经过脾胃的运化,将营养物质吸收,糟粕下至大肠。如滞留时间过长,水分重复吸收,腑气不通则导致浊气上扰,胃火上炎,瘀血内阻,循环不畅而诱发各种疾病。后世医家也有“六腑以通为用”,“腑病以通为补”之论。张子和指出:“《内经》一书,唯以气血通流为贵”,“陈整去而肠胃洁,症瘕尽而荣卫昌”,力主“病在下者皆可下而去之”。现代医学在全身炎症反应及多器官功能障碍综合征的研究中,也逐渐认识到通下法的重要作用。因此,在慢性胰腺炎的诊疗过程中,通法尤为重要。

第十二章　慢性溃疡性结肠炎

慢性溃疡性结肠炎(Ulcerative Colitis,以下称 UC)是一种原因不明的局限于结肠黏膜及黏膜下层的弥漫性炎症过程。其病多位于乙状结肠和直肠,也可延伸至降结肠,甚至遍及整个结肠。病程漫长,常反复发作。本病可见于任何年龄,但 20~30 岁最为多见。本病发病机理虽未完全明了,但一般认为与免疫、精神神经、过敏、遗传及非特异性感染等因素有关。本病可分为轻型、重型及暴发型 3 种。

第一节　流行病学

慢性溃疡性结肠炎,是一个全球性疾病,但以西方国家更为常见。其发病率在 5~12/10 万,流行率 50~150/10 万。女性略多于男性。发病年龄呈双峰状分布,第一个峰在 15~30 岁,第二个峰则在 50~70 岁,并以第一个峰发病为多,在 15%~40% 患者中,有慢性溃疡性结肠炎或克罗恩病的家族史。在美国,犹太人患者比非犹太人多,但在以色列的犹太人患此病者却较少。我国对此病尚无全面完整的统计数字,但就临床所见病例而言,并非罕见,且有逐渐增多的趋势。

第二节　病因学

慢性溃疡性结肠炎的病因至今尚未明了。虽有多种学说,但目前还没有肯定的结论。细菌致病已经排除,病毒致病也不确切,因为疾病不会传染，病毒颗粒也未能证实。克隆病患者血清溶酶体升高，慢性溃疡性结肠炎患者则为正常。

基因因素可能具有一定的地位，因为白人中犹太人为非犹太人的2～4倍，而非白人比白人约少50%，最近Gilat等对特拉维也夫的犹太人的研究中报道，慢性溃疡性结肠炎的发病率明显降低，为3.8/10万，而丹麦哥本哈根为7.3/10万，英国牛津7.3/10万，美国明尼苏达州7.2/10万。此外，女性与男性比例也仅0.8，而其他报道为1.3。显然地理上和种族上的差异影响本疾病的发生。

心理因素在疾病恶化中具有重要地位，现在已明确慢性溃疡性结肠炎患者与配对对照病例相比并无异常的诱因。再者，原来存在的病态精神如抑郁或社会距离在结肠切除术后明显改善。

有人认为慢性溃疡性结肠炎是一种自身免疫性疾病，许多患者血中具有对正常结肠上皮与特异的肠细菌脂多糖抗原起交叉反应的抗体。再者，淋巴细胞经结肠炎病员的血清培养可变为对结肠上皮有细胞毒性。此外，在结肠炎患者的T和B淋巴细胞群中发现有改变。但以后认识到这些异常并非疾病发生所必需的，而是疾病活动的结果。事实上，Brandtzueg等清楚地证明并非溃疡性结肠炎患者残留腺体中组织水平免疫球蛋白活动有缺陷，IgA运输正常，而IgG免疫细胞反应为对照患者的5倍。因此，有可能IgG在疾病的慢性过程中具有作用，但与疾病发生则无关。

总之，目前认为，炎性肠道疾病的发病是外源物质引起宿主反应，基因和免疫影响三者相互作用的结果。根据这一见解，慢性溃疡性结肠炎与克罗恩病是一个疾病过程的不同表现。由于宿主对外源性物质的抗原发生过敏，一旦肠的免疫启动建立——或许这种启动是建立在婴儿期微生物克隆化时期——任何增加黏膜对这些抗原渗透性的伤害，都可能诱发肠壁的炎症性反应。抗原的类型和其他一些因素决定着炎症过程的性质，即发生克罗恩病或溃疡性结肠炎。

第三节　病理改变

溃疡性结肠炎是一个局限在结肠黏膜和黏膜下层的疾病。这与结肠克罗恩病的肠壁内炎症性变化有明显区别，后者在肉芽肿样炎性过程中肠壁各层均受累。但溃疡性结肠炎时所见的病理变化是非特异性的，也可在细菌性痢疾、阿米巴痢疾和淋菌性结肠炎中见到。

病变开始时为黏膜基底 Lieberkülin 隐窝有圆细胞和中性多核细胞浸润，形成隐窝脓肿，光镜下可见覆盖的上皮细胞染色过浅和空泡形成。电镜中可见线粒体肿胀，细胞间隙增宽以及内浆网质增宽。随着病变进展，隐窝脓肿联合和覆盖上皮脱落，形成溃疡。溃疡邻近则有相对正常的黏膜，但有水肿，成为自肉样外貌，在相邻的溃疡间变得很孤立。溃疡区被胶原和肉芽组织放纵地生长所占领，并深入溃疡，但罕有穿透肌层者。在暴发型溃疡性结肠炎和中毒性巨结肠时，这些病变可穿透整个肠壁，导致穿孔。所幸，这种类型的病变不多见，分别占 15% 和 3% 。病理变化为临床表现提供了清楚的解释。几乎每天有 20 次以上的血便。因为肠壁光剥、明显变形的黏膜已不能吸收水和钠，每一次肠蠕动都将从暴露的肉芽组织面上挤出大量血液。早期 X 线表现为结肠袋消失是黏膜肌层麻痹之故，钡灌肠中结肠短缩和僵直呈烟囱管状则是反复损伤后瘢痕形成的结果。

大多溃疡性结肠炎都累及直肠，但如病变局限在直肠则可称为溃疡性直肠炎。现在还不知道为什么有些病例的病变仅局限在直肠，而另一些则整个结肠受累。多数炎症向近端扩展，侵犯左侧结肠，约有 1/3 患者整个结肠受累，称为全结肠炎。在 10% 的全结肠炎患者中末端数厘米回肠也有溃疡，称为反液压性回肠炎。溃疡性结肠炎时病变区域都是相邻的，罕有呈节段性或跳跃式分布。决定疾病严重性和病期的因素还不清楚，可能这些因素与免疫紊乱的范围有关。有证据表明前列腺素可能在疾病的急性发作期具有重要地位，遗憾的是还没有关于对前列腺素合成酶抑制剂如吲哚美辛有良好效应的报道。

第四节　临床表现

慢性溃疡性结肠炎的最初表现可有许多形式。血性腹泻是最常见的早期症状。其他症状依次有腹痛、便血、体重减轻、里急后重、呕吐等。偶尔主要表现为关节炎，虹膜睫状体炎，肝功能障碍和皮肤病变。发热则相对是一个不常见的征象，在大多数患者中本病表现为慢性、低恶性，在少数患者（约占 15%）中呈急性、灾难性暴发的过程。这些患者表现为频繁血性粪便，可多达 30 次/天，和高热、腹痛。因此，本病的临床表现谱极广，从轻度腹泻性疾病至暴发性、短期内对生命有威胁，需立即进行治疗。

体征与病期和临床表现直接相关，患者往往有体重减轻和面色苍白，在疾病活动期腹部检查时结肠部位常有触痛。可能有急腹症征象伴发热和肠鸣音减少，在急性发作或暴发型病例尤为明显。中毒性巨结肠时可有腹胀、发热和急腹症征象。由于频繁腹泻，肛周皮肤可有擦伤、剥脱。还可发生肛周炎症如肛裂或肛瘘，虽然后者在 Crohn 病中更为常见。直肠指检总是疼痛的。在有肛周炎症的病例指检应轻柔。皮肤、黏膜、舌、关节和眼部的检查极为重要，因为如这些部位有病变存在，那么腹泻的原因可能就是溃疡性结肠炎。

诊断上主要依靠电子结肠镜检，因为约在 90% ~95% 患者的直肠和乙状结肠受累，因此事实上通过电子乙状结肠镜检已能明确诊断。镜检中可看到充血、水肿的黏膜，脆而易出血。在进展性病例中可看到溃疡，周围有隆起的肉芽组织和水肿的黏膜，貌似息肉样，或可称为假息肉形成。在慢性进展性病例中直肠和乙状结肠腔可明显缩小，为明确病变范围，还是应用电子结肠镜作全结肠检查，同时作多处活组织检查以便与克隆结肠炎鉴别。

气钡灌肠双重对比造影也是一项有助诊断的检查，特别有助于确定病变范围和严重程度。在钡灌造影中可见到结肠袋形消失，肠壁不规则,假息肉形成以及肠腔变细、僵直。虽然钡灌检查是有价值的,但检查时应谨慎,避免肠道清洁准备,因为它可使结肠炎恶化。无腹泻的病例检查前给 3d 流汁饮食即可。有腹部征象的病例忌作钡剂灌肠检查,而应作腹部 X 线平片观察有无中毒性巨结肠、结肠扩张以及膈下游离气体征象。

由于此病的慢性长期过程以及它的高恶变率,对 10 年以上病史的病例,宜每年一次钡灌造影检查或每 6 个月一次电子结肠镜检查。

第五节　诊断与鉴别诊断

临床表现及病史:有持续性或反复作血性腹泻或脓血便,每日 2 ~4 次,严重者血水样便,每日 10 次以上。腹痛伴有不同程度的全身症状,腹或下腹部阵发性痉挛性绞痛,伴有便意或里急后重。偶有恶心、呕吐、上腹不适、发热等症状。既往史及体检中要注意关节、眼、口腔、肝脾等肠道外表现。

一、体征

轻型患者常有左下腹或全腹压痛伴肠鸣亢进。重型和暴发型患者可有腹肌紧张、反跳痛,或可触及痉挛或肠壁增厚的乙状结肠和降结肠。直肠指检常有压痛。

二、诊断标准

1. 根据临床表现,电子结肠镜检查之 1、2、3 三项中之一(见辅助检查)及/或黏膜活检可以诊断本病。

2. 根据临床表现及钡剂灌剂灌肠有三项之一(见辅助检查)者可以诊断本病。

3. 临床表现不明显而有典型结肠镜检查或钡剂灌肠典型改变者,可以诊断本病。

4. 临床表现有典型症状或既往史而目前结肠镜或钡剂灌肠检查

并无典型改变者，应列为“疑诊”随访。

三、诊断步骤

临床有慢性黏液血便，疑诊本病时应作下列检查：①多次粪便培养痢疾杆菌，涂片找阿米巴以及根据流行区特点除外痢疾和血吸虫病等。②乙状结肠镜或结肠镜检查，兼作黏膜活检。暴发型或重症患者可以暂缓检查。③钡剂灌肠了解病变的性质、程度及范围，同时除外其他疾病。

四、临床分型与分期

一个完整的诊断应包括其临床类型、严重程度、病变范围及病态分期。

1. 类型　慢性复发型、慢性持续型、急性暴发型、病变范围及病态分期。（注：① 初发型指无既往史的首次发作。暴发型指症状严重伴全身中毒症状，伴中毒性结肠扩张、肠穿孔、败血症等并发症，除暴发型外，各型均有不同程度分级并可相互转化。② 轻度患者腹泻每日 3 次，便血轻或无，无发热、脉搏加快或贫血，血沉正常。中度介于轻度和重度间。重度腹泻每日 6 次以上，明显黏液血便，体温 37.5℃以上，脉搏在 90/min 以上，血红蛋白 <100g/L，血沉 30mm/第 1 小时。）

2. 病情程度　轻度、中度、重度。

3. 病变范围　直肠炎、直乙结肠炎，左半结肠炎，右半结肠炎，区域性结肠炎，全结肠炎。

4. 病态分期　活动期，缓解期。

五、辅助检查

1. 结肠镜所见　①黏膜有多发性浅溃疡，伴充血、水肿，病变大多从直肠开始，且呈弥漫性分布。②黏膜粗糙呈细颗状，黏膜血管模糊，脆易出血，或附有脓血性分泌物。③可见假息肉，结肠袋往往变钝或消失。

2. 黏膜活检　组织学检查呈炎症性反应，同时可见糜烂、溃疡、隐窝脓肿、腺体排列异常、杯状细胞减少及上皮变化。

3. 钡剂灌肠所见　①黏膜粗乱或有细颗粒变化。②多发性浅龛影或小的充盈缺损。③肠管缩短，结肠袋消失可耻下场呈管状。

4. 手术切除或病理解剖学可见肉眼或组织学的溃疡性结肠炎特点。

六、鉴别诊断

应与菌痢、阿米巴痢、慢性血吸虫病、肠结核等感染性结肠炎及Crohn 病、缺血性结肠炎、放射性结肠炎等相鉴别。

1. 慢性细菌性痢疾　常有急性细菌性痢疾病史，抗菌药物治疗有效，粪便培养分离分离出痢疾杆菌，结肠镜检时取黏液脓性分泌物培养的阳性率较高。

2. 慢性阿米巴痢疾　病变主要侵犯右侧结肠，也可累及左侧结肠，结肠溃疡较深，边缘深切，溃疡间黏膜正常。粪便或结肠镜取出的分泌物中可找到阿米巴滋养体或包囊，抗阿米巴治疗有效。

3. 血吸虫病　在流行病区有疫水接触史，粪便检查可见血吸虫卵，孵化毛蚴阳性。直肠镜检在急性期可见直肠黏膜有黄褐色颗粒，活检压片或组织病理检查，可见血吸虫卵。患者常伴肝脾肿大。

4. Crohn 病。

5. 肠易激综合征　粪便有黏液但无脓血，可有便秘和腹泻交替，常伴腹痛、腹胀、肠鸣及全身神经官能症，各种检查无明显品质病变发现，症状与情绪、精神状况密切相关。

6. 结肠癌　多见于中年以后，肛门指诊常能触到肿块，粪潜血常阳生，电子结肠镜或 X 线钡剂灌肠检查，有鉴别诊断价值。

值得注意的是，本病易与慢性菌痢混淆诊断。二者均为慢性脓血便，肠镜为慢性炎症，尤其对未发现肠黏膜质脆易于出血、腺体排列异常和隐窝脓肿，钡灌肠未发现结肠袋改变等较为特异病变，仅见慢性炎症或“毛刺或锯齿状”阴影时更易误诊。其他尚需鉴别者有：肠结核、缺血性结肠炎、伪膜性肠炎、放射性肠炎、结肠息肉病、结肠憩室炎等。

慢性溃疡性结肠炎的治疗，应采用综合疗法，包括休息、饮食调节进少渣饮食，忌食乳类及过敏食品，病情严重者，应行肠外营养（TPN），纠正水电解质紊乱，补充蛋白质，改善全身状况，解除精神因素及对症治疗。

第六节　治　疗

一、一般治疗

1. 急性发作期必须适躺休息。精神神经过度紧张者可适当服用镇静剂，如氯氮、安定等。

2. 饮食宜采用软而易消化、富有营养的食物，急性发作期只给无渣半流质食物。严重发作者，头几天宜禁食，静脉内供给营养，使肠道得以休息。禁食有刺激性食物，并避免牛奶和乳制品。

二、西药治疗

1. 柳氮磺胺吡啶（SASP）类　SASP 治疗溃结已多年，口服 4～6g/d，64%～77%患者疗效良药苦口好，症状缓解后以 2g/d 维持，至少 1 年，89%的患者可保持无症状。SASP 用量大时疗效提高，但副作用亦增加。SASP 到结肠后被肠内细菌偶氮还原酶裂解为 5－氨基水杨酸（5－ASA）和磺胺吡啶，前者为有效治疗部分，后者为引起副作用因素。若仅服 5－ASA 因被上消化道吸收，无足量药物到达结肠，而难生疗效。近年研制了 5－ASA 口服新剂型如潘他沙（Pentase）、Ascol、奥柳氮（Olsalazine）、Poly－5－ASA、Balsalazide 等，由于不含磺胺吡啶，副作用降低。近年不少学者注意到局部给药能减少副作用，如应用 SASP 或 5－ASA 肛栓或灌肠剂，局部药物浓度提高并维持时间较久,使疗效提高。尚有报告局部用药与全身治疗,有协同作用,可减少 SASP 口服量。其治疗机制与抑制白三烯、前列腺素等的产生,亦可抑制自由基等有反应,尚有皮疹、粒细胞减少、肝肾损害及胰腺炎等,其发生率与用量成正相关。

2.4-氨基水杨酸(4-ASA) 又称 PAS,系一抗结核药,以 2g 溶于 100ml 水中,每日保留灌肠 1 次,治疗 8 周有效率达 83%。Ginsberg 等报道 4-ASA 每日分次口服 4g,经 12 周治疗,55% 患者疗效良好。4-ASA 对溃结治疗的机制尚不明。

3.肾上腺皮质激素 能降低毛细血管通透性,稳定细胞及溶解体膜,调节免疫功能,减少巨噬细胞及中性白细胞进入炎症区。能阻滞白三烯、前列腺素、血栓素等形成,降低炎症反应,而使溃结临床症状迅速改善。一般活动性溃结口服的松 40~60mg/日;病情重口服疗效不佳者,可静脉滴注琥珀酸氢化可的松 200~300mg/日,或以琥珀酸氢化可的松 100mg 加入 100ml 液体中直肠滴注,优于保留灌肠。糖皮质激素长期应用,易生副作用,故待症状好转后应渐减量,经 2~3 个月停药,对溃结缓解率约为 55.7%~88.2%,长期持续应用糖皮质激素维持治疗,并不能防止复发。近年一些新型皮质激素如丁地曲安西龙(Budesonide)、巯氢可的松(Tixocorto pivalate)等,无全身副作用,灌肠治疗溃结,疗效优于其他皮质激素。有人用丙酸氟替卡松(Fluticason Propionate)系一口服后全身生物利用度低的含氟皮质类固醇,具有不易被吸收,大部到达结肠的特点,以每次 5mg 每日 4 次口服,共 4 周,其疗效因用量小较泼尼松稍差,如提高用量疗效亦提高,但很少有副作用。尚有糖皮质激素泡沫剂(Foam),小剂量直肠注入与大剂量氢化可的松保留灌肠疗效相等,较灌肠方便。

4.免疫抑制和免疫调节剂 当糖皮质激素治疗不佳或不能耐受其副作用时,可选用硫唑嘌呤、环磷酰胺、6-MP 等;近年应用氨甲蝶呤、环孢素-A(Cyclosporin-A)10mg/kg,有时获良好疗效,但这类药均有一定副作用应慎用。亦有报道应用青霉胺、左旋咪唑、干扰素、7S-γ 球蛋白等,有一定疗效。

5.鱼油(Fish oil) 为白三烯合成抑制剂,口服鱼油辅助治疗轻、中度活动性溃结,可获临床改善。有报道在用糖皮质激素、SASP治疗的同时,辅以口服鱼油5.4g/日,可提高疗效。

6.甲硝唑 可抑制肠内厌氧菌、减轻溃结症状。另外,甲硝唑有影响白细胞趋化性及某些免疫抑制作用,对溃结有一定疗效。但用量大、用时较久,易生胃肠反应。

7.色甘酸钠 能稳定肥大细胞膜,阻止脱颗粒,抑制组织胺、5-羟色胺、慢反应物质等介质释放,减轻抗原—抗体反应对肠壁损伤。200mg/次,每日3次餐前服;或600mg保留灌肠,有报道与泼尼松20mg疗效相似。

8.抗感染药 对有并发感染者,应有针对性选用抗生素,但不宜作为常规用药,以免改变患者对SASP的疗效和反应。

9.其他药物

(1)可乐定(Clonidine)有抑制肾素及一些神经介质释放作用,口服0.15~0.225mg/次,每日3次,对溃结有疗效。

(2)钙通道阻滞剂如维拉帕米、硝苯地平,具有止泻、止痛和抑制分泌等作用。桂利嗪50mg,每日口服4次,亦有较好疗效。

(3)西咪替丁、雷尼替丁等H_2受体阻滞剂,通过抑制肠壁肥大细胞释放组胺,减少溃结便次等症状。

(4)氯喹可能减慢抗原反应,促使肠上皮细胞功能正常,可使溃结症减轻。此外,自由基清除剂超氧化物歧化酶、5-脂氧合酶抑制剂Zileuton(A-64077)、酮替芬(Ketotifen)等,均可使溃结症状缓解。

10.对症治疗

(1)解痉 阿托品、颠茄片、溴西胺太林和复方苯乙哌啶均可选用。

(2)收敛 可选用碱式碳酸铋、鞣酸蛋白等。

(3)贫血严重者应输鲜血。营养不良者可输血浆或人体白蛋白。

三、中医药诊疗

慢性溃疡性结肠炎或称慢性非特异性溃疡性结肠炎(以下简称溃结),是一种原因不明的非特异性炎症性肠病,属于中医学“腹痛”、“泄泻”、“痢疾”、“肠风”、“脏毒”范畴。中医认为,本病之病机核心是脾胃功能障碍,肝脾失调,气滞内壅,肺肾失生,水津代谢受阻,引发大肠传导功能障碍,经络受阻,浊毒久伏,正气受伤,不能束邪,毒邪必逆于大肠肉理,外损脂膜,内伤募原大络、小络、结络、毛脉。而六淫邪气,饮食所伤,先天禀赋不足以及七情郁结等,均可导致脾胃功能失调而引发本病。本病的主要致病因素为湿邪,湿伤于下,病位在大肠,与脾胃关系密切,久病多及肝肾。初病多实,久病多虚,虚多见于脾虚、肾气或肾阳虚,实责之于湿热壅滞、肝气郁结或气滞血瘀等。近年来大量文献报道显示该病的发生率有明显增高趋势,已受到国内外医学界的普遍重视。该病急性暴发型死亡率高,慢性持续型易癌变,特别是病程长,病变范围广泛,年龄较轻者所患慢性溃疡性结肠炎之慢性持续型被公认为是结肠癌的癌前病变。临床辨证分型 目前的临床报道中对“溃结”的辨证分型不一致。卫生部于1995年颁布了《中药新药临床研究指导原则》,明确将本病定为湿热内蕴证、气滞血瘀证、脾胃虚弱证和阴血亏虚证,为“溃结”的临床研究提出了方向。治疗溃结在不同个体,不同阶段的病理机制各有区别,治疗时应随证易法、同病异治,此法为目前治疗该病常用的方法。一般分为以下几个证型治疗:湿热内蕴型施以白头翁汤或葛根芩连汤加减;气滞血瘀型,治宜活血化瘀、理气止痛,方用桃红四物汤合失笑散为主方;脾胃虚弱型施以参苓白术散加减;脾肾阳虚型,治宜温补脾肾、涩肠止泻,方用四神丸合附子理中丸为主;阴血亏虚型施以生脉散合六君子汤加减。在此基础上基础方不变,临证加减治疗。总的治疗为清热、渗湿、导滞、温中、补虚、固涩等。

发作期治疗:消积导滞、清热化湿解毒为常用的治标方法。溃疡性结肠炎在急性发作期,或反复发作期,常以标实为主,积滞内停、湿、热、毒滞肠为多见，此标实常可掩盖脾虚之本，急则治标，故首先采用消积导滞、清热化湿解毒之剂祛其邪，为“通因通用”之法。消积导滞药如山楂、鸡内金、枳实、枳壳、大黄、莱菔子、槟榔等，为“通下”之法：症见脓血便较多，赤白相兼，甚至赤多白少，或便见血色鲜红，湿热明显者，清热化湿，调气行血，以芍药汤、葛根芩连汤、白头翁汤、香连丸辨证加减为用，为“泄通”之法；症见黏液血便，白多赤少，或纯为黏液，或为白冻，寒湿明显者，温化寒湿，调气和血，消积导滞，以温脾汤、胃苓汤辨证加减为用，为“温通”之法；若慢性持续型症见久痢不止，下痢稀薄，带有白冻，甚则滑脱不禁，脾肾亏虚，关门不固，虚寒明显者，温补脾肾，涩肠固脱为主，少佐通下之剂，以免闭门留寇，以真人养脏汤加减为用为“补通”之法；若脓血便较多，可酌情应用清热解毒之品，如马齿苋、连翘、蒲公英、银花等。

健脾益气、温清并用、寒热同调法是治疗本病的根本方法。本病脾虚为发病之本，在此基础上多见寒热错杂之证，或上热下寒，或胃热脾寒。故在健脾益气基础上，给予温清并用、寒热同调之法。现代实验研究已证实，健脾益气类方药能调整机体的免疫功能，使其恢复正常，消除了溃疡性结肠炎内在的发病因素；要区分寒、热的多少，导师根据寒热虚实侧重点的不同，多选用半夏泻心汤、连理汤、乌梅丸、温脾汤等治疗；四方皆以辛温配苦寒为组方特点，辛开苦降，温清并用，寒热同调，从而达到标本兼顾、扶正祛邪的目的。据临床证实温下法对溃结的急性期有较好疗效，温涩法可改善恢复期溃结模型的炎性反应。

活血化瘀贯穿于疾病治疗的全过程。西医认为局部血循环障碍是造成溃疡难以修复的重要原因，由于正气不足，脾、肾亏虚，正气不能抗邪外出，又过早固涩，邪气留恋，故常反复发作。通过活血化瘀可有效改善肠黏膜的血液供应，有利于溃疡的愈合。由于患者脓血便，西医应用止血药，中医应用苦寒药造成医源性瘀血。活血化瘀可改善组织的充血、瘀血程度，减少炎症渗出，促进组织修复，又能改善患部组织的缺血状态，供给组织充足的营养物质，还可调节机体的免疫功能。活血化瘀可加快溃疡愈合的原理是使瘀血去而新血生,腐肉去而新肌生。常用方剂有血府逐瘀汤、少腹逐瘀汤、桃红四物汤、膈下逐瘀汤、失笑散等。

中药灌肠治疗:①湿热实证者以白头翁汤加减,白皮翁 30g、黄芩 15g、黄连 9g、秦皮 10g、元胡 15g、白芍 15g、白及 15g、石榴皮 15g。②脾虚夹温证者以黄芪 30g、黄连 10g、黄芩 10g、马齿苋 30g、白及 10g、苍术 50g、五倍子 5g。上二方均为水煎 50 ~ 100ml,待冷,每晚睡前保留灌肠 1 次,半个月为 1 疗程。亦有用锡类散、小檗碱、苦参、云南白药,保留灌肠者。

随着人们生活水平的提高,饮食生活习惯的不良影响及各方面压力的重荷使溃疡性结肠炎的患者逐年增多,严重影响其生活及工作质量。而且溃疡性结肠炎的治疗较为困难,因此,产生了许多治疗方法,每种方法都各有利弊。我们在临床治疗溃疡性结肠炎的过程中应当根据患者的具体病情选择具体的治疗方案,做到多种方法相结合,因人施治。同时,我们应尽力通过联合使用多种治疗方法而做到多种方法相互补充,相互促进,以增强疗效与减少痛苦为原则,力求使溃疡性结肠炎患者尽早康复。

四、手术治疗

当并发肠穿孔、中毒性巨结肠、脓肿与瘘管形成、顽固性全结肠炎、内科治疗无效或有癌变者,应行手术治疗。

五、溃疡性结肠炎的饮食治疗

饮食原则及要求:溃疡性结肠炎是一种原因不明的慢性结肠炎性疾病。病变主要限于结肠的黏膜,且以溃疡为主。其主要症状是腹痛腹泻,大便中常伴有血脓和黏液。每日大便 2 ~ 4 次,严重者可达 10 次以上。病人往往表现营养不良状态、消瘦贫血。因溃疡性结肠炎是一种慢性病,需要长期治疗,因此营养与饮食的调配很重要。总的原则是高热能、高蛋白、高维生素、少油少渣膳食。

1. 高热能、高蛋白质以补偿长期腹泻而导致的营养消耗，可根据病人消化吸收耐受情况循序渐进地提高供给量。一般热能按每日每公斤体重40Kcal供给。蛋白质每日每公斤体重1.5g，其中优质蛋白占50%为好。

2. 维生素无机盐要充足以补偿腹泻引起的营养丢失。

3. 限制脂肪和膳食纤维：腹泻常伴有脂肪吸收不良，严重者伴有脂肪泻。因此膳食脂肪量要限制，应采用少油的食物和少油的烹调方法。对伴有脂肪泻者，可采用中链脂肪酸油脂。避免食用含刺激性和纤维高的食物，如辛辣食物、白薯、萝卜、芹菜、生蔬菜、水果以及带刺激性的葱、姜、蒜和粗杂粮、干豆类等。

4. 少食多餐。为减轻肠道负担，以少食多餐方式补充营养摄入量。

5. 急性发作或手术前后采用流食或少渣半流食，一般为米汤、蒸蛋、藕粉，牛奶一般不主张采用。必须禁用蔬菜水果。可将之制成菜水、菜泥、果汁、果泥、果冻等食用。少渣半流可选用含优质蛋白的鱼肉、瘦肉、蛋类制成软而少油的食物，如氽鱼丸、芙蓉粥、鸡丝龙须面及面包类。对病情严重不能口服者可用管饲要素膳或静脉营养支持，待营养状况改善后逐渐增加口服自然食物。

（1）供给足量蛋白质、无机盐和维生素，尽可能避免出现营养不良性低蛋白血症以增强体质，利于病情缓解。

（2）应避免食用刺激性和纤维多的食物，如辣椒、芥末等辛辣食物，以及白薯、心里美萝卜、芹菜等多渣食物，疾病发作时应忌食生蔬菜、水果及带刺激性的葱、姜、蒜等调味品。刀工要细，不要用大块肉烹调，要经常用碎肉、肉丁、肉丝、肉末和蒸蛋羹、煮鸡蛋等，尽量限制食物纤维如韭菜、萝卜、芹菜等。

（3）在腹泻时，不宜吃多油食品及油炸食品，烹调各种菜肴应尽量少油并经常采用蒸、煮、氽、炖、水滑等方法，可用红茶、焦米粥汤等收敛饮料。加餐宜少量多餐，增加营养。

在饮食调养过程中，患者及家属应注意观察病性，注意食物对患者的影响,如哪些食物患者食后感到不适或有过敏反应,应及时总结经验,不断摸索适合患者的饮食。在疾病发作时固不能食用蔬菜、水果,应注意适量补充维生素制剂,以保证机体对维生素的需求。

6. 食谱

(1)早餐:乳酸奶250g,馒头50g。午餐:面片125g,肉末黄瓜(肉末100g、去皮黄瓜100g),虾皮豆腐(虾皮10g、豆腐50g)。加餐:冲藕粉(藕粉25g),苏打饼干50g。晚餐:小米粥(小米50g),花卷(面粉50g),肉丝炒圆白菜(白菜100g、瘦肉丝50g)。全日烹调用油25g。

(2)早餐:小米粥,煮嫩蛋,肉松。加餐:去脂酸乳,饼干。午餐:烂挂面,清蒸鱼,烩豆腐。加餐:蒸鸡蛋。晚餐:米粥,花卷,肉丝烩鸡丝,蒸鸡蛋。加餐:冲稀藕粉,饼干。

(3)早餐:小米粥,煮嫩鸡蛋,肉松。加餐:蒸鸡蛋羹,饼干。午餐:鸡肉丸龙须面,烩豆腐。晚餐:白米粥,馒头,烩鱼片,鸡蛋。加餐:冲稀藕粉,饼干。

第七节　预　防

由于本病原因不清,尚无具体的预防措施,对长期反复发作或持续不稳定的患者,保持心情舒畅安静,注意饮食有节,起居有常,避免劳累,预防肠道感染,对防止复发或病情进一步发展有一定作用。此外应注意患者的心理调节减少精神负担和精神创伤。控制饮食,对腹痛、腹泻者,宜食少渣、易消化、低脂肪、高蛋白饮食;对可疑不耐受的食物,如鱼、虾、蝎、鳖、牛奶、花生等应尽量避免食用;应忌食辣椒,忌食冰冻、生冷食品,戒除烟酒嗜好。减少过敏食物及损伤肠道药物的摄入,避免感染疾病发生,保持较长的维持治疗,可减少复发。

第八节　治愈标准

1. 近期治愈　临床症状消失，电子结肠镜复查黏膜正常。停药或仅用维持量药物，观察6个月无复发。

2. 有效　临床症状基本消失，电子结肠镜复查黏膜轻度炎症反应及部分假息肉形成。

3. 无效　经治疗后临床症状、内镜及病理检查无改善。

第九节　预　后

溃疡性结肠炎预后很不一致，有的发作严重的患者可以自行痊愈，永不复发；有的直肠有轻度炎症，数年健康正常，最后发生严重的结肠炎，需做急症手术。发病前全身情况和年龄，病程连续或间断，病发活动程度，治疗方法和效用等因素都影响预后。应综合以上各种因素，确定长期生存预后衡量生活能力。生存率性别无明显差别，本病的死亡率，40岁以上的病人在确诊后1～2年较高。病变广泛和症状严重的更容易复发。结肠有明显破坏，肠腔变小和有假性息肉的预后不良。但有的结肠病变可以恢复。各地区预后不同，如丹麦病情严重的极少，苏格兰预后好，病期增长，病情改进增加。

妊娠对慢性复发性结肠炎的影响也不一致，有的由妊娠开始直到分娩无任何影响；有的在妊娠期间结肠炎症有改进，但随着分娩有严重发作。在结肠炎缓解期妊娠，结肠炎加重的很少，对胎儿和新生儿无明显影响，在发作期妊娠，结肠炎容易加重，有些婴儿不能正常生活；如在妊娠期或产后发生结肠炎，预后不良。15岁以下儿童比成年的预后不好。老年的病程常不甚严重，但常不能自行缓解，常需手术治疗。忧虑和精神紧张常可引起发作。

第十节 中西诊疗勾玄

UC病史长,病情复杂,治疗效果良莠不齐,中医药治疗UC,在临床中体现出良好的康复治疗效果。究其原因,一方面是由于遵循中医辨证论治与辨病施治相结合的方法,针对UC发生的病因、病机及临床症状进行选方用药。在治疗上表现为立法多样,选药面广,灵活多变。可根据患者的总体表现证候进行辨证分型,组方遣药,体现出中医辨证论治法则的灵活性。另一方面继续了祖国医学内病外治、内外结合的治疗方法,针对性地选择清热解毒、去腐排脓、生肌敛疮等中药进行局部给药。中医在针对UC的理、法、方、药等多方面已取得了一定的进展和创新,为进一步深入研究奠定了基础,但同时也存在明显的不足,期待着继续努力。UC的发生原因与“湿”密切相关,故病情缠绵难愈,病程长易复发,在治疗上存在着较大难度。遵循辨病和辨证相结合的原则,在整体观念思想指导下,进行全面的系统的分析发病的根源,特别是将社会因素、心理因素等参与到辨证中去,尤其是将肠镜的镜下表现,参与到中医的望诊中去,使望诊更加系统化真实化,中医的治疗手段正在发挥着日益显著的作用。纵观文献报道可见,在治疗方法上采取多学科相结合,在给药途径上采用内、外结合加之标本兼治的辨证思维,随证加减的灵活用药特点,可在临床中收到治愈率高、复发率低和低毒副作用的良好效果。

中医学认为,人体是一个有机的整体,任何一个脏器的病变都不是孤立的。它与全身阴阳平衡、气血运行、脏腑之间的互相联系等都有密切关系,因此结肠疾病的治疗必须以调整机体的免疫功能,调整内分泌机制,平肝、健脾、益肾、渗湿、清热、化瘀、解毒等为主,才能达到促进细胞再生,修复溃疡面,调理肠道功能,强身健体的目的。而任何仅针对肠道病变的治疗只能取得短期疗效,无助于疾病的彻底康复。

因本病病因复杂,症状错综多变,病程缠绵难愈。也存在许多有待解决的问题：一是中医辨证分型尚缺乏统一的认识标准，分型相对分散，客观指标不明了，各分型之间症候表现重复，因此用方杂乱，不利于学术交流。二是病例的选择及观察过于简单，数据缺乏严格的统计学分析，从而导致临床结论的真实性受到置疑。三是从目前资料来看，对本病的研究，临床总结多，基础实验研究少，尤其是对临床上疗效显著的药物的药理研究少。四是本病病程长，治疗近期效果好，远期效果差，且常易复发，故而抗复发是一个大问题，这是今后努力的方向。五是溃疡性结肠炎癌变率较高，对肠上皮异型增生有癌前倾向者应予以警惕，应认真做好癌前监测工作。

第十三章　肠易激综合征

肠易激综合征(irritable bowel syndrome,以下称 IBS)是一种非器质病变的胃肠道功能紊乱性疾病,由于遗传和心理因素的作用,导致胃肠道功能的易感性。出现胃肠道运动异常、内脏高敏感和黏膜免疫的变化,患者表现为与排便或排便习惯改变相关的腹痛或不适。并有排便紊乱的特点,以腹泻、腹部不适、腹胀、肠鸣音亢进、或便秘等症状腹痛、腹胀、排便习惯改变和大便性状异常、黏液便等表现的持续存在或反复发作的临床综合征。为胃肠道最为常见的功能性疾病之一,主要累及大肠或小肠,是由肠管运动与分泌功能异常所引起。其特点是肠道无结构上的缺陷,经辅助检查,可以排除引起这些症状的器质性疾病,但对刺激有过度的反应或反常现象,表现为结肠性腹痛,便秘或腹泻或便秘与腹泻交替出现。体检可触及乙状结肠肠段有敏感性压痛。可分为腹泻型、便秘型、腹泻便秘交替型、黏液便型四种。血、尿、粪常规检查、X 线钡剂造影、电子结肠镜检一般无器质性改变,应与其他肠道器质性病变相鉴别。

IBS 是最常见的一种功能性肠道疾病,为常见病多发病。在普通人群进行问卷调查。全球人群中有 10% ~20% 的成人和青少年具有符合 IBS 的症状,我国北京一组报道为 8.7% ,女性多于男性,男女比例约为 1∶2。患者以中青年居多,50 岁以后首次发病少见。症状常反复发生,经常与其他功能性肠病有症状重叠。IBS 可影响患者的生活质量,导致大量的医疗费用。IBS 多为精神因素所引起,是机体应激反应与心理因素相互作用的结果,不同的个体都可能涉及遗传、环境、心理、社会和胃肠感染等因素,导致胃肠动力改变、内脏高敏感、脑—肠轴相互作用的紊乱、自主神经和激素的变化等。伴有精神障碍(如恐慌、焦虑、创伤后应激紊乱等)、睡眠障碍和心理应对障碍的患者。应激性生活事件常可导致症状的加重,但目前对心理因素与 IBS 之间的确切联系还不十分清楚。

第一节　病因和发病机制

病因和发病机制尚未清楚,可能与多种因素有关。目前认为,IBS 的病理生理学基础主要是胃肠动力学异常和内脏感觉异常,而造成这些变化的机制则尚未阐明。精神心理障碍是 IBS 发病的重要因素。

一、胃肠动力学异常

在生理状况下,结肠的基础电节律为慢波频率 6 次/分钟,IBS 以便秘、腹痛为主者 3 次/分钟,慢波频率明显增加。

二、内脏感知异常

内脏的高敏感性,对肠易激综合征患者的小肠与结肠的球囊扩张实验引起的疼痛,在程度与压力上比普通对照组要高很多,这可以用内脏的高敏感性解释。这种现象是由感觉受体的敏感性改变引起的。膨胀、腔内的各种因子、感染及精神因素均可引起这种改变。上述因素可增加脊髓神经原的敏感性,使大脑可以在脊髓的上升传导通路中调整各种信号。

三、精神心理因素

心理学研究提示了肠易激综合征患者焦虑等心理症状,比正常对照者和存在胃肠道症状的患者更常见,而且精神紧张的发生往往早于慢性肠道症状。心理症状出现数量的多少,还与最后的症候群有关。现在已证明肠易激综合征患者在性、情绪、语误等方面都与精神紧张有关。心理应激对胃肠运动有明显影响。大量调查表明，IBS患者存在个性异常，焦虑、抑郁积分显著高于正常人，应激事件发生频率亦高于正常人。

四、其他

约1/3的患者对某些食物不耐受而诱发症状加重。部分患者IBS症状发生于肠道感染治愈之后。近些年来的研究表明，该病可能与肠黏膜的低度炎症有关，如肥大细胞脱颗粒，炎症介质高表达等等。

第二节　临床表现

最主要的临床表现是腹痛与排便习惯和粪便性状的改变。

1. 腹痛　几乎所有IBS患者都有不同程度的腹痛。部位不定，以下腹和左下腹多见，多于排便或排气后缓解。

2. 腹泻　一般每日3～5次左右，少数严重发作期可达十数次。大便多呈稀糊状，也可为成形软便或稀水样。多带有黏液，部分患者粪质少而黏液量很多，但绝无脓血。排便不干扰睡眠。部分患者腹泻与便秘交替发生。

3. 便秘　排便困难，粪便干结、量少，呈羊粪状或细杆状，表面可附黏液。

4. 其他消化道症状　多伴腹胀或腹胀感，可有排便不尽感、排便窘迫感。

5. 全身症状　相当部分患者可有失眠、焦虑、抑郁、头昏、头痛等精神症状。

6. 体征　无明显体征，可在相应部分有轻压痛，部分患者可触及腊肠样肠管，直肠指检可感到肛门痉挛、张力较高，可有触痛。

7. 分型　根据临床特点可分为腹泻型、便秘型、腹泻便秘交替型以及胀气型。

第三节　诊断标准

1986 年,我国制定的 IBS 临床诊断参考标准为:

1. 以腹痛、腹胀、腹泻或便秘为主诉,伴有全身性神经症状(症状持续或反复超过 3 个月)。

2. 一般情况良好,无消瘦及发热,系统体检仅发现。

3. 多次粪常规及培养(至少 3 次)均阴性,粪隐血试验阴性。

4. X 线钡剂灌肠检查无阳性发现,或结肠有激惹征象。

5. 电子结肠镜示部分患者运动亢进,无明显黏膜异常,组织学检查基本正常。

6. 血、尿常规正常,血沉正常。

7. 无痢疾、血吸虫等寄生虫病史,试验性治疗无效(注:指甲硝唑试验治疗和停用乳制品)。

符合上述标准者,一般可作出临床诊断。但要注意与一些表现隐匿或症状不典型的其他疾病鉴别,对诊断有怀疑者可选择有关的进一步检查。

鉴别诊断:腹痛为主者应与引起腹痛的疾病鉴别。腹泻为主者应与引起腹泻的疾病鉴别,其中乳糖不耐受症常见且鉴别困难。以便秘为主者应与引起便秘的疾病鉴别,其中习惯性便秘及药物不良反应引起的便秘常见。

目前国际上多采用罗马标准,最新的罗马Ⅲ标准于 2006 年发布。

第四节　病理生理学

在 IBS 患者中,小肠和乙状结肠的环形肌和纵行肌对动力异常特别敏感。近端小肠似乎对食物和拟副交感神经药物具有高度反应性。在 IBS 患者的小肠转运变化多端,而且肠转运时间的变化通常与症状无关联。乙状结肠管腔内压力测定显示功能性便秘,可以发生在结肠袋状分节运动呈高反应性时(如收缩的频率和幅度增加),相反,腹泻与运动功能降低有关。IBS患者常常发生黏液过度分泌,这与黏膜损伤无关,其原因不明,但与胆碱能神经活动性过高有关。与患者对肠腔内正常量和质的气体存在时很易感到疼痛一样。IBS的疼痛似乎由小肠平滑肌异常强度的收缩引起或由对小肠肠腔扩张过度敏感引起。可能也存在对胃泌素和胆囊收缩素的高敏感性.然而,激素的波动与临床症状并不一致。摄入食物热卡的增加可提高肌电图活动和胃活动的幅度和频率。脂肪的摄入可能造成动力高峰延迟出现,这种现象在IBS患者更明显。月经最初几天可能引起短暂前列腺素E2升高,导致疼痛和腹泻加重。这并非雌激素或孕激素所致,而是为前列腺素释放所致。

第五节　症状和体征

IBS多起于20～30岁之际,引起症状发作,而且不定期反复。在中晚年初发极少。症状常见于清醒时,而极少发生于熟睡的患者。症状可因应激或食物摄入所触发。IBS特征是疼痛可为排便缓解,排便习惯交替,腹胀,大便中有黏液和大便不尽感,症状存在越多,患IBS的可能性越大。通常患者的腹痛特点和部位,促发因素及排便类型是各不相同的。常见症状变化或与常见症状有偏差提示同时并发器质性病症,应该彻底检查。IBS患者也可有肠外症状(如纤维肌痛,头痛、性交困难,颞颌关节综合征)。

IBS主要的临床类型有两种,便秘型IBS经常便秘,但大便习惯不同。大部分患者至少一个以上部位的结肠疼痛,伴有周期性便秘与较频繁的正常大便交替。大便经常含清洁的或有白色黏液,疼痛呈绞窄样,阵发性发作,或持续性隐痛,排便后可缓解。进食常会促发症状,也可以出现腹胀、胀气、恶心、消化不良和胃灼热。

腹泻型IBS,特别是在进食刚开始,过程中或刚结束出现突发性腹泻。夜间腹泻很少，常有疼痛、腹胀和直肠紧迫感，也可出现大便失禁。无痛性腹泻是不典型的，内科医师应考虑其他诊断的可能性（如消化不良，渗透性腹泻）。

第六节　诊　断

IBS 的诊断是根据大便特征，疼痛时间和特点，并通过体检和常规诊断性检验排除其他疾病后方能确立。标准化的 IBS 诊断标准已被确定。

一、临床表现

IBS 罗马标准包括排便后缓解的腹痛，大便频度或性质的改变，腹胀或黏液。

二、病史

关键是病史的有效获取，应注意直接地，非强制性地对现有症状，病史，过去治疗史，家族史，家庭成员的关系，药物和饮食史进行描述，患者对私人问题的解释和患者总体情绪状态也是同样重要的，医患关系的好坏是决定诊断和治疗效果的关键。

三、体征

在体检时，IBS 患者一般呈健康状态，腹部触诊可有压痛，尤其是左下腹，有时可能有压痛的乙状结肠。所有患者都需进行肛指检查，对女性应做盆腔检查。

四、辅助检查

应作大便隐血检查（最好为期三天连续进行）。若无相关的体征或症状（如发热，血性腹泻，严重腹泻的急性发作）的支持，极少需进行常规虫卵或寄生虫检查或大便培养。

1. 电子结肠镜检查　电子结肠镜检查，IBS 患者的黏膜和血管常正常。在慢性腹泻患者，尤其是年龄较大的妇女中，黏膜活检可排除是显微镜下的结肠炎，其有两种类型：胶原性结肠类，三色染色显示黏膜下胶原沉积；淋巴细胞性结肠炎，黏膜淋巴细胞数增加。这些患者的平均年龄是 60 ~ 65 岁，女性多见。与 IBS 相同，表现为非血性水样腹泻，可通过直肠黏膜活检进行诊断。

2. 实验室检查　应作大便隐血检查（最好为期三天连续进行）。若无相关的体征或症状（如发热，血性腹泻，严重腹泻的急性发作）的支持，极少需进行常规虫卵或寄生虫检查或大便培养。应该包括全血细胞计数；血沉；6 或 12 项生化谱，其中包括血清淀粉酶，尿液分析和促甲状腺激素测定等。

对 IBS 诊断，不应排除对伴发疾病的怀疑，症状变化可能提示着另一种疾病的存在，例如疼痛的定位，形式和强度的改变，大便习惯便秘或腹泻的改变，并且新的症状或主诉，（如夜间腹泻）可能在临床上具有重要意义，其他需要检查的症状包括粪便中混有新鲜血液，体重减轻，十分严重的腹痛或异常的腹部胀，脂肪泻或明显恶白的粪便，发热或寒战、持续性呕吐、呕血等。

第七节　常见类型

IBS 常有腹痛，排便习惯改变、失眠焦虑等，多无明显体征，症状特点分为三型：

1. 腹泻型　由于结肠腺体分泌亢进所致，每日多次大便，常在早饭后多次排便，大便多呈稀水状或稀糊状，带有不同程度的黏液，无脓便。排便前多腹痛、腹胀。

2. 便秘型　由于结肠痉挛缺少推动性蠕动，使粪便干结呈羊粪样或球状，大便 3 ~5 天 1 次，偶有十余天 1 次者。

3. 混合型　少见，即腹泻和便秘间歇交替出现，有时以腹泻为主，但以前者为多见。

第八节　鉴别诊断

IBS 主要需与下列疾病鉴别

1. 吸收不良综合征　本征常有腹泻,但大便常规可见脂肪和未消化食物。

2. 慢性结肠炎　亦常有腹痛腹泻,但以黏液血便为主,结肠镜检查所见结肠黏膜充血水肿,糜烂或溃疡。

3. 慢性痢疾　腹泻以脓血便为主,粪常规可见大量脓血球,或见痢疾杆菌,大便培养可见痢疾杆菌生长。

4. Cronh 病　常有贫血,发热,虚弱等全身症状,肠镜检查见"线性溃疡"或肠黏膜呈"铺路石样"改变。

5. 妇科疾病　妇女的盆腔检查有助于排除卵巢肿瘤和囊肿或子宫肌瘤,因为这些疾病症状可与 IBS 相似,对于腹泻患者,甲状腺功能亢进症,类癌综合征,甲状腺髓样癌,VIP 瘤和 Zollinger - Ellison 综合征的可能性均应被考虑,便秘且无解剖学病损的患者,则应被考虑有无甲状腺功能减退或甲状旁腺功能亢进症的可能性。如果患者的病史和实验室检查提示吸收障碍,应进行吸收测定以排除热带口炎性腹泻,乳糜泻和 Whipple 病,最后对所有非便时需过度用力的便秘患者,应考虑排队其他病(如盆底肌肉不协调)。

第九节　治　疗

一、一般治疗

建立良好的生活习惯。饮食上避免诱发症状的食物,因人而异,一般而言宜避免产气的食物如乳制品、大豆等。高纤维食物有助改善便秘。对失眠、焦虑者可适当给予镇静药。

二、药物治疗

1. 胃肠解痉药　抗胆碱药物可作为症状重的腹痛的短期对症治疗。钙通道阻止剂如硝苯地平对腹痛、腹泻有一定疗效,匹维溴胺为选择性作用于胃肠道平滑肌的钙通道阻止剂,故副作用少,用法为50mg,3次/日。

2. 止泻药　洛哌丁胺或复方地芬诺酯止泻效果好,适用于腹泻症状较重者,但不宜长期使用。一般的腹泻宜使用吸附止泻药如思密达、药用炭等。

3. 泻药　对便秘型患者酌情使用泻药,但不宜长期使用。半纤维素或亲水胶体,在肠内不被消化和吸收,而具强大亲水性,在肠腔内吸水膨胀增加肠内容物水分及容积,起到促进肠蠕动、软化大便的作用,被认为是治疗IBS便秘比较理想的药物。如欧车前子制剂和天然高分子多聚糖等。

4. 抗抑郁药　对腹痛、腹泻症状重而上述治疗无效且精神症状不明显者可试用。

5. 奥美拉挫肠溶片,谷维素片,马来酸曲美布丁片,联合治疗。

6. 其他　肠道菌群调节药如双歧杆菌、乳酸杆菌等制剂,可纠正肠道菌群失调,对腹胀、腹泻有效。促胃肠动力药如西沙必利有助便秘改善。

三、心理和行为疗法

包括心理治疗、催眠术、生物反馈疗法,国外报道有一定疗效。

第十节　预防常识

IBS是最常见的肠道功能性疾病,病因和发病机理尚不清楚,可能与药物、情绪紧张、食物不耐受、结肠运动功能异常、小肠机能障碍及食管、胆囊运动异常等因素有关,其中肠道功能的改变在肠易激综合征发病机制中有重要作用。临床表现多种多样,缺乏特异性。大便常规及培养、钡剂灌肠、结肠镜等一系列检查均无肠道器质性病变发现,病理学检查也无异常,在排除了如吸收不良综合征,血吸虫感染、肠肿瘤、溃疡性结肠炎、克罗恩病、乳糖酶缺乏症、胃肠道激素肿瘤、内分泌疾病、盆腔疾病等器质性疾病后,才作诊断。肠易激综合征为良性疾病,不危及正常生命和健康,预后良好虽反复发作,适当治疗后可逐渐好转甚至消失。

一、未病先防

1. IBS 多在思想负担沉重、情绪紧张、焦急、愤怒、抑郁等因素时发病。因此避免精神刺激,解除紧张情绪,保持乐观态度是预防本病的关键。

2. 对可疑不耐受的食物,如虾、蟹、牛奶、花生等尽量不食,辛辣、冰冻、油腻生冷食物及烟酒要禁忌。同时避免泻药及理化因素对肠道的刺激。饮食定量,不过饥过饱,养成良好的生活习惯。

3. 适当参加文体活动,积极锻炼身体,增强体质,预防疾病。

二、已病再防

1. IBS 一般不危及生命,但是,这些患者的慢性病症状,很易掩盖新发生的肠道恶性病变。为此,医者应随时提高警惕,注意观察慢性症状的细微变化,注意对并发器质病变的早期发现。

2. IBS 精神护理非常重要,医护人员必须与家属互相配合,解除患者思想顾虑,根据检查结果,让患者了解本病的起因,性质及良好的预后,以解除紧张情绪,消除心理负担,树立战胜疾病的信心。

3. IBS 一般无需卧床休息,鼓励病人劳逸结合,可参加适当的工作、建立良好的生活习惯。

4. 少食多餐,避免刺激性食物和过冷过热的饮食,戒烟戒酒。便秘者除多饮水外,应养成定时排便习惯并增加含纤维素多的食物。药物治疗以对症处理为主,根据腹痛、腹胀和排便情况调节每日的药物用量,便秘者尽量避免使用各种泻药。腹泻患者应食少渣、易消化、低脂肪,高蛋白食物;便秘者应食多纤维蔬菜、粗粮等,建立定时排便习惯。避免过食生冷及刺激性食物。腹部安放热水袋、按摩、日光浴和温水浴、频谱等理疗有一定作用。

第十一节　抗抑郁药治疗肠易激综合征

抗抑郁药帕罗西汀(赛乐特)对 IBS 伴发焦虑和(或)抑郁状态有治疗作用。国外学者发现,54% ~100% 的 IBS 患者有精神症状,其中焦虑、抑郁多见。故认为 IBS 是一种心身疾病。其病因、发病机理尚未阐明。肠道存在着 5 - 羟色胺能神经系统,参与脑肠中间神经后环路多种突触活动,不仅直接支配胃肠道运动,还能通过影响壁内神经丝中其他神经间接影响胃肠道运动。Clouse RE 发现,抗抑郁药对 IBS 患者最有效,为治疗 IBS 提供了新的治疗方法。传统的三环类抗抑郁药物在治疗中往往会引起心动过速、低血压、口干、便秘、尿潴留、头晕等。新一代抗抑郁药帕罗西汀(赛乐特)配合心理治疗取得显著疗效。帕罗西汀是一种高选择性 5 - 羟色胺再摄取抑制剂,对去甲肾上腺素、多巴胺再摄取影响极小,与三环类抗抑郁药比较有较少的毒性与不良反应。本研究发现用帕罗西汀(赛乐特)治疗 IBS,不但能改善患者精神症状,而且对改善 IBS 消化道症状疗效显著,尤以腹痛改善较明显。

第十二节　肠易激综合征中西医结合诊治方案

肠易激综合征是一种以长期或反复发作的腹痛、腹胀,伴排便习惯和大便性状异常而目前尚缺乏形态学、细菌学和生化学指标异常的肠功能障碍性综合征。

一、临床表现

1. 腹痛或腹部不适感，疼痛性质多样、程度各异，多见于左下腹部，可伴腹胀，进餐后出现，排便后缓解。

2. 排便异常　排便次数 >3 次/d 或 <3 次/wk。性状为稀便、水样便或干硬便，可带黏液，排便费力或不尽感，也可表现为秘泻交替。

3. 肠外症状　可有上消化道症状如胃灼热、早饱、恶心、呕吐等，也可有其他系统症状如疲乏、背痛、心悸、呼吸不畅感、尿频、尿急、性功能障碍等。

4. 症状特点　起病缓慢，间歇性发作，不具特异性，症状的出现或加重常与精神心理因素或应激状态有关，白天明显，夜间睡眠后减轻。

二、临床类型

（一）西医分类

1. 腹泻为主型。

2. 便秘为主型。

3. 混合型　腹泻便秘无规则交替发作为主。

（二）中医证型

1. 肝郁气滞证

主要症候：①便秘，欲便不畅，便下艰难；②胸胁或少腹胀满窜痛；③烦躁易怒；④脉弦。

次要症候：①肠鸣矢气；②嗳气呃逆，食少纳差；③后重窘迫；④失眠多梦；⑤口苦咽干、或咽部如有物梗阻感。

证型确定：具备主证 2 项加次证 2 项，或主证第一项加次证 3 项。

2. 肝气乘脾证

主要症候：①腹痛即泻，泻后痛减（常因恼怒或精神紧张而发作或加重）；②少腹拘急；③胸胁胀满窜痛；④脉弦或弦细。

次要症候:①肠鸣矢气;②便下黏液;③情志抑郁,善太息;④急躁易怒;⑤纳呆腹胀。

证型确定:具备主证 2 项加次证 2 项,或主证第 1 项加次证 3 项。

3. 脾胃虚弱证

主要症候:①经常餐后即泻,大便时溏时泻,夹有黏液;②食少纳差;③食后腹胀,脘闷不舒;④舌质淡,舌体胖有齿痕,苔白;⑤脉细弱。

次要症候:①腹部隐痛喜按;②腹胀肠鸣;③神疲懒言,肢倦乏力;④面色萎黄。

证型确定:具备主证 2 项加次证 2 项,或主证第 1 项加次证 3 项。

4. 寒热夹杂证

主要症候:①腹泻便秘交替发作;②便下粘冻或夹泡沫;③便前腹痛,解便即缓而停便发作;④舌暗红,苔白腻;⑤脉弦细或弦滑。

次要症候:①腹胀肠鸣;②口苦;③肛门下坠;④排便不爽。

证型确定:主证 2 项加次证 2 项,或主证 3 项可确诊。

5. 大肠燥热证

主要症候:①大便秘积,数日 1 行;②粪如羊屎,外裹黏液;③少腹结块,按之胀痛;④舌质红,少津苔黄或黄燥苔;⑤脉细数。

次要症候:①头晕头胀;②形体消瘦;③口干或口臭;④失眠、焦虑。

证型确定:主证 2 项加次证 2 项。

三、诊断标准

1. 症状指标

(1)过去 1 年中至少 12 周连续或间断的腹部不适或疼痛,并符合以下其中两点可诊断为 IBS:①排便后缓解;②发作时伴大便次数改变(>3 次/天或 <3 次/周);③发作时伴大便性状改变。

（2）辅助指标　①大便 <3 次/周；②大便 >3 次/天；③羊粪样或块状便；④糊样便或水样便；⑤排便费力；⑥排便紧迫感；⑦排便不尽感；⑧大便中有黏液；⑨腹部胀满、胀气；⑩全身神经官能症状。

（3）腹泻为主型　符合第（2）（4）（6）项中的 1 项或多项而不伴（1）（3）（5）项。

（4）便秘为主型　符合第（1）（3）（5）项中的 1 项或多项而不伴（2）（4）（6）项。混合型：上述两型症状混杂者。

2. 检查指标（用于排除器质性病变）

（1）一般情况良好，系统检查仅发现腹部压痛。

（2）血、尿、便常规及培养（至少 3 次）正常，便潜血阴性。

（3）肝、胆、胰腺功能及 B 超正常。

（4）甲状腺功能测定正常。

（5）X 线钡餐灌肠检查无阳性发现或结肠有激惹征象。

（6）肠镜检查示部分患者肠运动亢进，无明显黏膜异常，组织学检查基本正常。

3. 注意事项　既应避免轻率的诊断，又应避免盲目的检查，一般可按症状指标诊断并给予试验治疗，但对下列情况应注意排除器质性病变：①年龄在 45 岁以上者；②症状在夜间重或影响睡眠者；③伴发热、贫血、便血、体重减轻明显、有肠梗阻症状者；④随访中有任何症状体征变异者，均应认真检查以排除器质性疾病，特别应注意排除乳糖酶缺乏症、甲状腺功能亢进症等疾病。

四、疗效判定标准

1. 治愈　症状全部消失，肠道功能正常，舌脉正常，随诊复查无异常。

2. 好转　症状好转，大便次数减少，粪便性状接近正常或便秘减轻。

3. 无效　症状无减轻，大便次数、大便性状及排便过程异常无改善。

五、治疗

(一)心理治疗

首先告诉患者通过检查分析已排除器质性疾病,而确诊为 IBS,科学准确说明疾病的性质和预后,是一种良性的功能性疾病,经过治疗调理是完全可以治愈的,纠正患者曲解的认知,达到正确认知自己的病情,树立胜病信心。

通过与患者的交流,分析暴露其与 IBS 发病有关的心理机制,阻断心理因素与临床症状之间的恶性循环,调整患者的情绪和行为,建立合理规律的生活方式,以改善患者的临床症状和生活质量。

(二)饮食治疗

由于个体对进餐所产生的复杂反应存在差异,患者大脑皮质对食物的色、香、味等都能诱发胃肠道反应,因此,应建议患者对饮食种类进行认真评估,尽量避免能使自己产生胃肠不适的食物。一般应避免过量的脂肪及刺激性食物如咖啡、浓茶、酒精等的摄取,对某些食物不耐受明显者,必须禁食该食物。关于饮食中纤维素含量问题,应根据病情需要和个体反应情况来确定。

(三)西药治疗

1. 解痉剂

(1)钙离子通道阻滞剂　适用于治疗腹泻为主型或痉挛性便秘的 IBS 患者,常用的有匹维溴胺,50mg,3 次/d,饭后口服;还有奥替溴胺,40mg/次,2 -3 次/d,口服。

(2)多离子通道调节剂　此类药物可直接作用于细胞膜多离子通道,对平滑肌运动具有双向调节作用,故适用于腹泻型和便秘型 IBS 患者,马来酸曲美布汀(商品名援生力维、诺为等),100mg,3 次/d,口服。

(3)抗胆碱能药　选择性毒蕈碱受体拮抗剂,常用的有颠加片,10mg; 溴西胺太林片,15 ~30mg; 阿托品片,0.3 ~0.6mg,均 3 次/d,口服。毒蕈碱 M1 受体拮抗剂哌仑西平(pirezepine),50mg,2 次/d,

口服,M3 受体拮抗剂扎非那新已试用于临床。

2. 促动力剂　适用于腹胀、胀气和慢通过型便秘的 IBS 患者。常用有西沙比利和莫沙比利,均 5 ~ 10mg,3 次/d,口服;最近推荐的新药有普卡比利、替加色罗(Tegaserod,泽马可),均能促进结肠运动,治疗便秘。

3. 通便剂　对便秘主导型者可试用容积性泻剂,如纤维素、康肠尔等。慎用刺激性泻剂和高渗性泻剂。

4. 止泻剂　可用于腹泻主导型 IBS 患者。洛哌丁胺,2mg,3 ~ 4 次/d,口服;复方地芬诺酯,2.5 ~ 5.0mg,3 ~ 4 次/d,口服。

5. 抗抑郁药　对伴有精神症状或反复发作者,可试用小剂量抗抑郁药,以三环类较为常用,阿米替林,10 ~ 25mg,2 ~ 4 次/d,口服;氟西汀(百忧解),20mg,2 ~ 4 次/d,口服。

6. 内脏止痛剂　以下各药均有降低内脏敏感性的作用。

(1)生长抑素及其类似物如奥曲肽,100mg,皮下注射。

(2)5 - HT4 受体阻滞剂　恩丹司琼(ondansetron)和格尼司琼(granisetron)。

(3)5 - HT3 受体阻滞剂　阿洛司琼,1mg,2 次/d,口服。

(4)阿片样受体拮抗剂　如非多托泰。

7. 胃肠微生态制剂　适用于伴有肠道菌群失调的 IBS 患者。常用药物有双歧三联活菌、普乐拜尔、金双歧、丽珠肠乐、整肠生、肠泰口服液、谷参肠安等。

(四)中医药治疗

1. 辨证论治

(1)肝郁气滞证治则　疏肝理气;方药:六磨汤加味沉香(后下)、广木香(后下)、槟榔片、乌药、枳实、生大黄(后下)、郁金、厚朴)加减:腹痛明显者加延胡索、白芍;肝郁化热见口苦咽干者加黄芩、菊花、夏枯草;大便硬结者加火麻仁、杏仁。

(2)肝气乘脾证　治则:抑肝扶脾;方药:痛泻要方加味(炒白术、生白芍、防风、炒陈皮、柴胡、煨木香、炒枳壳、制香附、生甘草)加减：腹痛甚者加延胡索、川楝子；嗳气频繁者加沉香、白蔻仁；泄泻者加党参、乌梅、木瓜；腹胀明显者加槟榔片、枳实、大腹皮；烦躁易怒者加丹皮、栀子；夜寐差者加炒枣仁、夜交藤。

(3)脾胃虚弱证　治则：健脾益气；方药：参苓白术散加减（党参、炒白术、茯苓、白芍、山药、炒扁豆、莲子、薏苡仁、砂仁、炒陈皮、木香、甘草）加减：久泄不止、中气不足者加升麻、柴胡、黄芪；脾虚及肾、清晨腹泻者加补骨脂、肉豆蔻；腹痛喜按、怯寒便溏者加干姜、肉桂；脾虚湿盛者加苍术、厚朴、藿香、泽泻。

(4)寒热夹杂证　治则：平调寒热，益气温中；方药：乌梅丸加减（乌梅、黄连、黄柏、川椒、炙附片、炮姜、党参、白术、茯苓、当归、白芍、甘草）加减：少腹冷痛者去黄连，加小茴香、荔枝核；胃脘灼热、口苦者去川椒、炮姜、附子，加栀子、吴茱萸；大便粘腻不爽、里急后重者加槟榔片、厚朴、山楂炭。

(5)大肠燥热证　治则：泄热清肠，润肠通便；方药：麻子仁丸加减（生大黄（后下）、火麻仁、杏仁、白芍、枳实、白蜜（冲服）、北沙参、麦冬、当归）加减：便秘重者加玄参、生地、生首乌；腹痛明显者加延胡索。

2. 中成药治疗

(1)补脾益肠丸6~9g，3次/d，适于脾肾两虚所致的慢性泄泻。

(2)麻仁丸6~9g，2次/d，适于肠胃燥热，脾约便秘之实证。

(3)麻仁润肠丸6g，3次/d，适用于虚人便秘。

(4)四神丸9g，1~2次/d，适用于脾肾虚寒之久泻、五更泄泻。

(5)便秘通1支，2次/d，适用于虚人便秘。

(6)肠胃适4~6粒，4次/d，适用于以湿热型腹泻为主者。

(7)谷参肠安2~4粒，3次/d，适用于以脾虚腹泻为主者。

(8)六味安消或六味能消胶囊2粒，2~3次/d，适用于便秘主导型。

3. 针灸治疗　泄泻取足三里、天枢、三阴交，实证用泻法，虚证用补法。脾胃虚弱加脾腧、章门；脾肾阳虚加肾腧、命门、关元，也可用灸法；脘痞加公孙；肝郁加肝腧、行间。便秘取背腧穴和腹部募穴及下合穴为主，一般取大肠腧、天枢、支沟、丰隆，实证宜泻，虚证宜补，寒证加灸。热秘加合谷、曲池；气滞加中脘、行间、用泻法；阳虚加灸神阙。

第十三节　中医药治疗

IBS 是一种胃肠功能障碍性疾病，其病因至今未完全明了。以腹痛、腹胀、排便习惯和大便性状改变，为主要临床症状的综合征。依据中医病名的命名原则，属于中医“腹痛”、“泄泻”、“便秘”、“瘕”、“聚”等范畴。从病因而言，中医学认为与内伤七情、外邪六淫、脾胃功能虚弱有关，但本病在临床中多数是由于情志致病。中医“脾藏意”、“肝主疏泄”、“思虑伤脾”、“木郁克土”的传统理论，表明十分重视精神活动在病因学中的地位，正如《素问·举痛论》云：“百病生于气。”郁怒伤肝，肝气郁结，疏泄失常，木郁克土，肝脾不调，升降失司，气机不利，不通则痛；气机郁滞，腹气不通，致大肠传导失司，糟粕内停，而为便秘。脾主运化，肝主疏泄，肝的疏泄功能正常，有助于饮食物的消化与吸收，脾则正常发挥其健运功能。肝气郁结，疏泄失常，肝乘脾则脾不健运，水湿不化，下趋大肠，而为溏泄。故叶天士云：“肝病必犯土是侮之所胜也，过于克脾则腹胀，便或溏或不爽。”由此可见，脾胃虚弱是本病的病理基础，病机主要在于肝脾气机不畅，运化失常，大肠传导失司。久病多虚，日久及肾，形成肝、脾、肾、肠胃等脏腑功能失调。忧思恼怒，久郁不解，伤及于肝，肝气不舒，横逆及脾，脾气失和，可形成肝脾不调证。肝郁脾虚，气机不畅，运化失司，大肠传导失常，是本病的主要病因病机。根据临床观察，一些明显的精神变化，均能影响自主神经的功能，从而引起内分泌失调及结肠运动功能的不协调。另一方面，胃的腐熟与脾的输运，依赖于肾阳之温煦，肾阳虚衰，不能温煦脾阳，也是脾运不健的重要原因之一。此外，气运不调，生湿、生痰、郁久化热，也可形成寒热互结，虚实夹杂的复杂征候。其早期多属于肝郁脾虚;日久累及于肾,表现为脾肾阳虚;气郁而滞,影响到血液的运行,波及血分可见气滞血瘀等症候。

遵循辨证施治的原则临床上可分以下几型:

1. 肝郁脾虚证

证候:腹痛肠鸣泄泻,泻后痛稍减,胸闷脘痞,急躁易怒,嗳气少食,每因情志拂郁即诱发或加重,舌边红,苔薄白,脉弦。

治法:疏肝健脾,调理气机

方药:痛泻要方加味。陈皮 10g、生白芍 12g、防风 9g、炒白术 10g、柴胡 9g、炒枳壳 9g、佛手 10g、制香附、煨木香克各 10g、生甘草 6g 水煎服日一剂。水煎服日一剂。

加减:腹痛甚者:加元胡 10g、川楝子 10g;嗳气频繁者:加代赭石 15g、沉香 9g、半夏 10g;泄泻者:加党参 15g、山药 30g、乌梅 10g、木瓜 10g;腹满胀痛,大便秘结或欲便不能者加大黄 9g、厚朴 15g、枳实 15g、槟榔 10g。

在脾胃虚弱及肝脾不调病因病机理论指导下,通过大量临床验证,故治疗以疏肝健脾,调理气机为主要治则。可选用痛泻要方加减,痛泻之证由土虚木乘,肝脾不和,脾运失常所致。《医方考》说:“泻责之脾,痛责之肝;肝责之实,脾责之虚,脾虚肝实,故令痛泻。”其特点是泻必腹痛,治宜补脾抑肝,祛湿止泻。方中白术苦甘而温,补脾燥湿以治土虚,为君药。白芍酸寒,柔肝缓急止痛,与白术相配,于土中泻木,为臣药,加柴胡苦平、协助白芍条达肝木而疏少阳之郁。陈皮辛苦而温,理气燥湿,加入枳壳协助陈皮醒脾和胃,为佐药。配伍少量防风,具升散之性,与术、芍相伍,辛能散肝郁,香能舒脾气,且有燥湿以助止泻之功,又为脾经引经之药,故兼具佐使之用。诸药相合,可以补脾胜湿而止泻,柔肝理气而止痛,使脾健肝柔,痛泻自止。

2. 寒热错杂证

证候:腹中作痛或肠鸣腹泻,或腹泻与便秘交替,便下粘腻不畅,或夹泡沫,烦闷不欲食,脘腹喜暖,口干,舌红苔腻,脉滑。

治法:平调寒热,燮理肠胃

方药：乌梅丸加减。党参15g，炒白术、乌梅、黄柏、茯苓、炮姜、煨木香、当归各10g，黄连、甘草、炒川椒各6g，制附子5g，细辛3g，炒白芍2g。水煎服日一剂。

本方是寒热并用之剂，在《伤寒论》中专治寒热夹杂的蛔厥症。乌梅、川椒杀虫驱蛔；黄连、黄柏清热燥湿；桂、附、姜、辛，温中散寒；人参、当归，补气和血，在此平调寒热，燮理肠胃。

加减：少腹疼痛，胀满恶寒者：去黄连，加荔枝核10g、小茴香10g、木香10g；胃脘灼热，口苦者：去川椒、炮姜、附子，加栀子10g、吴茱萸6g；温邪内阻，腹满后重者：去党参、甘草，加川朴15g、山楂10g、槟榔10g、枳实10g。

3. 脾胃虚弱证

证候：大便时溏时泻，水谷不化，稍进油腻及刺激性食物大便次数明显增多，不思饮食，食后脘闷不舒，上腹部隐隐作痛，面色萎黄，精神疲惫，舌淡苔白，脉缓弱。

治法：益气健脾，渗湿止泻

方药：参苓白术散加减。党参、茯苓、白芍、山药、莲子各12g，炒扁豆30g，炒白术10g，炒薏苡仁40g，炒陈皮、木香、甘草各6g，砂仁4g（后下）。水煎服日一剂。

参苓白术散是由脾虚湿盛所致。脾胃虚弱，纳运乏力，故饮食不化；水谷不化，清浊不分，故见肠鸣泄泻；湿滞中焦，气机被阻，而见胸脘痞闷；脾失健运，则气血生化不足；肢体肌肤失于濡养，故四肢无力、形体消瘦、面色萎黄；舌淡，苔白腻，脉虚缓皆为脾虚湿盛之象。治宜补益脾胃，兼以渗湿止泻。方中人参、白术、茯苓益气健脾渗湿为君。配伍山药、莲子肉助君药以健脾益气，兼能止泻；并用白扁豆、薏苡仁助白术、茯苓以健脾渗湿，均为臣药。更用砂仁醒脾和胃，行气化滞，是为佐药。桔梗宣肺利气，通调水道，又能载药上行，培土生金；炒甘草健脾和中，调和诸药，共为佐使。综观全方，补中气，渗湿浊，行气滞，使脾气健运，湿邪得去，则诸症自除。

加减：久泻不止，脾虚下陷者：加升麻、柴胡、生黄芪；肾阳已衰，寒气内盛者:可加肉桂;黎明泄泻,伴腰膝酸冷者:加补骨脂、肉豆蔻;腹痛喜按,怯寒便溏者:加干姜、肉桂。

4. 肠道津亏证

证候:便秘数日一行,便结难下,大便如卵状或羊屎状,少腹疼痛。部分患者可于左下腹触及包块,伴失眠、头痛、烦闷、手足汗出,舌红少苔或燥苔,脉弦等。

治法:滋水清肝,润肠通便

方药:一贯煎和增液汤加减。生地24g,北沙参15g,麦冬、当归、白芍各12g,玄参、川楝子各10g,玫瑰花6g(后下)。水煎服日一剂。

一贯煎重用生地滋阴养血以补肝肾为君;沙参、麦冬、当归、枸杞子配合君药滋阴养血生津以柔肝为臣;更用少量川楝子疏泄肝气为佐、使。共奏滋阴疏肝之功。

增液汤重用玄参,苦咸而凉,滋阴润燥,壮水制火,启肾水以滋肠燥,为君药。生地甘苦而寒,清热养阴,壮水生津,以增玄参滋阴润燥之力;又肺与大肠相表里,故用甘寒之麦冬,滋养肺胃阴津以润肠燥,共为臣药。三药合用,养阴增液,以补药之体为泻药之用,使肠燥得润、大便得下,故名之曰"增液汤"。本方咸寒苦甘同用,旨在增水行舟,非属攻下,欲使其通便,必须重用。

二方相合,补肝肾以养阴液,滋肺胃以润肠,阴液得充,肠道濡润,大便通畅。

加减:兼气虚者,加太子参、生黄芪、生甘草;便秘甚者,加火麻仁、生首乌;腹痛者,加元胡,重用白芍。

5. 肠道瘀滞证

证候:大便或稀溏或便秘,左少腹疼痛固定不移,有时可扪及条索状包块,腹胀,嗳气,纳差,舌质紫暗或有瘀斑,脉弦涩。

治法:理气活血逐瘀

方药:少腹逐瘀汤。当归、赤芍各15g,元胡10g,桂枝、蒲黄各9g,川芎、五灵脂、没药各6g。水煎服日一剂。

方中当归、川芎,赤芍活血散瘀,养血调经;小茴、干姜、官桂散寒通阳,温暖冲任;蒲黄、五灵脂、延胡索、没药活血祛瘀,散结定痛。诸药相配,共成温阳散寒、化瘀散结之功。

6. 食滞肠道证

证候:腹痛肠鸣,泻下粪便臭如败卵,泻后痛减,伴有不消化食物,脘腹痞满,嗳腐酸臭,不思饮食,舌苔垢浊或厚腻,脉滑。

治法:消食导滞

方药:保和丸。山楂18g,半夏、茯苓各9g,神曲、莱菔子、陈皮、连翘各6g。

方中山楂善消油腻肉滞;神曲能消酒食陈腐之积;莱菔子消面食痰浊之滞;陈皮、半夏、茯苓理气和胃,燥湿化痰,连翘散结清热,共成消食和胃之功。

食滞较重化热——用枳实导滞丸

中医药对IBS的治疗积累了丰富的经验,取得了较好疗效,对于本病的治疗,在脾胃虚弱及肝脾不调病因病机理论指导下,通过大量临床验证,故治疗以疏肝健脾,调理气机为主要治则。可选用痛泻要方加减,方中柴胡苦平、条达肝木而疏少阳之郁,枳壳陈皮理气醒脾和中,白术燥湿健脾,白芍养血泻肝,配甘草缓急止痛,防风可散肝、舒脾,并能升阳止泻,甘草调和诸药,共奏补脾土而泻肝木,调气机而止痛泻,用药贵在轻灵,重在调理气机,但临床上对大便秘结型的患者,尽量少用生大黄,元明粉等峻泻药来通大便,因其虽能取一时之快,长期滥用,反而可扰乱肠胃正常功能,加重大肠传导失常,便秘加重。可加大白术用量至30克以温运脾阳,以通便。对于腹泻的病人不宜过早应用收敛止泻药,慎防留邪,大热大寒更非所宜,本方之所以取得满意疗效,是由于切中病机,痛泻得除。可见合痛泻药方加味治疗IBS,效果是满意的。

IBS在临床上十分常见,西方国家统计约占胃肠专科门诊20%~50%。本病虽属良性过程,但由于发病率高、症状明显、难以忍受、严重影响患者的生活质量和工作,故受到广泛的重视。根据其主要表现形式,分为腹泻型和便秘型两大类。但临床观察许多患者表现为腹痛、腹泻、里急后重，排便不尽，泻后痛减，近年来的研究认为IBS是个体特异性的多病因的异质性疾病，心理因素与肠易激综合征的关系密切。中医药对本病的治疗有其独特的优势，肠易激综合征属中医“腹痛”的范畴，主要由于情志失调，致肝郁气滞，肝脾不调，引起肠道气机不利、传导失司，郁久化热，热盛伤阴，最终影响脾胃的运化功能，而出现肝郁脾虚、脾胃虚弱、寒热夹杂，或肠道津亏的结局。痛泻要方出自于《景岳全书》，以白术、白芍、防风、陈皮四味药组成，是属太阳、厥阴之药配合而成，为疏风、补土、泻木之剂，具有疏肝健脾之功，主治肠鸣腹痛。本方以白术、陈皮健脾；白芍疏肝、柔肝；防风清肠风；四药合用具有疏肝健脾，疏通肠道气机，促进肠蠕动的作用。本人用此方治疗肠易激综合征，总有效率88.8%，疗效满意，值得推广运用。IBS还可以舒肝解郁，养血健脾为法，用逍遥散加减，配方：柴胡9g、当归9g、白芍9g、茯苓9g、白术9g、炙甘草4.5g、薄荷3g、生姜4.5g，水煎服。

IBS应少吃或不吃酸、冷、硬和一些不易消化的食物；还应去除精神因素的刺激：如抑郁、忧伤、痛苦、惊恐等；应多吃一些软食，如：莲子红枣汤、百合菊花汤等。

第十四节　家庭治疗措施

IBS病人应多喝水患者腹泻患者由于大量的排便，导致身体严重缺水和电解质紊乱，此时必须补充大量的水分。含有氯化钠、氯化钾和葡萄糖、枸橼酸钠的补液盐是理想的选择，因为它们能补充体内流失的葡萄糖、矿物质，并且调节钾、钠电解质、水分酸碱平衡；而胡萝卜汁、苹果汁、西瓜汁等不仅能补充水分，而且可以补充必需维生素，也是很好的补充品。它们都是防止机体因腹泻而脱水和虚脱的良方。

勿匆忙服药，除非是病毒或细菌感染引起的腹泻，或者严重腹泻产生并发症，普通的腹泻并不需要服药治疗，它的症状一般不会超过

48h。所以,至少2天以内,勿用药物止住腹泻,因为腹泻是体内排除毒素的方式。今天,当病人发生急性腹泻时,医生多不鼓励使用止泻剂,除非其他急需控制的情况。否则,让它排出可能比较有利,也能加速复原。

腹泻有时可能与你服用的药物有关,比如服用缓解胃灼热的制酸剂。制酸剂是最常引起腹泻的药物。为了避免与胃灼热相关的腹泻,建议使用仅含氢氧化铝的制酸剂。除了制酸剂,抗生素、奎尼丁、秋水仙素(抗痛风药)等药也可能引起腹泻。如果你怀疑这些药物或其他药物使你腹泻,应询问医师,顺其自然。

许多人喜欢用果胶、嗜酸菌、角豆粉、大麦、香蕉及各式各样的奇特食物来治疗腹泻。这些东西能约束肠子,延缓其蠕动。但实际上,这只是延长问题来源待在体内的时间,你真正需要的是将引发腹泻的物质排出体外,最佳的方法仍是顺其自然地排掉。

第十五节 肠易激综合征诊治共识意见

肠易激综合征(IBS)是一种以腹痛或腹部不适伴排便习惯改变为特征的功能性肠病,该病缺乏可解释症状的形态学改变和生化异常。IBS的病理生理学基础主要是胃肠动力和内脏感知异常,而造成这些变化的机制尚未完全阐明。已知心理社会因素与IBS发病有密切关系。近年来已注意到肠道急性感染后在易感者中可引起IBS。脑肠轴神经内分泌调节功能失调以及影响该调节功能的肠道免疫系统的异常,近年来也已受到重视。

一、诊断标准、分型与诊断步骤

1. 诊断标准 推荐采用目前国际认同的1999年提出的IBS罗马Ⅱ诊断标准。①过去12个月至少累计有12周(不必是连续的)腹痛或腹部不适,并伴有如下3项症状中的2项(腹痛或腹部不适在排便后缓解;伴排便次数改变;伴粪便性状改变)。②以下症状不是诊断所必备,但属 IBS 常见症状,这些症状越多则越支持 IBS 的诊断:排便频率异常(每天排便 >3 次或每周排便 <3 次);粪便性状异常(块状/硬便或水样便);粪便排出过程异常(费力、急迫感、排便不净感);黏液便;胃肠胀气或腹部膨胀感。③缺乏可解释症状的形态学改变和生化异常。

2. 分型　根据临床症状(①每周排便 <3 次;②每天排便 >3 次;③块状或硬便;④稀烂便或水样便;⑤排便费力;⑥排便急迫感)可分为腹泻为主型(符合②、④、⑥项中 1 项或以上,但无①、③、⑤项;或有②、④、⑥项中 2 项或以上,可伴①、⑤项中 1 项,但无③项);便秘为主型(符合①、③、⑤项中 1 项或以上,但无②、④、⑥项;或有①、③、⑤项中 2 项或以上,可伴②、④、⑥中 1 项)和腹泻便秘交替型(上述症状交替出现)。

3. 诊断步骤　IBS 诊断标准以症状学为依据。罗马Ⅱ诊断标准是根据近年流行病学及临床研究的证据,对以往提出的诊断标准的修改。该诊断标准体现了如下几个重要原则:诊断应建立在排除器质性疾病的基础上;IBS 属肠道功能性疾病;强调腹痛或腹部不适与排便的关系,体现 IBS 作为一个特定的症候群有别于其他肠道功能性疾病(如功能性腹泻、功能性便秘、功能性腹痛等)。该诊断标准将判断的时程延长至 12 个月,规定其间至少有 12 周时间有症状,但可以不连续,由此反映了本病慢性、反复发作的特点,并可使器质性疾病特别是肠道肿瘤的漏诊几率降低。该诊断标准在必备条件中没有对排便次数和粪便性状作硬性规定,只强调腹部不适或腹痛伴随有排便次数和粪便性状的改变,可使更多病例得到诊断,提高了诊断的敏感性。在严格遵循上述诊断标准并排除器质性疾病的基础上作出 IBS 的诊断。检查方法的选择要求既不漏诊器质性疾病,又尽可能减少不必要的检查,以免增加患者的经济及精神负担。①详细的病史询问和细致的系统体格检查至关重要,当发现伴有“报警症状和体征”,包括发热、体重下降、便血或黑粪、贫血、腹部包块以及其他不能用功能性疾病解释的症状和体征时,应作相关检查以彻底明确病因;新近出现持续的大便习惯(频率、性状)改变或与以往发作形式不同或症状逐步加重者、有大肠癌家族史者、年龄40岁以上者,应将结肠镜检查或钡剂灌肠X线检查列为常规。无上述情况、年龄在40岁以下、一般情况良好、具有典型IBS症状者,粪便常规为必要的检查。可视情况选择相关检查,也可先予治疗,视治疗反应再选择进一步检查。②根据临床表现与需要鉴别的器质性疾病,选择相关实验室和器械检查。科研病例下列项目为基本的必备检查:血、尿、粪常规,粪便细菌培养;血生化(血糖、肝、肾功能检查)、血沉;结肠镜或钡剂灌肠X线检查;腹部B超检查。③随诊有助于发现隐匿的器质性疾病。

二、治疗原则

1. 一般治疗　告诉患者IBS的诊断并详细解释疾病的性质,解除患者的顾虑,提高对治疗的信心。通过详细询问病史,了解患者求医原因(如恐癌心理),进行有针对性的解释,力求发现诱发因素并设法去除。提供调整膳食和生活方式的指导建议。对失眠、焦虑者适当予以镇静剂。

2. 药物治疗　对症状明显者可酌情使用药物控制症状,常用药物包括:解痉剂[腹痛可使用抗胆碱能药物如阿托品、溴丙胺太林(普鲁本辛)等,但应注意不良反应。也可使用相对特异性肠道平滑肌钙离子通道拮抗剂如匹维溴铵];止泻药(腹泻可选用洛哌丁胺或复方地芬诺酯,但注意便秘、腹胀等不良反应。轻症者可选用吸附剂,如双八面体蒙脱石等);导泻药(便秘可使用导泻药,一般主张使用作用温和的轻泻药以减少不良反应和药物依赖性。常用的有容积形成药如欧车前制剂或甲基纤维素,渗透性轻泻剂如聚乙二醇、乳果糖或山梨醇);肠道动力感觉调节药(新近报道5羟色胺受体部分激动剂替加色罗对改善便秘、腹痛、腹胀有效,适用于便秘型IBS);抗抑郁药(对腹痛症状重而上述治疗无效,特别是伴有较明显精神症状者可试用)。

3. 心理行为治疗　症状严重而顽固，经一般治疗和药物治疗无效者应考虑予心理行为治疗。这些疗法包括心理治疗、认知疗法、催眠疗法、生物反馈等。

4. 其他　近年有使用益生菌治疗 IBS 的报道，对其疗效及作用机制尚待进一步研究。

5. 中医中药治疗。

（中华医学会消化病学分会）

第十六节　中西诊疗勾玄

在临床上 IBS 十分常见，西方国家统计约占胃肠专科门诊 20% ~50%。IBS 虽属良性过程，但由于发病率高、症状明显、难以忍受、严重影响患者的生活质量和工作，故受到广泛的重视。根据其主要表现形式，分为腹泻型和便秘型两大类。但临床观察许多患者表现为腹痛、腹泻、里急后重，排便不尽，泻后痛减，近年来的研究认为肠易激综合征是个体特异性的多病因的异质性疾病，心理因素与肠易激综合征的关系密切。中医药对本病的治疗有其独特的优势，主要由于情志失调，致肝郁气滞，肝脾不调，引起肠道气机不利、传导失司，郁久化热，热盛伤阴，最终影响脾胃的运化功能，而出现肝郁脾虚、脾胃虚弱、寒热夹杂，或肠道津亏的结局。痛泻要方出自于《景岳全书》，以白术、白芍、防风、陈皮四味药组成，是属太阳、厥阴之药配合而成，为疏风、补土、泻木之剂，具有疏肝健脾之功，主治肠鸣腹痛。本方以白术、陈皮健脾；白芍疏肝、柔肝；防风清肠风；四药合用具有疏肝健脾，疏通肠道气机，促进肠蠕动的作用。IBS 还可以舒肝解郁，养血健脾为法，用逍遥散加减，配方：柴胡 9g、当归 9g、白芍 9g、茯苓 9g、白术 9g、炙甘草 6g、薄荷 6g、生姜 6g，水煎服日一剂。但临床上对大便秘结型的患者，尽量少用生大黄，元明粉等峻泻药来通大便，因其虽能取一时之快，长期滥用，反而可扰乱肠胃正常功能，加重大肠传导失常，便秘加重。可加大白术用量至 30g 以温运脾阳，以通便。对于腹泻的病人不宜过早应用收敛止泻药,慎防留邪,大热大寒更非所宜,本方之所以取得满意疗效,是由于切中病机,痛泻得除。本病应少吃或不吃酸、冷、硬和一些不易消化的食物;还应去除精神因素的刺激:如抑郁、忧伤、痛苦、惊恐等;应多吃一些软食,如:莲子红枣汤、百合菊花汤等。

附录　溃疡性结肠炎中西医结合诊治方案(草案)

(中国中西医结合学会消化系统疾病专业委员会,2003年,重庆)

溃疡性结肠炎中西医结合诊断、辨证和疗效标准试行方案已执行10年,近年来本病的诊断和治疗有了很大的进展,经过本专业委员会数十位专家的反复讨论,现修改重订如下:

1. 概念

溃疡性结肠炎(ulcerative colitis,UC)又称慢性非特异性溃疡性结肠炎,系原因不明的大肠黏膜的慢性炎症和溃疡性病变,临床以腹泻、黏液脓血便、腹痛为特征。中医属"泄泻"、"痢疾"、"便血"范畴。

2. 类型

2.1 西医分类

2.1.1 初发型:指无既往史而首次发作者。

2.1.2 慢性复发型:临床最为多见,症状较轻,治疗后常有长短不一的缓解期,与一般历时3~4周的发作期交替发生。

2.1.3 慢性持续型:首次发作后肠道症状持续数月或数年,可伴有肠外症状,其间可有急性发作,与慢性复发型相比,此型结肠受累较广泛,病变倾向于进行性。

2.1.4 急性爆发型:症状严重,伴全身中毒症状,可伴中毒性巨结肠、肠穿孔、脓毒血症等并发症。注:除爆发型外,以上各型可相互转化。

2.2 中医证型

2.2.1 大肠湿热证

主要症候:①腹泻黏液脓血便;②里急后重;③舌苔黄腻;④脉滑数或濡数。

次要症候:①肛门灼热;②身热;③下腹坠痛或灼痛;④口苦,口臭;⑤小便短赤。

证型确定:具备主症2项(第1项必备,以下同)加次症2项,或主症第1项加次症3项。

2.2.2 脾胃气虚证

主要证候:①腹泻便溏,有黏液或少量脓血;②食少纳差;③食后腹胀;④舌质淡胖或有齿痕,苔薄白;⑤脉细弱或濡缓。

次要症候:①腹胀肠鸣;②腹部隐痛喜按;③肢体倦怠;④神疲懒言;⑤面色萎黄。

证型确定:具备主症2项加次症2项,或主症第1项加次症3项。

2.2.3 脾肾阳虚证

主要症候:①久泻不愈,大便清稀或伴有完谷不化;②腰膝酸软;③形寒肢冷;④食少纳差;⑤舌质淡胖或有齿痕,苔白润;⑥脉沉细或尺脉弱。

次要症候:①五更泄或黎明前泻;②脐中腹痛,喜温喜按;③腹胀肠鸣;④少气懒言;⑤面色　白。

证型确定:具备主症2项加次症2项,或主症第1项加次症3项。

2.2.4 肝郁脾虚证

主要证候:①腹痛则泻,泻后痛减,大便稀烂或黏液便;②腹泻前有情绪紧张或抑郁恼怒等诱因;③胸胁胀闷;④舌质淡红,苔薄白;⑤脉弦或弦细。

次要症候:①喜长叹息;②嗳气不爽;③食少腹胀;④矢气较频。

证型确定:具备主症2项加次症2项,或主症第1项加次症3项。

2.2.5 阴血亏虚证

主要症候:①大便秘结或带少量脓血;②总有便意,但排便困难;③午后低热;④失眠盗汗;⑤舌红少苔。

次要症候:①心烦易怒;②头晕目眩;③腹中隐隐灼痛;④神疲乏力;⑤脉细数。

证型确定:具备主症2项加次症2项,或主症第1项加次症3项。

2.2.6 血瘀肠络证

主要症候:①腹痛拒按,痛有定处;②泻下不爽;③下利脓血、血色紫暗或黑便;④舌紫或有瘀点、瘀斑;⑤脉涩或弦。

次要症候:①肠鸣腹胀;②面色晦暗;③腹部有痞块;④胸胁胀痛;⑤肌肤甲错。

证型确定:具备主症2项加次症2项,或主症舌象必备加次症2~3项。辨证说明:证型确定以就诊当时的证候为准。具备两个证者称为复合证(两个证同等并存,如脾肾阳虚与肝郁脾虚证)或兼证型(一个证为主,另一个证为辅,前者称主证,后者称兼证,如脾胃气虚兼湿热证)。

3.诊断标准参照中华医学会消化病学分会炎症性肠病诊断标准执行,2000年,成都)

3.1 临床表现

有持续或反复发作的腹泻、黏液脓血便伴腹痛、里急后重和不同程度的全身症状。可有关节、皮肤、眼、口及肝胆等肠外表现。

3.2 结肠镜检查

病变多从直肠开始,呈连续性、弥漫性分布,表现为:①黏膜血管纹理模糊、紊乱、充血、水肿、易脆、出血及脓性分泌物附着;亦常见黏膜粗糙,呈细颗粒状。②病变明显处可见弥漫性多发糜烂或溃疡。③慢性病变者可见结肠袋囊变浅、变钝或消失,假息肉及桥形黏膜等。

3.3 钡剂灌肠检查主要改变

①黏膜粗乱及(或)颗粒样改变;②肠管边缘呈锯齿状或毛刺样,肠壁有多发性小充盈缺损;③肠管短缩,袋囊消失呈铅管样。

3.4 黏膜病理学检查

有活动期与缓解期的不同表现。

3.4.1 活动期

①固有膜内弥漫性、慢性炎细胞及中性粒细胞、嗜酸性粒细胞浸润;②隐窝急性炎细胞浸润,尤其上皮细胞及中性粒细胞浸润、隐窝炎,甚至形成隐窝脓肿,可有脓肿溃入固有膜;③隐窝上皮增生,杯状细胞减少;④可见黏膜表层糜烂,溃疡形成,肉芽组织增生。

3.4.2. 缓解期

①中性粒细胞消失,慢性炎细胞减少;②隐窝大小形态不规则,排列紊乱;③腺上皮与黏膜肌层间隙增大;④潘氏细胞化生。

3.5 手术切除标本病理检查可发现肉眼及组织学上 UC 的上述特点:在排除细菌性痢疾、阿米巴痢疾、慢性血吸虫病、肠结核等感染性结肠炎及结肠 CD、缺血性结肠炎、放射性结肠炎等的基础上,可按下列诊断标准诊断:

3.5.1 根据临床表现和肠镜检查三项中之一项及(或)黏膜活检支持,可诊断本病。

3.5.2 根据临床表现和钡剂灌肠检查三项中之一项,可诊断本病。

3.5.3 临床表现不典型而有典型结肠镜或钡剂灌肠改变者,也可以临床拟诊为本病,并观察发作情况。

3.5.4 临床上有典型症状或典型既往史而目前结肠镜或钡剂灌肠检查并无典型改变者,应列为“疑诊”随访。

3.5.5 初发病例、临床表现和结肠镜改变均不典型者,暂不诊断 UC,可随访 3~6 个月,观察发作情况。

3.5.6 完整的诊断应包括其临床类型、严重程度、病变范围、病情分期及并发症。

3.5.6.1 类型

初发型、慢性复发型、慢性持续型、暴发型。

3.5.6.2 临床严重程度分级

轻度:患者腹泻每日4次以下,便血轻或无,无发热、脉搏加快或贫血,血沉正常。中度:介于轻度和重度之间。重度:腹泻每日6次以上,明显黏液血便,体温在37.5℃以上,脉搏在90次/min以上,血红蛋白<100g/L,血沉>30mm/h。

3.5.6.3 病变范围

可为直肠、直乙结肠、左半结肠、全结肠、区域性结肠受累。

3.5.6.4 病情分期

活动期、缓解期。

3.5.6.5 肠外表现及并发症

肠外可有关节、皮肤、眼部、肝胆等系统受累;并发症可有大出血、穿孔、中毒性巨结肠、癌变等。

3.6 主要症状及肠黏膜病变轻重分级(见下表)。

溃疡性结肠炎主要症状及肠黏膜病变轻重分级

主要症状及肠黏膜病变	一级(+)	二级(++)	三级(+++)
腹　泻	<3次/d	3~5次/d	>6次/d
脓血便	少量脓血	中等量脓血	多量脓血或便新鲜血
腹　痛	轻微、隐痛,偶发	中等度,隐痛或胀痛,每日发作数次	重度,剧痛或绞痛反复发作
肛门下坠	轻,便后消失	中等,便后略减轻	重,便后不减
充血水肿	轻度	中等度	重度
糜　烂	无或轻度	中等度,可伴有出血	重度,触之有明显出血
溃　疡	无或散在分布数量<3个,周边轻度红肿	散在分布数量>3个周边明显红肿	分布多,表面布满脓苔周边显著红肿

4. 疗效评定标准

4.1 完全缓解

①临床主要症状消失,次症消失或基本消失,舌、脉基本恢复正常;②肠镜复查黏膜病变恢复正常,或溃疡病灶已形成瘢痕;③便常规镜检3次正常。

4.2 显效

①临床主要症状基本消失,次症改善程度达2级以上(+++→+);舌脉基本复常;②肠镜复查黏膜病变恢复程度达2级以上(+++→+或++→);③便常规检查正常。

4.3 好转

①临床主要症状改善达1级以上(+++→++或++→+)。②肠镜复查黏膜病变恢复程度达1级以上(+++→++或++→+)。③便常规镜检红、白细胞数 <5 个/HP。

4.4 无效

经治疗后临床症状、内镜及病理检查无改善。

5. 治疗

5.1 治疗原则

溃疡性结肠炎的治疗目的是缓解症状、消除炎症、愈合溃疡、防止并发症和预防复发。其治疗原则为整体治疗与肠道局部治疗、病因治疗与对症治疗、西医治疗与中医治疗相结合。治疗方案主要根据疾病的严重程度、病变部位及其范围来确定 。

5.2 治疗要点

5.2.1 轻、中度远段结肠炎患者可采用口服氨基水杨酸类制剂或中医辨证治疗,局部应用氨基水杨酸(5-ASA)制剂或中药保留灌肠治疗;无效时可将中西医内科治疗方法联合应用。个别患者可局部用少量类固醇制剂。

5.2.2 轻、中度泛发性结肠炎患者应口服柳氮磺胺吡啶(SASP)或其他5-ASA,同时应用中医辨证或中药专方制剂治疗,亦可结合直肠局部给药治疗。无效时可使用泼尼松(40-60mg/d)口服治疗,仍无效者可选用嘌呤类药物或氨甲蝶呤等免疫抑制剂治疗。

5.2.3 难治性远段结肠炎宜首选中药锡类散配合类固醇制剂保

留灌肠治疗,可局部应用5－ASA灌肠剂,并延长直肠给药时间。

5.2.4 重症溃疡性结肠炎患者对口服泼尼松、氨基水杨酸类药物或局部治疗无效,或出现中毒症状者,应采用静脉输注皮质激素治疗7～10天,并配合辨证应用中药。如无效,则应考虑做结肠切除术或进行环孢霉素静脉注射治疗。

5.2.5 当急性发作得到控制后,SASP、奥柳氮、马沙拉嗪、艾迪沙等对减少复发均有效,最好应用中药制剂配合2/3～1/2剂量的水杨酸类制剂以巩固治疗。患者不宜长期使用类固醇。硫唑嘌呤或6－MP可作为类固醇依赖性患者需减少类固醇剂量时的配合用药。

5.3 西医西药治疗

5.3.1 活动期的处理

5.3.1.1 轻度UC的处理

可选用SASP制剂,0.75～1.0g/次,3次/d口服;或用相当剂量的5－ASA制剂。病变分布于远段结肠者可酌用SASP栓剂0.5～1g/次,2次/d;氢化可的松琥珀酸钠盐灌肠液100～200mg/次,每晚1次保留灌肠,或用相当剂量的5－ASA制剂灌肠。

5.3.1.2 中度UC的处理

可用上述制剂量水杨酸类制剂治疗,反应不佳者,适当加量或改口服皮质类固醇激素,常用泼尼松30～40mg/d,分次口服。

5.3.1.3 重度UC的处理

一般病变范围较广,病情发展变化较快,作出诊断后应及时处理,给药剂量要足,治疗方法如下:

①如患者尚未用过口服类固醇激素,至少可口服泼尼松40～60mg/d,观察7～10d,亦可直接静脉给药。已使用者应静脉滴注氢化可的松300mg/d或甲泼尼龙48mg/d,未用过类固醇激素者亦可用促肾上腺皮质激素120mg/d,静脉滴注。

②肠外应用广谱抗生素控制肠道继发感染,如氨苄西林、硝基咪唑及喹诺酮类制剂。

③嘱患者卧床休息,适当输液、补充电解质,以防水盐平衡紊乱。

④便血量大,Hb 90g/L 以下和持续出血不止者应考虑输血。

⑤营养不良,病情较重者可用要素饮食,病情严重者应予肠外营养。

⑥静脉类固醇激素使用 7 ~ 10d 后无效者可考虑环孢霉素静滴注每天 2 ~ 4mg/kg 体重。由于药物免疫抑制作用、肾脏毒性及其他不良反应,应严格监测血药浓度。因此,从医院监测条件综合考虑,主张在少数医学中心使用。亦可考虑其他免疫抑制剂,剂量及用法参考药典和教科书。

⑦如上述药物治疗疗效不佳,应及时内、外科会诊,确定结肠切除手术的时机与方式。

⑧慎用解痉剂及止泻剂,以避免诱发中毒性巨结肠。

⑨密切监测患者生命体征及腹部体征变化,及早发现和处理并发症。

5.3.2 缓解期的处理

症状缓解后,应继续维持治疗至少 1 年或长期维持。一般认为类固醇激素无维持治疗效果,在症状缓解后逐渐减量,应尽可能过渡到用 SASP 维持治疗。SASP 的维持治疗剂量一般为口服 1 ~ 3g/d,亦可用相当剂量的新型 5 - ASA 类药物。6 - 硫基嘌呤或硫唑嘌呤等用于对上述药物不能维持或对类固醇激素依赖者。

5.3.3 外科手术治疗

①绝对指征:大出血、穿孔、明确的或高度怀疑癌肿以及组织学检查异型增生或肿块损害中出现轻中度异型增生。②相对指征:重度 UC 伴中毒性巨结肠,静脉用药无效者;内科治疗症状顽固、体能下降、对类固醇激素耐药或依赖者;或 UC 合并坏疽性脓皮病、溶血性贫血等肠外并发症者。

5.4 中医中药治疗

5.4.1 辨证论治

5.4.1.1 大肠湿热证

治则:清热化湿,调气行血。方药:芍药汤(芍药、黄芩、黄连、大黄、槟榔、当归、木香、肉桂)。加减:大便脓血较多者加紫珠草、地榆;大便白冻黏液较多者加苍术、薏苡仁;腹痛较甚者加延胡索、乌药、枳实理气止痛;身热甚者加葛根。

5.4.1.2 脾胃气虚证

治则:健脾益气,除湿升阳。方药:参苓白术散(人参、茯苓、白术、桔梗、山药、白扁豆、莲子肉、砂仁、薏苡仁、甘草)。加减:大便夹不消化食物者加神曲、枳实消食导滞;腹痛怕凉喜暖者加炮姜;寒甚者加附子温补脾肾;久泻气陷者加黄芪、升麻、柴胡升阳举陷;久泻不止者加赤石脂、石榴皮、乌梅、柯子涩肠止泻。

5.4.1.3 脾肾阳虚证

治则:健脾补肾,温阳化湿。方药:理中汤合四神丸(人参、干姜、白术、甘草、补骨脂、肉豆蔻、吴茱萸、五味子、生姜、大枣)。加减:腹痛甚加白芍缓急止痛;小腹胀满加乌药、小茴香、枳实理气除满;大便滑脱不禁加赤石脂、柯子涩肠止泻。

5.4.1.4 肝郁脾虚证

治则:疏肝理气,健脾和中。方药:痛泻要方合四逆散(柴胡、芍药、枳实、陈皮、防风、白术、甘草)。加减:排便不畅,矢气频繁者加枳实、槟榔理气导滞;腹痛隐隐,大便溏薄,倦怠乏力者加党参、茯苓、炒扁豆健脾化湿;胸胁胀痛者加柴胡、香附疏肝理气;夹有黄白色黏液者加黄连、白花蛇舌草清肠解毒利湿。

5.4.1.5 阴血亏虚证

治则:滋阴养血,益气健中。方药:舟车丸合四君子汤加味(黄连、阿胶、当归、干姜、党参、白术、茯苓、甘草、白芍、乌梅、沙参、五味子)。加减:虚坐努责者加柯子、石榴皮收涩固脱;五心烦热加银柴胡、鳖甲(先煎)以清虚热;便下赤白粘冻者加白花蛇舌草、秦皮清化湿热。

5.4.1.6 血瘀肠络证

治则:活血化瘀,理肠通络。方药:少腹逐瘀汤加减(当归、赤勺、红花、蒲黄、五灵脂、延胡索、没药、小茴香、乌药、肉桂)。加减:

腹满痞胀甚者加枳实、厚朴;腹有痞块者加山甲珠、皂角刺;腹痛甚者加三七末(冲)、白芍;晨泄明显者加补骨脂。

5.4.2 中药灌肠治疗

中药保留灌肠一般将敛疮生肌、活血化瘀与清热解毒类药物配合应用。敛疮生肌类:珍珠、牛黄、冰片、琥珀、儿茶等;活血化瘀类:蒲黄、丹参、三七;清热解毒类:青黛、黄连、黄柏、白头翁、败酱草等。常用灌肠方有锡类散、溃结清(枯矾、赤石脂、炉甘石、青黛、梅花点舌丹)、溃结1号(牛黄、冰片、珍珠、青黛、儿茶)、青黛散(青黛、黄柏、儿茶、枯矾、珍珠)等。临床可将中药复方煎剂100ml,加锡类散2支,奴夫卡因20ml,每晚灌肠1次。

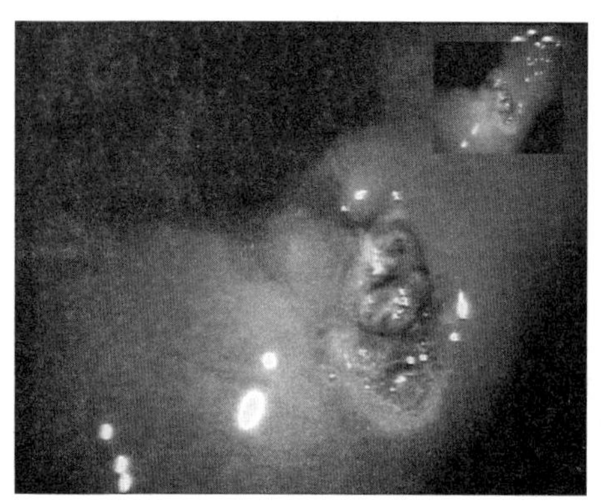

图 1　胃角溃疡 1.0cm×0.6cm(活动期)

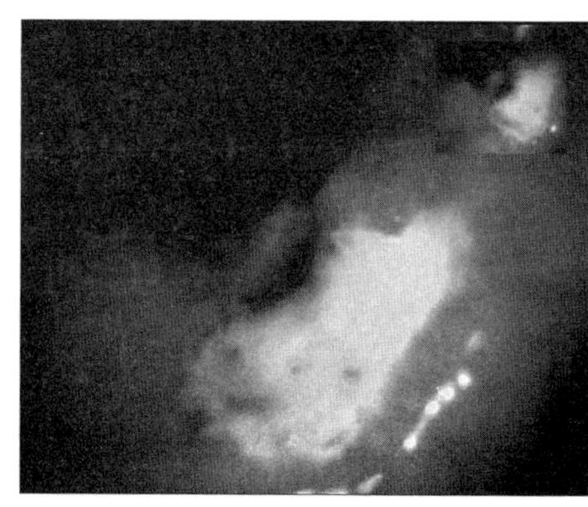

图 2　胃角溃疡 1.2cm×0.8cm(活动期)

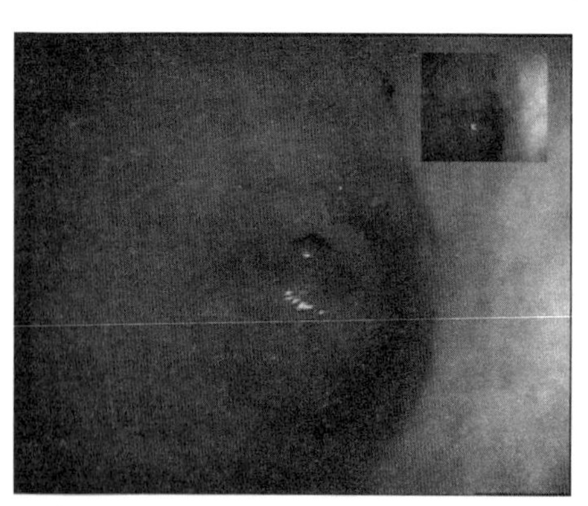

图 3　十二指肠球部溃疡 1.5cm×1.3cm(活动期有新鲜出血)

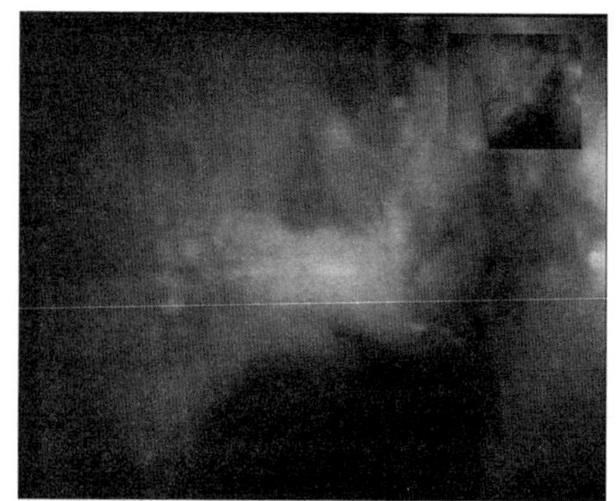

图 4　十二指肠球部溃疡 1.5cm×1.0cm(s 期)

图书在版编目（CIP）数据

脾胃病勾玄 / 王汝新，刘新波主编．–济南：山东科学技术出版社，2009（2021.1重印）
ISBN 978-7-5331-5436-3

Ⅰ.脾… Ⅱ.①王… ②刘… Ⅲ.脾胃病–中西医结合–诊疗 Ⅳ.R57

中国版本图书馆 CIP 数据核字 (2009) 第 194548 号

脾胃病勾玄

主编　王汝新 刘新波

出 版 者：山东科学技术出版社
地址：济南市玉函路16号
邮编：250002　电话：（0531）82098088
网址：www.lkj.com.cn
电子邮件：sdkj@sdpress.com.cn
发 行 者：山东科学技术出版社
地址：济南市玉函路16号
邮编：250002　电话：（0531）82098071
印 刷 者：北京时尚印佳彩色印刷有限公司
地址：北京市丰台区杨树庄103号乙
邮编：100070　电话：（010）68812775

规格：大 32 开（880mm×1230mm）
印张：9.25
版次：2021 年 1 月第 1 版 第 2 次印刷
定价：46.00 元